护理学专业实践教材

护理情景模拟教学案例实践教程

杨 波　王花芹　张霞平　主编

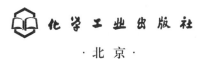
化学工业出版社
·北京·

内容简介

本书贯彻以学生为主体的教学思路，运用情景模拟教学方法进行护理临床技能操作的教学。设计面向临床实际工作情景，整合外科、内科、儿科、妇产科、传染科、急危重症等专科病种，按照情景模拟教学的步骤编制案例，围绕案例中临床任务的解决，运用高仿真模拟人、标准化患者等教学手段，结合混合学习理论，设计教学过程。旨在通过情景模拟的设置让学生通过模拟临床护士的角色，运用所学知识和技能解决患者的实际问题，培养学生技能操作能力、评判性思维能力、临床决策能力以及沟通交流能力、团队协作能力。

本书可供各级各类医院带教老师、大学院校护理专业教师教学使用，也可供相关护理专业学生参考阅读。

图书在版编目（CIP）数据

护理情景模拟教学案例实践教程／杨波，王花芹，张霞平主编． — 北京：化学工业出版社，2024．8（2025.5 重印）.
（护理学专业实践教材）． — ISBN 978-7-122-46408-8

Ⅰ．R47

中国国家版本馆 CIP 数据核字第 2024FK2714 号

责任编辑：满孝涵　　　　　装帧设计：韩　飞
责任校对：宋　玮

出版发行：化学工业出版社
　　　　　（北京市东城区青年湖南街 13 号　邮政编码 100011）
印　　装：北京印刷集团有限责任公司
787mm×1092mm　1/16　印张 18¼　字数 454 千字
2025 年 5 月北京第 1 版第 2 次印刷

购书咨询：010-64518888　　　售后服务：010-64518899
网　　址：http://www.cip.com.cn
凡购买本书，如有缺损质量问题，本社销售中心负责调换。

定　　价：59.80 元

编写人员名单

主　编　杨　波　王花芹　张霞平

副主编　曹立芳　刘　娟　曾凤飞

编　者（按姓氏笔画排序）

王　琴　王文丽　王花芹　仇彩良

尹丽红　朱洁婷　刘　丹　刘　平

刘　莉　刘　娟　刘春桃　李双景

李宣辰　李雅湘　杨　波　肖　霞

张　华　张霞平　陈　娜　陈　媛

陈华英　金自卫　周春香　贺毓彪

徐　颖　徐小晶　徐芬妹　唐　莉

黄志芳　曹立芳　彭　双　彭　莉

蒋开明　曾凤飞　熊　洋　黎吉娜

主　审　李亚敏

前　言

近年来随着经济的快速发展与现代医学模式的转变，人们对于健康的认识和理解也发生了极大的转变，对自身健康及医疗卫生服务的需求越来越高。这也要求临床护理人员在具备熟练的护理理论、操作技能的同时，还需为患者提供生理、心理、社会、文化精神等多方面的优质护理服务。医学科学技术的迅猛发展，新理论、新技术、新方法不断在临床实践中得到广泛推广与应用，对进一步规范临床护理技术操作提出了更高的要求。

与此同时，医学教育人才培养及改革发展的要求也已经明确提出，要大力加强医学人文建设，加强医学职业精神培养；重视实践环节，强化实践能力培养。强化实践能力培养、加强临床技能培训是医疗卫生人才培养的关键和基础，是保证临床质量的根本。

本科护生是护理事业发展的主力军，临床实践阶段是由学校的理论知识学习阶段结束后至正式成为临床护士前的一段时期。临床实践不仅是本科护生将其所学的理论知识与临床实践有效结合起来的重要阶段，同时对于培养其独立工作、临床实践能力及运用评判性思维解决临床问题的能力亦起到了至关重要的作用。2021年5月，由教育部主办的第十届中国大学生医学技术技能大赛，首次将护理专业与临床、中医、预防医学专业一起纳入比赛范畴，通过设置情景模拟案例考核护理本科实习阶段的学生，以期提高学生的实践技能、临床思维、团队合作和职业精神。同时希望以比赛为契机，以赛促学、以赛促教、以赛促改，旨在推动中国医学教育改革的创新。培养具备沟通能力、批判性思维能力、临床护理决策能力、病情观察能力、团队合作能力等多种核心能力的护士，目前已经成为医院与学校共同的目标，也是高质量护理教学改革和课程建设的挑战。

本教材主要面向高等院校护理专业师生及各级各类医院带教老师及低年资护士，内容设计面向临床实际工作情景，整合内科、外科、妇科、儿科、传染科等专科病种案例，围绕案例中临床任务的解决，运用高仿真模拟人、标准化患者等教学手段，结合混合学习理论，设计教学过程，使教学与临床实践问题紧密结合，学生有机会整合所学知识并运用到临床情景中，进一步提高学生分析、判断、决策、沟通、实践的能力，弥补和缩短护理教育领域和临床实践领域的距离，满足新时代护士核心胜任力培养的需求。本书可作为护理专业学生技能培训教材和临床实习指导，又可作为从事临床一线新入职护士技能规范化培训教材。同时，案例的设计及满足案例运行的角色设计符合当下大学生医学技术技能大赛的赛制要求，也可作为备赛阶段的参考用书。

鉴于书中难免有疏漏之处，恳请广大师生及临床护理专家斧正，以便在再版中完善。

编　者
2024 年 4 月

目 录

第一章

概　述

随着医学的不断发展，医学教育教学方法也在不断改进和提高。20世纪90年代以来，随着医学模式的转变以及医学院校的扩招，使得临床实践教学资源短缺与学生数量不断增加之间的矛盾日益突出。如何既能满足医学教育要求又能体现对患者的伦理关怀，已经成为困扰临床医学教育的难题。大力发展医学模拟教育，通过建立可反复使用的仿真临床培训环境，培养学生的临床技能和综合思维能力，是解决目前临床教学难题最为直接和有效的方法，对构建和谐的临床培训环境具有重要意义。

第一节　医学模拟技术发展史

一、医学模拟教育的概念和内涵

医学模拟教育是近年来医学教育模式的转变和创新。由于医疗环境的复杂，医学生很少有机会接触到患者，模拟医学教育正是解决这种状况的对症方法。医学模拟教育是一门利用模拟技术设计高仿真模拟患者和临床情景来代替真实患者进行临床医学教学的学科，倡导以尽可能贴近临床的真实环境和更符合医学伦理学的方法开展教学和考核。模拟医学教育能明显减少医疗差错，有效提高临床技能，保障患者和医疗安全，已成为评估医学生和医护人员能力的重要依据。

医学模拟技术范围很广，从简单地模拟某一个人体部位或完成某一种技能培训到模拟整体的患者、医疗环境以及复杂的虚拟现实。现代医学模拟技术主要是依托虚拟现实技术的医学模拟产品，如高级模拟人、模拟训练器等。虚拟现实是利用电脑模拟产生一个三维空间的虚拟世界，生成逼真的三维视觉、听觉、嗅觉等感觉，使人作为参与者，通过适当装置，自然地对虚拟世界进行体验。医学模拟技术对患者和医学场景实行模拟，将实际患者予以代替，使得原本不能在患者身上操作的基础技能可以在模型上进行练习，不能在患者身上感受的特殊体征也能在模型上感受到，进而对医学生和医护人员开展医学教学，能够提升临床教学质量。现今，医学模拟技术在临床教学过程中逐渐被使用。多次重复练习与体会，真实地提高了医学生和医护人员的临床实践能力，获得了良好教学效果。

二、医学模拟技术产生和发展史

在医学发展史上，最早的模拟教学方法源于解剖学，最先使用的教学模型是用于解剖教学的挂图和模具，这些至今仍然在基础医学教学中发挥着重要作用。

随着医学教育内容的不断扩展，现代制造工艺、电子技术水平的不断完善，医学模拟技术在功能和仿真性方面也日益完善。1960 年，现代心肺复苏之父——美国匹兹堡大学麻醉系 Peter Safar 教授与挪威玩具制造商 Asmund S. Laerdal 合作，研制了最早的心肺复苏模型"安妮"。她最初设计时用作练习口对口的人工呼吸。

20 世纪 70～80 年代，模拟设备主要以局部功能训练模型为主。一些高端的模拟人只是在麻醉领域应用比较广泛，如 Sim One 麻醉模型等。

20 世纪 90 年代，模拟设备被引入到医学领域，医学模拟技术取得了重大进步。模拟教学之父——美国斯坦福大学麻醉系 David Gaba 教授与工程师合作开发了第一个真正意义上的模拟人。随后，一些智能化高级综合模拟人被相继研发应用于模拟患者。医学模拟技术逐渐成为医学教育和研究中的重要方法，并逐步演化成五种类型，基础解剖模型、局部功能训练模型、计算机辅助模型、虚拟培训系统、生理驱动型模拟系统。

三、医学模拟技术的分类

医学模拟技术教学的最大优势是其安全及可重复性，它逐渐演化为由低到高的五种类型，基础解剖模型、局部功能训练模型、计算机辅助模型、虚拟培训系统、生理驱动型模拟系统。

广义的医学模拟技术还应包括标准化患者（standardized patient，SP）的培训和使用。SP 是指从事非医疗工作的正常人，经过培训后能准确表现患者的临床症状、体征和（或）病史而接受临床检查者，用于医学生及初级医生的培训和考核，具有被检查者、评估者和指导者三种能力。

1. 基础解剖模型

基础解剖模型多采用解剖挂图或模具示教，使学生明确人体各器官、各组织的结构及位置，即人体各局部是由哪些骨骼、肌肉、血管、神经及内脏等组成及组成该局部的各器官间是以何种方式相互组合，是最早出现的所谓"医学模拟技术"。基础解剖模型的使用，使得枯燥的理论学习变得生动、易懂，不仅可完成生理状态的解剖示教，还可以教授一些器官的结构与功能的联系，教授一些较为复杂、抽象的生理过程，如心肺的血液循环、骨关节的结构功能等。

2. 局部功能训练模型

局部功能训练模型主要用于训练某项临床操作技能，它提供了对人体一个或多个局部功能的模拟，或者是对一种或多种医学操作的模拟，可以使学生对某局部功能进行了解，在某个医学操作方面得到训练，是一种单一的训练。这类模型的核心技术取决于所选材料在质感、颜色和外形上的仿真性。局部功能训练模型主要用于训练学生的单项临床操作技能，练习特定的任务。

3. 计算机辅助模型

随着计算机网络的普及，计算机辅助医学模拟模型正迅猛发展。计算机辅助模型（computer aided model，CAI）主要是依靠强大的计算机软件将各种医学操作与具有人体体征的模型有机结合，实现对模型进行医学操作后给予特定的反馈，根据模型的反馈进行进一步诊疗，通过计算机软件来实现对某一个或某一系列操作过程的控制，使学生得到一个完整医学治疗过程的训练。主要应用在对某一系列基本操作过程的学习和考核。

4. 虚拟培训系统

虚拟培训系统是结合临床操作局部功能训练模型，通过计算机软件虚拟出可以互动的患者病情及环境，将临床操作中的视觉、触觉及听觉有机地融为一体。此系统通过软件创造了虚拟的患者病情和环境，操作者通过电脑屏幕看到人体内部的解剖结构，听到患者反应的声音；同时通过作用于电子硬件载体真实感受到自己在医疗操作过程当中的各种触觉信息。虚拟培训系统将电脑软件与电子硬件载体完美结合。主要应用于三级学科医生的培训和继续教育。

5. 生理驱动型模拟系统

生理驱动型模拟系统借助于计算机软件及数字模型技术模拟患者的生理和病理特征，对包括患者病情变化及诊治情景在内的整个医疗环境进行全面模拟，是目前最高端、最完善的临床技能模拟系统。生理驱动型模拟系统具备呼吸、心跳、脉搏等生命体征，可连接血压、血氧、监护设备、呼吸机、麻醉机和其他诊疗设备。具备药代动力学、人体各个系统生理及病理学功能及不同治疗方案于一体的生理驱动型模拟系统可提供交互式教学环境，能够模拟人体的各种症状体征及对治疗的反应。

6. 标准化患者

标准化患者又称为模拟患者、患者演员或患者指导者。它于1968年最早由美国的Barrow提出，以后逐渐推广开来，主要用于临床技能的教学与考试。标准化患者是招聘的从事非医技工作的正常人或患者，经过培训以后扮演患者，在教学中逼真地表现出患者的痛苦，供学生接待、问诊和体格检查，然后对学生的操作表现给予评分，最后给予信息反馈，指出学生的优点、遗漏或错误之处，当场纠正并给予反复训练的机会。使用标准化患者的好处是可以相对缓解临床教学资源紧缺的状况，有利于培养学生的思维能力，使学生在接触真正患者之前，掌握一定的临床技能，而且运用标准化患者可以进行全面、正确、标准规范的临床技能考核。

四、医学模拟技术在临床技能培训中的优势

1. 无风险性

医学模拟教育不与任何法律、法规产生冲突，可以进行符合伦理和法律的"依法教学"；可以开展临床新技术专项技能培训，避免了高风险手术操作给患者造成的严重后果。运用SP，使学生不把患者当练习对象，受过回馈训练的SP还会对学生的表现给予意见。

2. 可控性和可重复性

医学模拟教育有利于学生反复练习而不用担心自己的操作会对患者产生不良后果，而且能及时纠正错误，可使学生的技能操作达到娴熟水平，并能训练学生良好的心理状态。多位学生可以"重复利用"同一位SP来学习问诊和体格检查技能，不必担心对患者造成伤害。模拟系统可以根据需要停止、减缓或重新操作，完全在学生或者教师的掌握之中。

3. 针对性强

可根据教学计划和大纲要求，对常见病、多发病及病情危急且亟需急救监护的重症病

例，有针对性地引导学生进行专项技能训练，达到准确、规范、敏捷、有效的教学目的。

4. 时间便捷

医学模拟教育可以根据教学上的需求，按照教师和学生的时间来安排，时间上更为灵活、便捷。

5. 可记录和回放

训练过程可以记录下来，训练完成后，学生和教师可以一起观看或检查记录，进行讨论和评价，有利于发现优缺点。

6. 认可度高

医学模拟教育体现了高新技术与医学教育的有机结合，既能客观模拟人体各种真实的生理、病理生理特征，又可高仿真地再现各种临床常见病例及其诊治场景，从而使学生能身临其境，得到反复操作、规范提高的机会。

五、医学模拟技术的困惑与展望

近年来，模拟医学教育顺应世界医学教育发展趋势，得到了长足的发展。在临床技能模拟教学中业界已形成不少共识，如模拟教学可以安全有效的方式使学员获得最接近真实的临床体验和可靠的技能培训效果；模拟教学不能代替临床实践，临床工作能力必须在实际工作环境中培养等。同时，模拟医学教育在发展中也存在如"如何帮助学员实现从模拟训练到临床实践的过渡，使其逐步获得更多的临床实践机会并承担相应的医疗责任"等困惑。

模拟教学是手段不是目的（不能为了模拟而模拟）。模拟技能培训手段应该融入分层递进式临床技能培训方案，共同搭建起向临床实践过渡的桥梁。模拟技能培训的实用价值在于促进临床实际工作能力的养成，助力学员在临床实践中登上晋级台阶。

目前，我国医学模拟技术尚处于起步阶段，随着医学模拟中心的技术发展、医学模拟教育理念的广泛传播以及现代医学模拟中心乃至模拟医院的大规模构建，相信未来将形成一整套符合我国国情，并利于培养临床实际工作能力的教学和考核体系，医学模拟技术在我国也将会有蓬勃的发展。

第二节　情景模拟教学发展史

一、情景模拟教学的概念和内涵

情景模拟教学是模仿临床真实环境，通过使用角色扮演、交互式视频、模拟人等技术展示操作步骤、体现决策和评判性思维能力的一种教学方法。情景模拟教学法能为学习者创建安全的学习情景，营造真实的临床工作氛围，有利于培养学习者的综合技能。

二、情景模拟教学的产生和发展

随着科学技术的进步，新证据层出不穷，使得模拟教学成为 21 世纪健康保健提供者的教学方法论中的重要支柱。2016 年，在 *Clinical Simulation in Nursing*、*A chances in Simulation*、*BMJ Simulation & Technology Enhanced Learning* 和 *Simulation in Healthcare* 四大模拟教学期刊中同时发表了关于模拟医学研究的报告指南，旨在引导研究人员在撰写研究计划和学术报告时将指南作为参考标准。目前，有两个主要的在线数据库提供模拟评估工具，包括用于模拟研究的工具库和医疗保健模拟评估网站。尽管目前的研究样本量较小、缺乏资金支持、亟需多中心研究，但是对模拟教学相关研究的质量进行评价，结果显示其文献质量较好，甚至不乏高质量文献。国际护理临床模拟教学协会定期收集、整理最新研究文献，以更新 INACSL 最佳实践标准。目前 INACSL 最佳实践标准可在其网站免费下载。INACSL 标准委员会正在制定模拟教学师资建设的新标准，该标准于 2021 年发布，尽管学科发展态势良好，但模拟教育在实施过程中仍面临各种问题。首先，在认证教育课程或护理硕士教育课程中，师资力量不足，缺乏合格的、有经验的教师参与模拟教学内容构建。其次，随着模拟教学应用的不断增加，模拟教育会对医院和学术机构的教师和工作人员的工作负荷产生持续影响，而且医院和学术机构的相关管理部门对模拟内容的构建、实施和复盘缺乏相应的理解和认知。

近年来，护理教育工作者积极探索情景模拟教学法应用于教育活动中的可行性、规律和效果等。例如，北京协和医学院护理学院自 2008 年利用现代化的实验设备，将该教学法用于临床护理学课程中，有效提高了学生解决问题的能力；2015 年广州中山大学附属第三医院将基于微信平台的情景模拟教学模式应用于重症监护室临床护理带教中，取得了良好效果。

三、Jeffries 模拟教学理论及实践意义

Jeffries 模拟教学理论由美国护理学会开发，是综合了护理、医学及其他学科模拟教学相关理论和实践性文献中的观点发展而来的一种专门针对护理教育模拟教学的理论框架，该框架以经验学习理论为基础，已经过多名教育和医学专家的理论与实证研究，被英国、美国等国家广泛应用于教学设计、教学实践、教学效果的指导和评估及影响因素探索，其科学性和实用性得到证实，是一种成熟的模拟教学理论。Jeffries 模拟教学框架是一个具备连续性的、实证支持的理论框架，近年来已被国际护理学会推荐指导护理模拟教学的设计、实施以及评价教学效果。Jeffries 模拟教学框架中满意度和自我效能感是学生对高仿真教学效果的综合评价。教学满意度包括对总体授课效果、教学方法、教学内容、学习动机等方面的评价。

情景教学（situated learning）是以此理论为基础的一种教学策略，一般指发生在真实情景下的以目的为导向的一系列教学活动。而情境模拟教学是发生在模拟真实情境下的教学活动。随着以医院为基础的专科护理教育逐渐萎缩，护理教育逐渐以高等院校为依托，理论与实践脱节的现象也随之加重，如何缩短理论与实践的差距，培养学生的临床思维能力是护理教育者一直在积极探讨的问题。让学生在动态的、复杂的真实临床环境中进行学习是解决这一问题的基本方法之一，但是随着患者的自我保护意识不断增强，患者越来越重视自己的权利及安全问题。再者，学生人数的增多以及优秀临床教学师资的缺乏，使得各临床教学医院面临着越来越严峻的临床实践教学与患者护理服务之间的矛盾，适合于学生学习的临床环境非常少。在这种背景下，情景模拟教学通过对真实临床环境的模拟再现，最大程度地为学生创造真实的教学情境，同时还具有教学环境、教学过程可控，允许学生犯错等优势，弥补了临床实践教学的不足。

四、情景教学法在护理教育中的应用策略

1. 角色扮演模拟

该教学模式创建的逼真教学情景是通过学生想象和表演来完成的，有利于医患双方理解

和信任的构建。这在提高护理人员基础理论知识以及临床操作水平的同时还可以有助于护理人员提前进入护士角色。角色扮演法是一次崭新的尝试，激发了护理学生学习兴趣，培养了临床护理思维，对教学质量及教师教学水平提高有极大的帮助。

2. PBL 教学法

PBL 教学法是 1969 年由美国的神经病学 Barrows 教授在加拿大的麦克马斯特大学首创的，现已成为国际上较流行的一种教学方法，其本质是以建构主义学习理论指导为基础，以病例为先导的新型自主学习教学模式。之后的几年，Schmidt 详细阐述了 PBL 教学方法的优点，提议将其学习模式应用于医学教育中，作为传统教学的一种补充形式。该教学方法能培养学生发现、分析、解决问题的能力，可以将护生学习的护理知识变为临床实践能力。

3. 多媒体情景教学

护理教学是理论性与实践性融为一体的综合教学活动。如今，多媒体教学已成功运用于护理教学。学者李英将多媒体运用于护理实习生教学中，认为多媒体教学可以弥补传统教学的缺点，提高教学效率及质量。

4. 仿真模拟人教学

近来，高仿真模拟教学在培养护生护理技能、专业价值观、管理协作以及专业成长等方面已成为中心环节。Michelle 等人认为高仿真模拟人，可以提高护生在临床的判断力，提高一个学生的预期技能，提高获取知识的能力，增强自信、沟通及协作，可成为外科护理课程学习的必要方式。护士教育工作必须在仿真模拟下才能得到更大的进步，但是，它仍然不能取代现实生活中的实践经验，只是作为一种辅助方式。

5. 辩论式教学

辩论比赛也是情景教学法众多方式之一，教师可以组织一次辩论比赛，让护理学生围绕某个论题进行辩论，调动积极性，增强学生思考能力。

五、情景模拟教学法所面临的问题及挑战

1. 情景模拟与现实的差距性

情景模拟作为一种被广泛应用的教学方法，它的优点是被各种量性与质性实验证实的。与此同时，通过实践所体现出来的问题也受到关注，毕竟它不是临床现实的真实场景。Choi 通过质性研究指出，学生认识到情景模拟与真实的环境存在差距，而且感觉很难提供他们在真实临床环境中所面临的情况，所以学生对于模拟医护人员有一定的难度。Lasater 的研究证明，情景模拟从来不会取代现实中患者的护理情境，但是它可以作为一种有价值的、辅助性的、对患者进行合理护理的模板。所以如何增加情景模拟的真实性，减少与临床实际的距离将是护理教育界下一个要攻破的课题。

2. 情景模拟的时间安排与资金投入问题

情景模拟的完成需要有一定的时间与金钱的投入，所以从时间上来说，它只能针对典型的病例进行分析，不能囊括大部分的病例，这就造成了学生接触面的受限；另外，资金的投入也是在进行情景模拟时所要考虑的关键问题之一，学校要根据自身的情况做出简要的分析，合理地进行资金的分配。实验室的模拟设备的质量会影响学生的学习效果，高仿真的情景模拟在提高学生的感知、主动学习、合作学习、多种方法学习能力方面要高于低仿真的情景模拟。如何做到时间的适时分配及资金的合理性安排是研究者们要继续探索的问题。

　　情景模拟教学法作为一种有效的教学手段，目前已被广泛应用于护理教学。既包括临床教学，又包括学校的理论与实践教学。在我国以在校的学生为主要的适用对象，应用的范围几乎涵盖了护理学基础学科及各专科护理教学。情景模拟在临床护理教学中的应用也随着时间的前进而逐渐地增加。以学生为主导、以教师为主体的教学过程也在不断地完善。情景模拟的应用所带来的效果也是显而易见的，它为学生向临床实习搭起了桥梁，提高了学生的自主学习能力、团结合作沟通能力及教师的综合素质。如何使情景模拟更贴近临床、合理安排情景模拟的课程时间是今后研究人员要解决的问题。

第二章
情景模拟教学的设计原理及方法

第一节　情景模拟教学相关教育学理论简介

一、概述

　　学习理论简称"学习论"，是说明人和动物学习的性质、过程和影响学习的因素的各种学说。心理学家从不同的观点，采用不同的方法，根据不同的实验资料，提出了许多学习的理论。一般分为两大理论体系：刺激-反应（S-R）理论和认知理论。刺激-反应理论又称联想主义（或行为主义），是继承英国联想心理学派的一种理论体系，哲学上受洛克的经验论的影响。这派理论一般把学习看作刺激与反应之间联结的建立或习惯的形成，认为学习是自发的"尝试与错误"（简称试误）的过程。认知理论是研究由经验引起的变化是如何发生的一种学习理论。它强调机体对当前情景的理解，知觉的动力和学习的动力原理一致，将认识认知具体化、形象化。这些理论或学说从不同的角度、层次和侧面揭示了学习过程的一些本质特征和基本规律，提出了一些有应用价值的学习方法和教学方法。这些理论和方法被广泛地应用到教学实践领域，推动了教学改革和教学水平的提高，成为教育科学中各个学科研究领域的理论基础。本章将简要介绍几种与情景教学相关的学习理论或学说，以帮助大家更好地理解情景模拟教学。

二、建构主义学习理论

　　建构主义的思想来源于认知加工学说以及维果茨基、皮亚杰和布鲁纳等人的思想。作为一种新型的学习理论，建构主义对学习也赋予了新的意义。建构主义的教学观强调要充分发挥学生个体的主观能动性，在整个学习过程中，要求学生能够用探究、讨论等各种不同的方法在头脑中去主动建构知识。在知识的有意义建构的过程中，培养学生分析问题、解决问题和创造性的思维能力。作为一种新型的学习理论，建构主义对学习也赋予了新的意义。首先，建构主义学习理论认为学习的过程是学生主动建构知识的过程，学习是建构内在心理表达的过程，学生并不是把知识从外界搬到记忆中，而是以原有的经验为基础，通过与外界的相互作用来建构新的理解。因此学习活动不是单纯由教师向学生传递知识，也不是学生被动地接收信息的过程，而是学生凭借原有的知识和经验，通过与外界的互动，主动地生成信息的过程。其次，建构主义学习理论对学生所学的知识也提出了新的理解，即知识不再是我们通常所认为的课本、文字、图片以及教师的板书和演示等对现实的准确表征，而只是一种理解和假设。学生们对知识的理解并不存在唯一标准，而是依据自己的经验背景，以自己的方式建构对知识的理解，对于世界的认知和赋予意义由每个人自己决定。

建构主义学习理论提倡情景教学，主张在与现实相似的情景中学习，以解决学生在现实生活中的问题为目标，学习内容选择真实性的任务，这种教学过程与现实的问题解决过程相似，所需要的工具多隐含在情境中。教师在课堂上提供解决问题的原型，并指导学生进行探索。学生在构建自己的知识和理解过程中，要不断思考，不断对各种信息进行加工转换，获得自己对知识的理解。

三、成人学习理论

成人教育学、转化学习理论及自我导向学习方式在成人教育视野中占据主导地位。同时，该领域中某些新的思维方式也引发了学术界对于学习过程中其他方面的关注。基于背景/情景的学习、偶发性学习、身体亲历学习等成人学习理论学说相继问世，使成人学习理论的版图不断更新和扩充。

1. 成人教育学

成人教育学（andragogy）最早于 1968 年由诺尔斯提出，该理论通过将成人学习和学校教育加以区分，使成人教育者得以将该领域从普遍意义上的教育中抽离出来。成人教育学是在教育学专业的基础上设立的，是培养能独立从事成人教育理论研究和实践研究，能胜任本专业和相关专业的教学和教育管理工作的德、智、体全面发展的专门人才的新学科专业。

2. 转化学习理论

转化学习理论（transformative learning theory）在 20 世纪 60 年代初期开始萌芽，之后受到建构主义、批判理论、认知心理学等的影响，至 1978 年麦基罗开始清楚地定义该理论的框架并不断地完善和发展。与成人教育学和自我导向学习理论专注于成人学习者的特征所不同的是，转化学习理论更侧重于学习的认知过程研究，主要关注"转化"，即成人学习者在经历认知转变后，可能会采取的新的行为方式。

3. 自我导向学习

20 世纪 70 年代以来，自我导向学习在成人学习研究领域迅速崛起，被认为是最受重视、最具发展潜力的一种新型的成人学习方式。自我导向学习理论主要关注成人控制自己学习的过程，尤其是其如何设定适合的学习目标，寻找适当的学习资源，决定使用何种适合的学习方法以及评价自身所取得的进步。

四、经验学习理论

经验学习理论（experiential learning theory）是由美国组织行为学教授科尔布（Kolb）在借鉴了杜威的经验哲学、勒温的"场"理论等研究成果于 20 世纪 80 年代提出的。经验学习是指经验改造产生知识的过程，强调经验在学习过程中所发挥的中心作用。这个定义强调学习过程中的四个重要方面。第一，强调适应和学习的过程，而不是内容和结果。第二，知识是持续的构成和再构成的改造过程，不是独立实体的获得和传递过程。第三，学习是改造主观形态的经验和客观形态的过程。第四，要理解学习，必须理解知识的性质，要理解知识的性质，必须要理解学习，二者密不可分。Kolb 认为，经验学习是通过转化经验进而创造知识的过程，一般的认知学习理论只强调"认知"的影响，而 Kolb 则着重强调了"经验"

的作用，认为任何经验会从原有的经验中获得有价值的东西，又会以某种方式改变今后经验的质量。他的基本观点是：知识是经验的构成与再构成，学习是"始于经验，然后回归于经验""改造或者转化经验，创造知识"的过程。

五、基于脑的学习理论

教学是教和学所组成的一个双边活动过程，教的最终目的在于引起学习者的学习活动过程。而学习又是脑的功能，脑是学习的器官。所以只有遵循脑的活动规律，才能有效促进学习效率的提高及脑功能的进一步发展。随着脑科学研究新时代的到来，脑科学理论取得了突破性进展，脑科学的研究成果广泛地应用于教育领域中，成为传统教学改革一种新的理论指导。

六、社会学习理论

社会学习理论（social learning theory）是新近兴起的一种学习理论。自 20 世纪 60 年代起，社会学习理论受到世界心理学界的广泛重视，得到进一步研究。这种学习理论强调人的行为主要是后天习得的。行为的习得既受遗传因素和生理因素的制约，又受后天经验环境的影响。

七、从新手到专家——专长发展相关理论

专家是指在特定领域中具有专业知识的人，他们能够有效地思考该领域的问题。专长（expertise）是指专属于某一职业领域、为该领域专家所拥有的不同于常人或新手的特殊能力，是区分专家和新手的客观特征。经过长时间的积累，对专长的心理研究已经初步揭示出人类高级认知能力的实质及其发展规律，在完成了初期的研究之后，现在已经进入到将这一研究结果应用到对新手的培养中，特别是如何让新手快速地成长为专家。

以上介绍的学习理论或模型均不同程度地关注了学习的背景，强调学习不能脱离环境，为情景教学法的设计提供了充分的理论依据。情景模拟教学是在情景教育基础上进一步引申和拓展而衍生出来的一种教学方法，是教师根据教学内容的需要先有目的地设置具有能够激发学生情绪、调动学生参与热情、提高学生学习兴趣的教学场景，用语言进行描述或布置相关模拟教学场景，让学生置身于这种模拟的场景中，以亲身体验方式去感知和领悟教学内容，完成学习任务，实现教学目标，并能触及学生的心理反应、发展学生的心理功能、提升学生的心理品质的一种有效教学方法。以上各种理论为情景模拟教学法的应用和研究提供了理论支撑，可以应用于对情景模拟教学的指导。

建构主义学习理论认为，"情景""协作""会话"和"意义建构"是学习环境中的四大要素，启示我们，教育者不仅要对教学目标进行分析，还要考虑有利于学生建构意义的模拟情景的创设问题，并把情景模拟教学作为符合学生认知能力发展的最重要的方法之一。建构主义成为情景模拟教学法的理论基石的意义在于：使我们认清了情景在教学和学生智慧构建中的巨大作用，从而启示我们要以学习者为主体，学习的设计内容与活动的安排要与人类社会的具体实践相关联，通过模仿或者虚拟人类具体生活实践的方式来组织教学，同时把知识的获得与学习者的发展、身份建构等整合在一起。

经验学习理论告诉我们，在场景中发挥学生的主动性、参与性，唤起他们的求知欲，在个人实践和学习共同体的交流、讨论与反思等活动的作用下，对原初经验进行改造和提炼，

获得高层次的经验，这是我们教学成功的关键。情景模拟教学法正是在这样的教学理论的指引下展开的，以便更有效地提高教学效果，更低耗地使用教学资源，更普遍地创设教学情景。

社会学习理论认为体验学习是人最基本的学习形式，是人在实践活动过程中，通过反复观察、实践、练习，对情感、行为、事物的内省体察，最终认识到某些可以言说却未必能够言说的知识，掌握某种情感、态度、观念的过程。社会学习理论启示我们，在教育的过程中就应该为受教育者创设种种有利于体验学习的环境，帮助学习者形成或深化学习成果。情景模拟教学将有助于把体验式学习进一步发展到发现式学习，提高学生的探究意识。

总之，情景模拟教学方法有着深厚的理论基础，基于脑的学习理论、成人学习理论、从新手到专家等理论都强调设计情景帮助学生完成对经验的加工，都可以应用于对情景模拟教学的指导。教师可以根据实际的教学需要，选择一些理论中的一部分，或者联合应用几个理论来指导自己的教学实践。

第二节　胜任力结果与表现评估模式在情景模拟教学中的应用

胜任力结果与表现评估（competency outcome and performance assessment，COPA）并不是一个理论，笔者认为把其视为一种观念或模式或许更恰当。这种观念让教师从另一个角度审视教育教学的效果，让教师意识到重视学生学习结果的重要性，重视学生接受教育、参与不同形式的教学活动后能够表现出什么行为，能够在实践工作中完成怎样的工作，完成到何种程度。本节将对此模式进行相关介绍。

一、COPA 模式的产生

随着综合医学模式的出现及医疗环境的日渐复杂，护士不仅要在不同环境下承担多种角色，还必须具备综合的专业能力，这样才能胜任临床工作。具有扎实的基础知识和技能成为临床最基本的要求，而个人特质、价值观、态度等隐性因素是决定能否胜任临床护理工作的另一个重要元素。在以胜任力为导向的人才培养的理念影响下，美国护理联盟呼吁美国护理教育的改革应具有创新性，必须进行一场范式的转变，胜任力本位教育可能成为护理教育的第四代范式。在护理胜任本位教育中，COPA 模式为护理教育者提供一个综合、连贯、结构化的概念框架，不仅适用于课堂教学，也适用于临床教学。

胜任力本位教育（competency-based education）是指为学生创造一个能够使他们获得真实经历的有意义的学习环境，以工作表现为导向，并使学生的综合能力和素质在处理实践中的问题时有所体现。因此，护理胜任力本位教育定义为，努力为学生创造一个接近临床实践的学习环境，以达到培养学生综合应用专业知识和技能的目的。在教育过程中，培养护理学生具有独立处理和解决患者健康问题的能力和良好的专业素质是胜任力本位教育的核心。进行胜任力本位教育的基本步骤包括：①确定学生毕业后从事的工作所需要的核心胜任力；②设计出能够培养学生获得教师所期望的核心胜任力的课程（即胜任力本位课程）和教学模式或方法；③制订出能够评价学生是否获得期望胜任力的评价手段。在提及的教学模式中，情景模拟教学是一种比较好的能够培养学生实际工作能力的教学方法，COPA 模式对这种教学方法有很多的指导作用。

COPA 模式是由美国教授 Carrera B Lenburg 在 20 世纪 90 年代提出的。其基于与纽约 Regents 大学 30 年的护理合作项目，发现传统的护理教育模式在教育及评价学生时，并不是以学生为中心，以学生"胜任"临床实践工作为评价体现，因而提出以重视培训学生的实践胜任能力为核心的教育模式，即 COPA 模式。COPA 模式整合了胜任力、实践结果、互动式学习、能力表现评估等相关护理教育概念和方法，是一种综合的、整体化的教学范式。COPA 模式的基本框架简单但又深刻，它需要教师和（或）其他人通力合作以解决以下四个主要问题：①当今护理实践中必需的能力和成果是什么？②定义或描述这些能力的标准是什么？③学习或培养这些能力最有效的方式是什么？④如何最有效地证明学习者或实践者已经具备了这些能力？而在解答这四个问题时，应把上述四个概念渗透进去。

二、核心胜任力

在 COPA 模式中，护理工作的核心能力（即胜任力）的选择都是以实践能力为基础的，是胜任护理工作所需要的能力。这些能力间既相互独立又相互结合。这些必需的能力，我们称之为核心能力。目前护理界普遍认为的护理的核心能力包括：评估和干预、沟通批判性思维、人性关怀、管理、领导以及知识整合能力等。这些能力或子能力是护理人员在不同环境下完成不同种类、不同程度的临床护理、护理教育、护理管理或其他相关工作所必需的能力。这些能力需要在护理教育教学中重点教授或培养。每一种核心能力又可以分解为不同的子核心能力。

三、胜任力结果描述

COPA 模式中的胜任力结果，与传统教学模式中的教学目标相似，但又有区别。由于培养目标是指导课程编制和教学设计最为关键的准则，因此在应用 COPA 模式进行教学设计时，应该把界定的护士核心胜任力转变成护理专业培养目标。培养目标确定后，就可以进行课程内容、教学模式和教学方法的设计。在应用 COPA 模式时，对教师的挑战是如何把传统的教学目标转换为更能体现胜任力的实践活动的教学结果（胜任力），即学生从事并完成护理工作的具体表现。在传统以知识本位为指导思想的护理教学中，学习目标虽然选择了可测量的动词，如描述、说出、列出等，也只在知识的层面提出要求，与实际工作中的实践活动联系较少。因此，COPA 模式中描述胜任力结果应遵循的原则是：胜任力结果的描述必须与实践护理工作的实际行为对应，即教育者需将传统教学目标的表达转化为以实践活动为准的表达形式。胜任力结果需要学习者通过各种学习活动获得，即"在课程结束时，学习者能够获得一定的胜任力"。描述遵循的标准如下。

① 应体现出学习者在学习结束时应达到的最基本的一些能力（技能、认知和情感领域等），包括学习单元或课程目标的最高和最基本的能力要求。

② 应该用清晰、明确、直白易懂、简明扼要的语言表述。要以行为为导向，并用能准确表达出期望要达到的结果。

③ 应与实践中对护理人员胜任实际工作的要求相一致，描述出实践者到底需要表现出什么行为。

④ 应致力于培养学生在毕业后能够满足用人单位对学生的整体期望。

四、培养胜任力的教学方法

在 COPA 模式中，回答第三个问题"学习或培养护理核心能力最有效的方式是什么"时，如何"学习"、如何"教授"成为一个非常有挑战的课题。这需要改变传统的护理教学理念。由于护理胜任力教育是知识、态度、技能、动机和能力的综合培养，教学方法的确定和学习活动的选择要结合学生特点，结合培养目标即能力的特质来选择。特别是在根据胜任力中具体的核心能力进行有针对性地学习和培养时，更要结合临床实践工作的需要进行教与学的活动，并把教学活动与能力结果有效地结合在一起。目前常见的教学方法有以问题为基础的学习（problem based learning，PBL）方法、案例学习法（case study）、情景模拟教学以及合作和互动学习法。这些方法的共同点是学习与实践紧密联系，学习过程中学习者间、学习者与教育者间在积极地、有效地互动，是以学习者为中心的。

国内有的护理院校在使用胜任力本位进行教学实践探索时强调，选择教学方法应注意以下原则：①经验原则，即重视学生实际经验的积累；②有用原则，即注重理论与实际的结合；③反思原则，即举一反三；④反馈原则，重点在于阶段性反馈，而非终期反馈；⑤灵活原则，为学生提供多种教学环境，根据个性情况灵活选择。

（1）经验原则：护理实际工作经验是学生形成和发展护理胜任力的必要过程，教学活动应该成为学生积累经验的途径。因此，在设计和教学实施过程中应注意增加学生获得经验的机会。

（2）有用原则：应与胜任力和绩效，即实际工作成效有关。教学活动应该让学生感受到完成护理工作与学习的知识、技能密切相关，掌握的知识、技能是完成工作即胜任工作的重要条件。

（3）反思原则：在学习过程中，必须强调反思对于整合知识、技能和行为的重要性，单纯参与临床实践而没有及时进行总结反思并不能保证学生能够获得独立工作的胜任力。在学习过程中，要为学生提供经历多种临床情景的机会，使学生反复练习，以提高其处理和解决患者问题的能力。在提供不同的临床情景时，问题的难度要不断增加。

（4）反馈原则：在培养学生胜任力时，单纯采用传统的终结性评价不能及时反馈学生的学习情况，进行经常性的形成性评价非常重要，要让学生及时了解自身完成护理工作的情况。

（5）灵活原则：在教学过程中必须要为学生提供一个灵活的学习环境和大量的学习机会，使学生能够按照自己的学习需要，并且以自己喜欢的方式反复训练各种护理胜任力。这些方法中，模拟情景教学是一种可以体现或完成 COPA 模式中对护理人员胜任力培养的教学形式。好的情景模拟教学非常突出的特点在于能够借助近似临床真实情景的教学环境，真正使学生参与到学习过程中，学生在与他人的合作学习过程中表现出的是 COPA 模式所强调的真正的护理实践行为结果，和在学习中积累解决问题的经验。情景模拟教学可以为学生提供相对真实的护理经验，使学生在实践中有机会运用所学知识。教学环境中反馈讨论，发现问题后可以有机会再次重现情景进行修正。上述优势使 COPA 模式成为一种非常有效的教学手段。

五、胜任力结果的评价方法

COPA 模式强调对学生临床实践能力的培养，在目标制定、教学方法选择及实施过程等方面都与传统的护理教学方法有所不同，因此评价方法也需要有所改变。对学习者的评价可以分为过程评价和终点评价，以显示学习者自身是否符合既定培养目标或期许。评价过程也相应地有两部分，一部分显示在持续学习阶段，另一部分显示在学习的终末阶段。进行评价时一定要注意将学习时间和评价时间分开。在 COPA 模式中，每个学习者应有一段可被指导的、相互学习的、不受评判的时间去学习，学习者在这个过程很可能表现出很多错误或不正确，但在这段学习时间内，学习者不能因表现出这些错误而受到评价，这是学习的过程，是学习者发现自身不足的过程。随后会有一个在规定时间内的、有计划去证明和确认其能力的终点评价。如果学习者在这个时间段还表现出错误或不正确，就可以根据教学目标给予评定了。

目前，教育界比较倾向于采用多元学业评价的方法对胜任力结果进行评价。除了采用传统的理论考试和技术操作考试外，还可采用真实性评价（authentic evaluation）和档案袋评价（portfolio evaluation）的方法对学生深层次的胜任特征进行评价。所谓真实性评价是通过设计仿真的模拟临床情景判断学生的实际临床工作能力和表现。目前医学护理教育界采用的多样式考核、利用标准化患者和高仿真模拟人模拟真实临床情景，进行实际护理能力及工作表现的考核，就属于真实性评价的范畴。档案袋评价是收集能够展示学生是否具备临床护理工作胜任力的证据，这些证据可以是学生在临床实习中书写的日记、临床实习的录像带、带教老师的评价、研究报告等。但需要收集什么证据才能说明学生已经具备了界定的核心胜任力，需要事先根据培养目标进行充分的设计。

总之，COPA 模式对护理教育提出了四个尖锐的、不可回避的问题。它运用四个问题创造出了一个有序的框架，此框架与胜任力成果和表现评估系统转化有关。它从确定护理实践的核心能力开始，明确护理核心能力是完成护理实践活动的基础；再进一步希望教育者能够通过教育教学目标明确这些核心能力在实践工作中的具体表现，对有效教授和学习这些核心能力的方法进行探索；指出和推荐了与传统教学方法不同的互动式、以学生为中心的、以提高学习者能力为出发点的学习和教学策略。因教学手段方法的变换，COPA 模式最后提出对胜任力的评价方法和内容也应发生变换，建议采取多元学业评价方法。

第三章
护理情景模拟教学的组织

第一节　情景模拟教学前的准备

开展情景模拟教学前需要充分的准备、精心的设计，并根据教学对象选择合适的内容、方法、时间及地点来进行模拟。一般来说，教学前的准备主要包括环境及设备的准备和人员的准备两个方面。

一、环境及设备的准备

与传统的教学方式不同的是，情景模拟教学旨在为学生营造一个与未来临床工作一致或相似的工作环境，让学生在接近真实的环境中解决临床实际工作中会出现的真实问题，以提高其专业技术水平、评判性思维能力、团结协作能力及沟通交流能力等。

（一）环境的准备

情景模拟教学模拟的真实场景是模拟病房，因此模拟病房的设置应与学生未来工作的医院场景一致，要营造出一个高度仿真的床单位布局，包括设备带的设计及其他仪器设备的摆放位置也应尽可能与医院一致。模拟空间的范围取决于情景模拟的模型和空间中计划参与者的数量。运行情景模拟的空间平均为 $8\sim10m^2$，或者最多允许 4 名参与者自由移动且能容纳护理操作中需要的仪器设备。此外，如果使用电脑程序控制的高级仿真模拟人，需要有一个配套的中控电脑的机位，还要有一间中控室由教师用来进行对学生在模拟病房内的活动观察。

（二）基本设备的准备

1. 常用的仪器设备

在实际的护理操作过程中为了完成某个患者的护理会用到一些医疗设备及用物，因此教师要在教学前根据教学目标，提前准备好常用的仪器设备和用物，包括氧气吸入装置、除颤仪、负压吸引器、输液器、注射器、消毒液、药品等，且这些用物及设备尽可能与临床实际一致。

2. 模拟人和中控电脑

仿真模拟人是开展情景模拟教学的必要设备。教学设备的仿真性能越好，学生获得的体验越真实。现有的高级仿真模拟人能模拟出不同情景状态下的生命体征情况并通过监护电脑显示出来，可有心前区起伏、能触及动脉搏动、能呈现瞳孔变化、血压等。也能预设多个不同的生理状态，可自动触发，例如心肌梗死、休克、哮喘等。教师可以根据病情变化把高仿真模拟人的功能与病情结合起来，呈现给学生一个比较真实的患者。高仿真模拟人的病情变化都是由电脑程序进行控制的，因此，厂家会配备配套的控制电脑。

3. 录音录像设备

教学活动结束后的反馈是至关重要的。为记录学生在护理患者时的真实判断过程、解决问题所采取的措施以完成有效的反馈，录音录像设备很有必要。最好是可以及时播放的录音录像设备，可在教学活动一结束后就立即回放，让学生在记忆清晰准确的情况下通过有效的反思获益。

4. 多媒体教学设备

这些设备可以在学生反思讨论时用上，可安装在模拟病房旁的讨论室或教室，便于知识、技能等的讲解或重新学习时使用。

5. 网络资源

在很多情景模拟教学的环节中，在学生遇到问题或获取角色需要信息资源时，应该有可利用的网络资源，以便学生查询信息，选择信息以作出决定。

二、人员的准备

模拟教学与传统教学的不同在于每次的教学活动都需要多方面人员的配合，需要团队协作且团队要达成一致认识，并各自做好相应准备。人员的准备包括教师、学生、实验室技术人员及高级模拟人设备公司技术人员。

1. 教师准备

教师作为团队的领导者在模拟教学活动中的作用至关重要。每一个教师应具备一定的教学经验，熟悉课程目标，了解情景模拟教学的相关知识，了解各种模拟技术的特点，具有一定的临床护理实践经验，能够完成模拟病例的编制和胜任指导模拟教学的反思学习过程，具有一定的组织协调能力和合作意识，能够组织协调教师、实验室管理人员、多媒体管理人员以及学生等能参与到教学活动中。对于第一次接触模拟教学的教师要进行相关的教学培训，熟悉模拟教学流程、内容、方法、特点等。

2. 学生准备

学生在进行情景模拟教学前要做好专业知识、学习方法、专业态度、学习氛围及环境的准备。首先，学生应该具备基本的专业知识和技能，能在情景模拟教学中运用这些知识和技能解决问题。如在消化道大出血患者的急救情景模拟教学中，学生应该前期学习过消化道大出血相关的理论，及静脉输液、心电监护、氧气吸入等知识技能。其次，情景模拟教学是多种教学方法的综合，学生应了解多种不同的教学方式，如小组讨论、角色扮演、思维导图等。教师应该在前期的教学活动中适当地运用多种教学手段，让学生有所接触并了解和适应不同的教学方式。再者，在模拟教学前，学生还需要通过在线学习、案例研究、日志记录或制定阅读计划等形式培养专业态度，内容包括文化意识、关怀和同理心、职业素养等。最后，营造一个宽松的学习氛围，让学生放松地、没有负担地进行学习。

3. 实验室技术人员

为保证情景模拟教学的顺利开展，教师需要在情景模拟教学前的 1～3 天提前告知实验室技术人员教学目标、教学过程、需要准备的设备及教学物品清单等，必要时进行相关培训，实验室技术人员一方面要保证环境、设备的正常使用，另一方面也要承担情景模拟教学前的教师与学生的协调工作。

4. 高级模拟人设备公司技术人员

在情景模拟教学中，需要保持与高级模拟人设备公司技术人员的联系，取得他们的支持与帮助，为教学仪器设备的维护和使用方面起到保障作用。同时教师也可以将应用过程中的问题反馈给设备公司，对设备的改进、软件的更新起到促进作用。

第二节　情景模拟教学的案例编制

情景模拟教学的目的主要是为学生营造高度仿真的工作场景，巩固专业知识的同时提升专业技能及职业素养，为学生往后正式从事临床工作打下基础。通过精心设计的案例进行模拟教学，能很好地激发学生的学习兴趣，为学生提供学习与合作的机会，实现提高学生的知识和技能水平，培养评判性思维能力、临床决策能力、沟通交流能力等目标。本节的内容主要就情景模拟教学案例编制的原则、注意事项及具体编制步骤进行阐述。

一、编制原则

1. 符合教学大纲要求

模拟案例的编制要符合教学大纲要求的教学内容、教学目标、教学重点，既要有代表性和系统性，还要突出本专业的特色。所编制的案例不仅要考察学生对专业知识的记忆，更要考察学生发现问题、判断问题和解决问题的能力，以及对所学知识及技能的综合运用能力。

2. 符合学生特点

在编制案例前要对教学对象的知识水平现状有一个充分的了解。比如教学对象目前所处的年级、学过哪些医学基础课、哪些护理专业基础课、哪些人文课、实训过哪些护理操作技能等。若教学对象是低年级学生，以重点考察他们对知识的掌握程度、操作技能的熟练程度为主，不断引导学生养成观察患者病情变化的习惯，培养其熟悉护理程序和临床工作方法。对于高年级学生，则在考察知识和操作技能的同时，重点培养学生综合运用知识的能力。

3. 提高学生的综合能力

学生在模拟教学过程中，运用所学习到的理论知识，通过评估患者的病史、体格检查、辅助检查资料等经过综合分析、判断、推理发现患者目前存在的健康问题，并采取相应的护理措施，培养学生的临床思维能力，临床实践能力。同时在模拟教学中，通过不同的角色扮演，体验患者及家属的感受和情绪，提升学生的人文关怀能力和同理心；通过与不同角色间的交流沟通及相互配合，提升学生的沟通交流能力及团队合作能力。

4. 遵循护理程序

情景模拟教学通过把真实的案例呈现给学生，让学生模拟临床护士去评估患者（发现问题）、提出护理诊断（确定问题）、制定护理措施（解决问题），并评价处理效果（效果评价）。

5. 注重学生思政教育

在编制模拟案例时，要融入职业认同感和职业人文精神，培养学生爱岗敬业、恪尽职守的职业态度。强化学生在情景模拟实践中"以人为本"的理念，将人文关怀、职业操守融入情景教学中，提升学生的职业认同感和职业人文素养。

二、注意事项

1. 案例难度与学生水平相适应

教师在案例编制前要充分考虑学生现有的专业知识和技能水平，案例难度要与之相适应，不能一味追求复杂、高深的案例。否则，超出学生目前所有的知识水平，会使学生在模拟过程中遇到问题时产生挫败感，从而影响学习的兴趣。为了启发学生的临床思维，可以在案例中设置一些障碍，让学生通过分析、推理、综合等思维活动，发现患者现存或潜在的健康问题，采取相应的护理措施，从而调动学生的积极性和主动性，提高学生的临床思维和动手能力，激发学生的学习兴趣。

2. 案例来源于临床

模拟案例应该选取临床工作中的真实案例，再根据教学对象和目标对临床案例进行整理、加工和编写。教师在案例编制过程中应充分利用临床资源，选取临床中真实典型的案例，收集病例资料，包括入院记录、病程记录、辅助检查结果、治疗医嘱、护理措施等，作为病例编制的依据。同时，可以在编写过程中融入临床医务人员的工作场景、护士与患者及家属的沟通交流场景，使学生了解临床工作者的真实状态。另外，还可以邀请临床一线的老师参与案例的编制，以保证所模拟情景的真实性和客观性。

3. 案例编制符合现有模拟技术条件

模拟教学的开展需要有一定的教学场地、仪器设备、模拟人、网络设施及计算机系统等的支持。教师在编写案例时，一定要综合考虑学校现有的模拟教学环境和条件，因地制宜地创造性开展模拟教学实践，不能一味追求高端、昂贵的教学产品。在模拟教学过程中，可将低仿真的局部模拟设备与高仿真的模拟人进行联合使用，降低模拟教学的使用成本，降低资源消耗。

4. 充分考虑学生可能出现的问题并设置不同路径

学生在进入临床实习阶段前所学习到的知识是抽象的，知识储备既不系统也不全面，在面对临床患者时很难有效地将理论知识和技能灵活运用于临床实践，这样在处理问题时难免会出现不知所措或手忙脚乱的局面。教师在进行案例编制时，要考虑到学生可能出现的问题，通过设置真实的临床场景，启发学生多角度、多层次分析问题，采取不同的途径和方法护理患者，通过总结与反思，使学生能感受到实施不同护理措施后患者预后的不同，从而培养学生综合分析问题与解决问题的能力、批判性思维能力及临床应变能力。

三、案例编制步骤

情景病例是整个情景模拟的剧本，病例编制环节是情景模拟教学实施的关键环节，其质量直接关系到情景模拟的教学效果。模拟案例的编制应该包括确定教学对象、制定模拟教学目标、模拟教学时间分配、编写情景模拟案例、以流程图为模板编制高仿真模拟人软件程序五个步骤。

（一）确定教学对象

在编制情景模拟案例时，要充分考虑教学对象的专业知识和技能水平。学校会在一年级或二年级时开设基础护理学相关理论及知识课程，在二年级或三年级开始让学生学习临床护理学相关课程，在四年级时学生已进入临床实习阶段，新入职护士已经完成了基础课及专业课相关理论知识及技能的学习，且具有临床实习的经历。五年以内的临床护士具有一定的临床护理经验。因此针对不同的学习的对象，其编制案例的复杂程度亦不相同，所以在案例编制时，首先要说明参与模拟教学的对象。

（二）制定模拟教学目标

模拟教学目标的设定是情景模拟教学中的重要部分，从情景模拟的实施、反馈到评价都是围绕教学目标来进行的。情景模拟教学目标的设定要与理论教学目标一致。在制定情景模拟教学目标时，首先要明确学生已经学习的知识、细化课程教学具体目标和教学重点，综合考虑此次模拟教学应该用到的基础理论和专业知识及技能，突出学生临床思维能力、人文素养及职业素养的培养。因此制定情景模拟教学目标要涵盖以下几个方面的内容。

（1）知识：需要熟悉和掌握的理论知识。

（2）操作技能：必须熟悉掌握的专业操作技能。

（3）临床思维能力：识别患者现存和潜在的护理问题，分析患者不同阶段首要解决的问题，以及采取什么样的护理措施是正确的。

（4）团队合作：在对患者实施护理评估及处理的过程中能与团队其他成员进行有效沟通、讨论、共同解决遇到的问题。

（5）沟通交流能力：学生可以使用语言和肢体语言与患者及家属进行有效沟通，并建立良好关系；能够运用沟通技巧获取疾病相关信息资料，并在进行护理评估、实施护理措施、开展健康教育过程中呈现良好的沟通能力。同时，与医院其他人员也能保持良好的工作关系，能有效清晰地汇报患者的病情及变化情况。

（6）职业素养：在情景模拟过程中能秉承"以人为本"的护理理念，关心、体贴、尊重患者，并能保护患者隐私，具有高度的责任心和职业道德。

制定模拟教学目标时要注意结合教学对象的专业知识、技能水平来制定，且要参考课程目标及内容将教学目标进行分层，目标要做到具体、清晰、可行，一般不宜设定过多，3～5条即可。

（三）模拟教学时间分配

完整的情景模拟教学过程包括临床场景布置、场景及仪器设备介绍、相关知识回顾、案例介绍和角色的分工、参与者准备、模拟案例运行、复盘、换场或清理现场等。在进行案例的编制时，编写者应该熟悉情景教学的每一个环节，并结合学生的现况做好合理的时间分配。一般来讲，临床场景布置在模拟前一天或模拟前30min进行布置。场景及仪器设备的介绍在案例运行前，由教师向学生讲解仪器设备、物品的位置及作用，可用的替代方法等，需要10～15min左右。相关知识回顾是针对案例中所涉及到的知识点进行复习、介绍本次教学目标和需要重点关注的知识点，需要10min左右。案例介绍和角色分工，是在相关知识点回顾之后向学生介绍案例患者的报告/信息、疾病状态和进一步的情景讨论，以及角色的分配及任务，同时向学生说明模拟学习的环境是安全的，让学生保持放松心态，一般为10min左右。另外在模拟情景开始前，要留出时间让参与者准备。模拟案例运行是整个模拟教学过程中的一个重要环节，根据教学目标设置不同的临床场景运行的时间，一般为10～20min，复杂的病例不超过30min。复盘是对前面模拟教学活动的结构性分析，是模拟教学的核心与重点，时间一般是案例运行时间的 2～3 倍。最后换场或清理现场的时间是根据案例的难度大小来确定的。

（四）编制情景模拟案例

情景认知理论认为，学习情景与应用情景相似度是影响技能迁移的主要因素之一。因此所用的情景案例最好来源于真实案例，案例编制的教师或临床护理人员应该收集临床病例的真实信息，包括疾病的发生、发展过程、相关辅助检查结果等。必要时还可以征得患者同意后对其典型的临床表现进行采集，如录制咳嗽、喘息、疼痛呻吟声等声音资料；也可以把黄疸、水肿等体征通过影像进行保留。当然，对于临床资料也不能一味地生搬硬套，在保证模拟过程的科学性、完整性的同时允许对客观临床实践活动进行一定的编辑加工，既体现课程目标、重点的专业知识和技能，又能符合疾病发生发展规律，突显疾病的重点内容。图 3-1 为情景状态发生发展流程图。

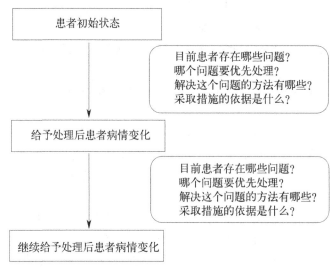

图 3-1　情景状态发生发展流程图

（五）以流程图为模板编制高仿真模拟人软件程序

如果使用高仿真模拟人进行教学，则可以以流程图为模板进行模拟病例软件编程。首先点击"病例编辑器"按照案例内容进行模拟患者状态编辑，再按照流程图将不同状态间建立链接，病例设计好后予以保存就形成了初始化的脚本，教师要组织人员对初始脚本进行预演，并对预演后脚本中存在的问题予以及时修订完善，以确保模拟教学的顺利进行。

经过以上五个步骤，可将情景模拟案例应用到情景模拟教学中。每次模拟后教师要及时总结模拟过程中发现的问题，评价模拟教学脚本是否达到预设的教学目标，不断对模拟病例进行完善，精益求精，以使其更贴近临床实际，达到最佳模拟效果。

第三节　情景模拟教学的实施

一次完整的情景模拟教学的实施过程应该包括模拟前准备、模拟前介绍、案例运行、复盘、模拟教学效果评价等部分。

一、模拟前准备

模拟前的准备包括环境及设备的准备和人员的准备两个方面。此部分内容详见第三章第一节。

二、模拟前介绍

模拟前介绍是模拟设计相关国际标准涵盖的一项标准。对即将开始的模拟教学相关信息进行介绍是降低参与者的压力与焦虑、实现模拟教学目标、提高学生参与度的一个重要环节。根据国际标准，模拟前的介绍应具备过程和后勤两个方面的要素。过程包括有计划有条理的介绍、学生角色、预期、心理安全或信任。后勤包括房间设置、一般环境、仪器设备及模拟人的功能、时间安排。在这个环节，也可以给予学生一定时间进行设备操作以提高知识保留率。模拟前介绍也包括完成模拟教学所需的所有信息，如患者报告/信息、疾病状态和进一步的情景讨论。同时回顾模拟教学目标，并让学生在真正开始模拟前有几分钟的时间准备模拟。

三、案例运行

模拟案例的运行是教师根据预先编制好的程序，让模拟人在预设的程序控制下，表现出相应的病情变化，学生根据患者的病情变化判断病情，采取相应的护理行为，当学生的行为表现偏离教学目标时，线索提示信息引导学生回到教学目标上。

四、复盘

复盘是对前面模拟教学活动的结构性分析，在案例运行结束后立即进行以学生为中心的讨论与反思，也被称为引导性反馈。复盘被认为是整个情景模拟教学的核心与灵魂，复盘过程可以通过回放录像进行深入的讨论，引导学生先看到自己正确的、好的表现，再从改进的角度看到不足。通过学生的自评及互评、教师的点评使学生明确自己在案例演示过程中的成功、失败及可以总结的经验教训，从而实现在反思中促进学生综合能力提升的目的。

（一）有效复盘的标准

美国护理联盟模拟创新资源中心于 2013 年提出了有效实施复盘的 5 条标准：①由胜任复盘的人（可以多人）促进复盘；②为学生提供一个有利于学习、感受到支持的环境，整个模拟过程要遵循保密、相互信任的原则，鼓励开放式交流、自我分析及反思；③复盘的促进者应该全程参与观察模拟教学活动；④基于讨论提纲进行复盘；⑤围绕教学目标开展复盘。

（二）复盘内容

复盘的内容应该围绕模拟教学目标和学生的表现来进行。让学生在没有压力、宽松的环境中客观分享自己的感受及体验，鼓励学生表达情感与想法。复盘的内容主要包括以下 3 个方面。

1. 情绪的表达

常用的提问句式是"你对这次模拟教学活动体验感觉怎么样？"或"你对这次模拟教学活动感觉怎么样？"。通过这种开放式提问，使学生能充分表达自己的感受和情绪，以感受到他人的尊重。

2. 反思模拟中的行为

引导学生反思模拟中的行为是复盘时的重要内容。常用的提问句式是"你觉得哪些方面做得比较好?""还有哪些不足的地方?""如果再做一次,哪些地方的做法可能会不一样?"。在复盘时可以随着录像的重放按时间进行逐段的讨论,并在讨论中引导学生思考当时为什么那么做,能否做得更好,客观地指出学生的错误行为,让学生感觉到被尊重,安全地分享自己的收获。在复盘过程中,引导性反馈者要调动每位学生的积极性,使其参与到整个复盘过程中。

3. 知识点总结

通过模拟中的表现与反思、讨论模拟中的行为、主持复盘者了解学生对知识和技能的掌握情况以及存在的问题,帮助学生回顾、总结关键知识点,常用的提问句式是"你从这次模拟教学中学到了什么?"。结合教学目标有针对性地拓展相关知识的提问、促进学生对知识、技能的理解,并将学习经验有效转化为临床实践,提升教学效果。

(三) 复盘时间

复盘应该在案例运行结束后立即进行。此时,学生的状态还沉浸在刚经历的模拟场景中,对模拟运行中的行为和场景仍记忆犹新,此刻进行复盘会有更好的效果。复盘时间一般是案例运行时间的2~3倍,用以保障学生有充足的时间进行反思。

五、模拟教学效果评价

模拟教学效果评价是完整情景模拟教学过程的最后一个环节,可从多角度进行。学生学习效果评价包括自我评价、量表评价、清单评估、等级评分表等进行。结束后可以要求学生就模拟教学过程中的经验、不足及对模拟教学的建议提交书面总结。教师评价包括教学目标完成情况、编制的案例是否需要改进、辅助资料是否完整、学生及教师的角色是否恰当等。具体方法见第四章。

第四章
教学评价和情景模拟教学的评价

第一节　教学评价概述

一、教学评价方法简介

评价是通过对一次或多次测量收集的数据进行判断和赋予价值，这些判断涉及优点、缺点。评价也是根据行为标准给出质量和产出测量结果。教学评价是根据教学目标对教学过程及结果进行价值判断并为教学决策服务的活动，以促进教育者不断改进教学活动，提高教学质量。教学评价包括两个核心环节，即对教师的教学工作评价和对学生的学习效果评价。教学工作评价包括教学设计、组织、实施等方面的评价；学生学习效果的评价主要包括考核与测验。评价的方法主要有量性评价及质性评价两种。

二、教学评价方法种类

根据评价在教学活动中发挥作用的不同，将教学评价分为诊断性评价、形成性评价及总结性评价三种。

1. 诊断性评价

诊断性评价是一种测定性评价，开始于教学活动前，对学生的学习准备程度做出鉴定，以便于为教学计划的顺利、有效实施采取相应的措施。诊断性评价实施的时间，一般发生在课程、学期、学年开始或教学过程中需要的时候，其目的在于确定学生的学习准备度。

2. 形成性评价

形成性评价是指在教学过程中，为调节和完善教学活动，确保教学目标得以实现从而进行的确定学生学习成果的评价。形成性评价的主要目的是改进、完善教学过程，在此过程中，学生得到教师的反馈后，帮助他们自身去思考，达到促使他们进步的目的。

3. 总结性评价

总结性评价是以教学目标为基准，对学生达成目标的程度（即教学效果）做出评价。总结性评价注重学生对某门课程掌握的整体程度，常在学期中或学期末进行，期末作业和课程成绩是典型的总结性评价。

三、教学评价方法原则

不论采取何种方法进行教学评价，都要遵循科学性、客观性、整体性、指导性四个原则。

1. 科学性原则

在进行教学评价时，要从教与学相统一的角度出发，以教学目标为依据，确定科学的、合理的、统一的标准，认真编写、预试、修订评价工具。依据科学的评价程序和方法，基于先进的测量手段和统计方法，对获取的数据进行严格的处理，而不是依靠直觉和经验进行主观判断。

2. 客观性原则

教学评价的目的在于对教师的教与学生的学进行客观的判断。因此在进行教学评价时要从标准、方法、结果到评价者态度都应该符合客观实际，不能主观臆断或掺杂个人情感。

3. 整体性原则

教学具有系统性、复杂性、任务多样化的特点，教学质量往往从不同方面反映出来。因此在进行教学评价时要考虑教学活动的整体性，要对组成教学活动的各方面进行多角度、全方位评价，不能以点代面，一概而论。

4. 指导性原则

在进行教学评价时，需要把评价和指导相结合，要对评价结果进行分析，多角度查找原因，并予以及时、具体、启发的信息反馈，让评价者明确今后的努力方向。

在应用情景模拟教学时，教师在评价学生表现时应遵循科学、客观、整体、指导的原则。教师需要全面考量学生，并依据评价对学生做出针对性的个体化指导，及时予以反馈，注重启发和引导学生；在评价标准的制定时要反复斟酌，选择合适的评价工具，做到评价的科学化和系统化。

第二节　情景模拟教学的评价

情景模拟教学通过尽可能还原临床工作场景，使学生能够身临其境，以培养学生的评判性思维能力和临床感知能力，提高知识技能运用能力及水平。因此，它与传统的教学方法不同，情景模拟教学的评价除了要遵循科学性、客观性、整体性、指导性的原则外，还要重点考核学生的应变能力、临床思维能力、评判性思维能力和创新性能力。基于此，情境模拟教学的评价既要体现过程性，也要体现全面性。运用观察记录和各种量表的方法，通过学生自我、学生之间、教师进行综合评价，考评学生的认知、情感、能力、价值观等多方面因素。

按照整体性原则，应对情景模拟教学的全过程进行评价，这包括设计阶段、实施阶段、结束阶段三个阶段的评价。针对不同的过程阶段，其评价时的侧重点也不同。

（一）设计阶段

设计阶段主要是为了评价教师的模拟教学设计及病例编制过程，Jeffries 在其编写的模拟教学书中，介绍了模拟教学设计量表（Simulation Design Scale，SDS）。该量表主要从教学目标/病例信息、学生支持、病例的复杂性/解决问题的能力、情景逼真程度以及复盘五个方面来进行评价，可为教育者提供有用的信息反馈，用以改进模拟教学设计及实施过程。SDS 量表包含 20 个条目，每个条目下分有子条目，从而测量设计的不同特点，该量表在模拟教学结束后使用。表 4-1 为 SDS 量表部分条目。

表 4-1　模拟教学设计量表部分条目

维度	条目举例	评分（分）				
		5	4	3	2	1
教学目标/病例信息	学生能清楚地理解本次情景模拟教学目标					
	模拟教学中提供的线索合适，能够帮助学生做出判断					
学生支持	老师能及时察觉学生需要的帮助					
	学习中获得老师的支持与帮助					
病例的复杂性/解决问题的能力	学生能尽可能地探索各种可能性					
	为学生提供了护理患者的机会					
情景逼真程度	情景设置逼真，贴近实际					
复盘	复盘给学生启发和帮助					

注：1＝非常不同意，2＝不同意，3＝不确定，4＝同意，5＝非常同意。

（二）实施阶段

教学实践是学习过程中的重要部分，实施阶段的高效率可以为学生提供高质量的学习经历，有助于学生将学习经验更好地运用到临床实践中。对模拟实施阶段进行评价，能够及时发现和反馈在模拟教学运行中存在的问题，分析总结，以促进模拟教学质量的提高。实施阶段的质量评价包括教师评价和学生评价。

1. 教师评价

通过观察的方法评价学生在模拟教学过程中的行为表现，可以用等级评分表或检查表记录。等级评分表是根据学生在模拟中的表现进行设计，结果可分为优秀、良好、合格和不合格，见表 4-2。检查表是根据教学目标列出的模拟教学中学生具体表现行为，如模拟过程中的关键事件或干预事件操作步骤，便于教师记录学生在模拟过程中的表现。

表 4-2　模拟教学中的等级评分表

维度	等级	内容
模拟参与情况	优秀（≥90）	学生基于案例信息，熟练运用所学知识、技能、沟通技巧、临床推理能力为患者提供全面的护理
	良好（80～89）	学生较熟练运用所学知识、技能、沟通技巧、临床推理能力为患者提供相应的护理
	合格（60～79）	学生用所学知识、技能、沟通技巧、临床推理能力为患者提供部分护理
	不合格（＜60）	学生知识准备不充分，操作技能不合格，不能完成护理要点
观察投入情况	优秀（≥90）	认真观察模拟过程，观察表上信息记录完整，能发现参与模拟的学生的不足
	良好（80～89）	比较认真观察模拟过程，观察表上信息记录基本完整
	合格（60～79）	基本能认真观察模拟过程，观察表上信息记录基本完整
	不合格（＜60）	观察模拟过程不认真，观察表上信息记录不完整

维度	等级	内容
反馈参与情况	优秀(≥90)	积极参与引导性反馈,主动分享模拟感受或观察体会
	良好(80～89)	较主动地参与引导性反馈,较积极地分享模拟感受或观察体会
	合格(60～79)	在老师的引导下参与部分引导性反馈,分享一些模拟感受或观察体会
	不合格(<60)	不参与引导性反馈,在老师引导下仍然保持沉默

2. 学生评价

学生参与评价会使其认识到自身的表现,自身的潜能和不足以及可以改进的方面等。Jeffries 等人发展了用于评价实施环节的模拟教学实践量表(Educational Practices Simulation Scale,EPSS)。该量表包含 16 个条目,学生在模拟教学完成后进行填写,评价的因素包括主动学习、多种学习方法、预期效果及团队合作。表 4-3 为 EPSS 量表部分条目。

表 4-3　EPSS 量表部分条目

维度	条目举例	评分(分)				
		5	4	3	2	1
主动学习	学生能积极主动地参与到模拟教学结束后的复盘环节					
	在整个教学过程中,学生能及时地获得各种线索和信息					
多种学习方法	情景模拟教学提供了多种不同的学习方法					
预期效果	本次情景模拟教学目标清晰易懂					
	为学生提供了护理患者的机会					
团队合作	情景模拟教学过程中,学生彼此间能够一起完成学习,能相互合作					

注：1＝非常不同意,2＝不同意,3＝不确定,4＝同意,5＝非常同意。

(三)结束阶段

情景模拟教学结束后,为了了解本次活动是否达到教学目标,需要对目标的实现程度进行总结性综合评价,主要评价内容包括知识层面评价、技能层面评价、临床能力评价、评判性思维能力评价、自信心评价、学习满意度评价。

1. 知识层面评价

知识层面的评价主要是用测试和口头提问的方式来了解学生对模拟相关知识的理解、分析和综合应用情况。测试的目的不是考核学生单纯性知识记忆的情况,口头提问时教师提出具体案例问题,考核学生对知识的理解、分析和综合应用的能力。

2. 技能层面评价

技能层面的评价可通过观察法和视频录像回放的方式进行。观察法通常是由一名教师或其他受过专门培训的参与者,对参与在模拟教学过程中学生的行为技巧进行观察。关于观察的结果,学生可在教学反馈或讨论环节从教师的点评中获得,观察的内容包括在情景模拟教学中观察学生的沟通技巧、与他人的合作，以及评判一项操作技能等。视频录像回放是教师或技术人员将视频录播系统录制的模拟教学过程留存下来，技术人员将关键内容剪辑成视频资料，通过视频的回放，可以了解学生的护理技术技能操作细节是否准确、规范、及时。

3. 临床能力评价

临床能力评价主要是考核学生在临床场景中分析和解决临床实际问题的能力。目前应用较多的是客观结构化临床考试（Objective Structured Clinical Examination，OSCE），它是通过模拟临床场景来测试学生的临床能力，同时也是一种知识、技能和态度并重的临床能力评估的方法。教师根据教学目标设置一系列站点，学生进入事先设计的站点进行实践测试，全面客观地评价学生的临床综合能力。

4. 评判性思维能力评价

评判性思维能力可通过复盘和评判性思维工具等方式进行评价。复盘是在模拟案例运行结束后，教师围绕教学目标引导学生对模拟情景中的行为、表现进行评判性地反思、分析、讨论，让学生明确自己在情景模拟中的优点及存在的问题和不足，从而在反思中提升学生的综合能力。测评评判性思维能力的工具有 Facione 的加利福尼亚评判性思维技能测试（California Critical Thinking Skills Test，CCTST）、加利福尼亚评判性思维倾向目录（California Critical Thinking Disposition Inventory，CCTDI）或由我国教育者在此基础上发展的评判性思维倾向性测试量表等。通过评判性思维能力的评价可以了解学生的创造性分析问题和解决临床实际问题的能力。

5. 自信心评价

自信心是一种反映个体对自己是否有能力成功地完成某项活动的信任程度的心理特性，是一种积极、有效地表达自我价值、自我尊重、自我理解的意识特征和心理状态。学生通过在接近临床真实场景的过程中进行独立评估患者，处理临床问题，并进行反思和总结，能提高个体的自信心。可以用量表（如自我效能量表）来评价学生的自信心。

6. 学习满意度评价

学生可以通过问卷或量表的形式对模拟教学中是否获得满意的体验（如对学习内容、形式、方法、学习效果、自身和教师的表现等是否满意）来进行评价。

第五章

护理情景模拟教学案例

第一节　外科护理学案例

案例一　颅内压增高合并脑疝患者的护理

颅内压是指颅腔内容物对颅腔壁所产生的压力。当颅腔内容物体积增加或颅腔容积缩小超过颅腔可代偿的容量，使颅内压持续高于 $200mmH_2O$，即为颅内压增高。当颅内压增高到一定程度时，尤其是局部占位性病变使颅内各分腔之间的压力不平衡，脑组织从高压力区向低压力区移位，导致脑组织、血管及脑神经等重要结构受压和移位，被挤入小脑幕裂孔、枕骨大孔、大脑镰下间隙等生理性或病理性间隙或孔道中，从而出现一系列严重的临床症状，称为脑疝。脑疝是颅内压增高的严重后果，移位的脑组织压迫脑的重要结构或生命中枢，如不及时救治常危及患者生命。本情景模拟教学案例基于真实的临床情况，呈现的是一位颅内占位并发脑疝的患者。学生必须快速识别脑疝，并通过团队间的有效合作，及时、有效地给予正确的救治及护理措施。

一、适用对象

护理本科实习阶段学生。

二、模拟教学目标

1. 主要目标

（1）学生能识别颅内压增高的病因和临床表现。

（2）学生能识别脑疝的病因和临床表现。

（3）学生能在颅内压增高和脑疝时采取紧急处置措施。

（4）正确实施操作：心电监护、氧气吸入、肌内注射、吸痰、静脉输液、静脉注射、心肺复苏、除颤。

（5）展现职业素养和突发情况下的与患者、家属的沟通技巧。

2. 关键行为核查

（1）正确评估颅内压增高和脑疝的症状并协助医生及时处理。

（2）迅速完成神志、瞳孔及生命体征的评估。

（3）建立静脉通路并快速补液。

（4）正确推注利尿药物。

（5）正确评估口腔内分泌物情况并完成吸痰。

（6）快速识别脑疝并配合医生完成抢救。

三、模拟教学流程及时间

（1）模拟情景场景布置：10min。

（2）模拟情景场所、仪器设备、物品介绍：10min。

（3）知识回顾：15min。

（4）提供案例信息，角色分工：10min。

（5）参与者准备：5min。

（6）模拟案例运行：20min。

（7）复盘：40min。

四、模拟教学前准备

已完成情景模拟的前期课程"护理学基础""健康评估""外科护理学""危急重症护理学"等相关知识及技能的教学。在案例运行前复习颅内压增高和脑疝相关知识及技能。以提问结合思维导图的形式复习颅内压增高和脑疝的临床表现和紧急救护措施。复习心电监护、氧气吸入、肌内注射、吸痰、静脉输液、静脉注射、心肺复苏、除颤等操作技能步骤要点。

五、模拟教学前介绍

（1）环境、设备、用物介绍：向学生介绍模拟情景场所，模拟相关设备及模拟人的功能，用物的放置位置、作用及替代方法。

（2）模拟概述介绍：介绍模拟案例相关信息，主要包括患者信息、疾病状态和进一步的情景发展、角色分工、复盘及评价方式、时间安排。强调本次学习目标及关注重点。

（3）心理安全：向学生说明模拟的学习环境是安全的，使学生心理放松，并给予学生鼓励与肯定。

六、模拟情景及角色分工

（1）情景模拟场所：神经外科监护室。

（2）学生角色分工：护士 A、护士 B、护士 C，观察病情及初步判断，执行医嘱，与家属及患者沟通；观察员，其他同学观察，记录 3 名情景模拟同学的表现。

（3）教师角色分工：患者家属（必要时提醒病情变化）、医生。

七、模拟案例概述

患者，男性，52 岁，住院号×××××××。因头痛 7 个月伴恶心呕吐加重 3 天入院，经 CT 检查诊断为颅内占位性病变。既往有冠心病史。入院后第 5 天在全麻下行小脑占位性病变切除术，现麻醉已醒，气管插管已拔，神志嗜睡，NRS 2 分，双侧瞳孔对光反射灵敏，直径约 3mm，遵医嘱予心电监护、氧气吸入。患者非喷射性呕吐一次，遵医嘱予甲氧氯普胺注射液 10mg 肌内注射。4h 后突发呼之不应，双侧瞳孔对光反射消失，直径约 5mm，刺痛不睁眼，肢体会伸直，口腔内可见大量分泌物，血氧饱和度持续下降，心电监护示心室颤动。护士需根据病情变化完成相应护理工作。

八、患者资料（表 5-1）

表 5-1　患者个人资料

姓名:周某	性别:男
年龄:52 岁	住院号:×××××××
语言:普通话	教育程度:初中
身高:170cm　　体重:76kg	职业:自由职业
饮食习惯:饮食无特殊	社会经济背景:一般
既往史:无	现病史:头痛 7 个月伴恶心呕吐加重 3 天
家族史:否认家族性疾病史	过敏史:无

九、设备及物品清单（表 5-2）

表 5-2　设备及物品清单

项目名称	具体信息
设备信息	①普通预防设备:速干手消毒剂、手套 ②关键设备:中心供氧装置或氧气筒、心电监护仪、负压吸引器、抢救车、除颤仪、呼吸球囊
模拟人信息	SimMan 模拟人,男性装扮,右手系有手腕带
操作用物清单	心电监护用物、氧气吸入用物、肌内注射用物、吸痰用物、静脉输液用物、静脉注射用物、心肺复苏用物、除颤用物、手电筒
药物清单	①盐酸甲氧氯普胺注射液 1 支/10mg ②20％甘露醇 125mL ③呋塞米 20mg
文件清单	①患者信息卡 ②输液卡 ③注射卡 ④吸氧卡 ⑤瓶签贴 ⑥记录单
医嘱单	①持续心电监护 ②氧气吸入,2L/min ③盐酸甲氧氯普胺注射液 10mg 肌内注射 ④20％甘露醇 125mL 快速静脉滴注 ⑤呋塞米 20mg 静脉注射 ⑥吸痰
重要体格检查结果或辅助检查资料	GCS 评分

十、情景状态流程图

颅内压增高患者的病情发展可参照图 5-1 的模式进行模拟，左侧方框为颅内压增高患者的情景状态流程，中间对应方框为该患者相应情景下学生应呈现的反应及实施要点，右侧方框为此情景状态下完成相应处置时间。

情景状态流程	实施要点	时间分配
初始状况： 【参数设置】 （在进行心电监护后显示） 　HR：72 次/分 　R：18 次/分 　BP：117/65mmHg 　SPO_2：98% 【模拟人反应】 双眼紧闭，非喷射性呕吐一次 【可提供检查结果】 神志嗜睡 双侧瞳孔对光反射灵敏，直径 3mm	①与复苏室护士协作完成患者交接，包括评估患者头部伤口敷料、留置管道、皮肤情况等 ②予以连接心电监护 ③有效实施氧气吸入 ④综合运用各种方法全面评估患者，系统收集病情资料并分析 ⑤治疗性沟通：询问家属患者发病经过及既往史，正确评估患者不适症状，通知医生，获取医嘱（盐酸甲氧氯普胺注射液 10mg 肌内注射） ⑥清理呕吐物 ⑦遵医嘱予盐酸甲氧氯普胺注射液 10mg 肌内注射	6min

情景状态流程	实施要点	时间分配
改变/事件（1）：突发呼之不应，口腔内分泌物多 【参数设置】 　HR：58 次/分 　R：14 次/分 　BP：169/93mmHg 　SPO_2：76% 【模拟人反应】 刺痛不睁眼，仅有哼哼声，肢体会伸直，口腔内可见大量分泌物 【辅助检查结果】 GCS 评分 5 分	①迅速呼救，请求帮助 ②抬高床头 30° ③调高氧流量 ④实施吸痰 ⑤治疗性沟通：包括通知医生、汇报病情、获取医嘱（20% 甘露醇 125mL 快速静脉滴注、呋塞米 20mg 静脉注射等） ⑥遵医嘱予 20% 甘露醇 125mL 快速静脉滴注 ⑦遵医嘱予呋塞米 20mg 静脉注射 ⑧脑疝的病情观察要点：（意识、瞳孔、心率、血压、脉搏、呼吸、血氧饱和度等） ⑨紧急联系麻醉科行气管插管	8min

情景状态流程	实施要点	时间分配
改变/事件（2）：呼吸频率、血氧饱和度持续下降，心电监护示心室颤动 【模拟人反应】 口唇、面色发绀	①立即启动应急反应系统 ②除颤仪到来前持续心肺复苏 ③尽早除颤 ④协助进行气管插管 ⑤复苏成功后向家属做好解释工作，安抚家属情绪 ⑥完善抢救记录	6min

图 5-1　情景状态流程图

十一、导师笔记

1. 颅内压增高的临床表现

（1）头痛、呕吐和视盘水肿是颅内压增高的典型表现，称为颅内压增高"三主征"。三者出现的时间并不一致，常以其中一项为首发症状。

（2）急性颅内压增高时常有明显的进行性意识障碍，由嗜睡、淡漠逐渐发展成昏迷。生命体征变化为血压升高、脉搏徐缓、呼吸不规则、体温升高等病危状态甚至呼吸停止，终因呼吸循环衰竭而死亡。

（3）颅内压增高还可引起一侧或双侧展神经麻痹和复视；婴幼儿可有头围增大、头皮和额眶浅静脉扩张、颅缝增宽或分离、前囟饱满隆起等。

2. 脑疝的临床表现

不同类型的脑疝临床表现各有不同，临床以小脑幕切迹疝和枕骨大孔疝最多见。

（1）小脑幕切迹疝常由一侧颞叶或大脑外侧的占位性病变引起（如硬脑膜外血肿），因疝入的脑组织压迫中脑的大脑脚，引起锥体束征和瞳孔变化。颅内压增高，常有剧烈头痛，进行性加重，伴烦躁不安、频繁的喷射性呕吐；早期由于患侧动眼神经受刺激导致患侧瞳孔变小，对光反射迟钝，随病情进展患动眼神经麻痹，患侧瞳孔逐渐散大，直接和间接对光反射均消失，并有患侧上睑下垂、眼球外斜。如果脑疝进行性恶化，影响脑干血供时，脑干内动眼神经核功能丧失可致双侧瞳孔散大，对光反射消失；病变对侧肢体的肌力减弱或麻痹，病理征阳性。脑疝进展时可致双侧肢体自主活动消失，严重时可出现去大脑强直发作，这是脑干严重受损的信号；脑干受累，随脑疝进展出现嗜睡、浅昏迷甚至深昏迷，生命中枢功能紊乱或衰竭，表现为心率减慢或不规则，血压忽高忽低，呼吸不规则、大汗淋漓或汗闭，面色潮红或苍白。体温可达41℃以上或体温不升。最终因呼吸循环衰竭而致呼吸停止、血压下降、心搏骤停。

（2）枕骨大孔疝又称小脑扁桃体疝，常因幕下占位性病变，或因腰椎穿刺放出脑脊液过快过多引起。临床上缺乏特异性表现，容易被误诊。患者常剧烈头痛，以枕后部疼痛为甚，反复呕吐，颈项强直，生命体征改变出现较早，常迅速发生呼吸和循环障碍，瞳孔改变和意识障碍出现较晚，中枢受压时，患者可突然呼吸停止而死亡。

3. 治疗措施

（1）颅内压增高的处理原则为积极处理原发病，降低颅内压。

① 一般处理：限制液体入量、避免颅内压增高的诱因、保持呼吸道通畅、给予氧气吸入。

② 脱水治疗：适用于颅内压增高原因不明，或已查明原因仍需非手术治疗者。

③ 激素治疗：应用肾上腺皮质激素可稳定血-脑脊液屏障，预防和减缓脑水肿，并能减少脑脊液生成，降低颅内压。

④ 亚低温冬眠疗法：降低脑的新陈代谢率，减少脑耗氧量，预防脑水肿的发生与发展。

⑤ 脑脊液体外引流术：穿刺侧脑室缓慢放出过多的脑脊液，以暂时降低颅内压。

⑥ 巴比妥治疗：大剂量注射可降低脑的代谢，减少耗氧量及增加脑对缺氧的耐受力，使颅内压降低。

⑦ 辅助过度换气：目的是使体内 CO_2 排出。当 $PaCO_2$ 每下降 $1mmHg$ 时，可使脑血流量递减 2%，从而使颅内压相对降低。

⑧ 对症治疗：头痛者可给予镇痛药，但忌使用吗啡和哌替啶等药物，以防止呼吸中枢抑制。有抽搐发作者，给予抗癫痫药治疗。烦躁患者在排除颅内压增高持续发展、气道梗阻、排便困难等前提下，给予镇静药。

（2）手术治疗：手术去除病因是最根本和最有效的治疗方法。

（3）脑疝一旦出现典型症状，应按颅内压增高处理原则，快速静脉输注高渗性降颅压药物，以缓解病情，争取时间。当确诊后，根据病情迅速完成开颅术前准备，尽快手术去除病因。

十二、复盘

预留大约 40min 时间，可围绕以下问题进行复盘。

（1）临床判断相关：该患者为什么会有恶心呕吐的症状，是颅内压增高引起的吗？颅内压增高引起的呕吐症状与普通的呕吐有什么区别？颅内压增高的三主征有哪些？当患者出现心室颤动时首先应该怎么处理？电除颤的注意要点有哪些？

（2）教学目标相关：你觉得在此病例模拟过程中哪些目标实现了？哪些目标没有实现？原因是什么？

（3）开放性问题：你对此次模拟教学活动体验感觉怎么样？你觉得你哪些方面做得比较好？如果再做一次，哪些方面会做得不一样？通过此次模拟，最有收获的是什么？

十三、学习行为评价

学习行为具体参照表 5-3 来进行评价。

表 5-3　学习行为评价表

行为类别	学习行为项目	完成		
		是	否	不完整
实施前阶段	①洗手、介绍自己			
	②确认患者身份			
实施阶段	①正确实施心电监护			
	②有效实施氧气吸入			
	③正确收集资料，有效评估			
	④及时呼叫医生			
	⑤正确实施肌内注射			
	⑥正确实施静脉输液			
	⑦正确使用脱水利尿药物			
	⑧正确实施吸痰			
	⑨正确实施成人基础生命支持			
	⑩正确实施球囊辅助呼吸			
	⑪正确实施除颤			
	⑫有效安抚家属			

行为类别	学习行为项目	完成		
		是	否	不完整
团队合作	①任务分配合理			
	②指令清晰、职责明确			
	③闭环式沟通			
	④互相尊重、知识共享			

学生自我反思：

案例二　颅内血肿患者的护理

颅内血肿是颅脑损伤中最常见、最严重、可逆性的继发病变。多由头部外伤引起。按血肿所在部位可分为硬膜外血肿、硬膜下血肿和脑内血肿。其临床表现取决于血肿所在的部位及出血量，若有原发脑损伤者，先出现脑震荡或脑挫裂伤的症状，当颅内血肿形成后压迫脑组织，出现颅内压增高和脑疝的表现。由于血肿直接压迫脑组织，引起局部脑功能障碍和颅内压增高，若未及时诊断处理，多因进行性颅内压增高，形成脑疝而危及生命。本情景模拟教学案例基于真实的临床情况，呈现的是一位硬膜外血肿的患者，既往有头部外伤史。学生必须根据病史及症状快速识别颅内血肿，并通过团队间的有效合作，及时、有效地给予正确的救治及护理措施。

一、适用对象

护理本科实习阶段学生。

二、模拟教学目标

1. 主要目标

（1）学生能识别颅内血肿的分类和临床表现。

（2）学生能识别颅内压增高和脑疝的临床表现。

（3）学生能采取颅内压增高和脑疝时的紧急处置措施。

（4）正确实施操作：心电监护、氧气吸入、肌内注射、伤口换药、静脉采血（合血）、备皮、吸痰、静脉输液、静脉注射。

（5）展现职业素养和突发情况下的与患者、家属的沟通技巧。

2. 关键行为核查

（1）正确评估伤口并完成伤口换药。

（2）迅速完成神志瞳孔及生命体征的评估。

（3）建立静脉通路并快速补液。

（4）正确推注利尿药物。

（5）予以连接心电监护、氧气吸入、肌内注射、静脉采血（合血）、备皮。

（6）针对干扰项进行与患者及家属的有效沟通。

三、模拟教学流程及时间

（1）模拟情景场景布置：10min。

（2）模拟情景场所、仪器设备、物品介绍：10min。

（3）知识回顾：15min。

（4）提供案例信息，角色分工：10min。

（5）参与者准备：5min。

（6）模拟案例运行：22min。

（7）复盘：50min。

四、模拟教学前准备

已完成情景模拟的前期课程"护理学基础""健康评估""外科护理学""危急重症护理学"等相关知识及技能的教学。在案例运行前复习颅内血肿相关知识及技能。以提问结合思维导图的形式复习颅内血肿的分类及临床表现，颅内压增高和脑疝的紧急救护措施。复习心电监护、氧气吸入、肌内注射、伤口换药、静脉采血（合血）、备皮、吸痰、静脉输液、静脉注射操作技能步骤要点。

五、模拟教学前介绍

（1）环境、设备、用物介绍：向学生介绍模拟情景场所，模拟相关设备及模拟人的功能，用物的放置位置、作用及替代方法。

（2）模拟概述介绍：介绍模拟案例相关信息主要包括患者信息、疾病状态和进一步的情景发展、角色分工、复盘及评价方式、时间安排。强调本次学习目标及关注重点。

（3）心理安全：向学生说明模拟的学习环境是安全的，使学生心理放松，并给予学生鼓励与肯定。

六、模拟情景及角色分工

（1）情景模拟场所：神经外科病房。

（2）学生角色分工：护士 A、护士 B、护士 C，观察病情及初步判断，执行医嘱，与家属及患者沟通；观察员，其他同学观察，记录 3 名情景模拟同学的表现。

（3）教师角色分工：患者家属（必要时提醒病情变化）、医生。

七、模拟案例概述

患者，男性，22 岁，住院号××××××。因头部外伤 4h 收治神经外科。患者当天打篮球时头部不慎撞到球架，随即昏迷，由救护车送往医院，送医途中清醒过来。患者入院时诉头部伤口疼痛，右侧头部可见 3cm×4cm 头皮擦伤，右耳有明显擦伤，遵医嘱予复方双氯芬酸钠 175mg 肌内注射后疼痛缓解。入院后 CT 示，硬膜外血肿形成。予以完善术前准备，拟急诊行硬膜外血肿清除术。患者突发剧烈头痛，喷射性呕吐一次，随后呼之不应。家属见状，嚎啕大哭。护士需根据病情变化完成相应护理工作。

八、患者资料（表 5-4）

表 5-4　患者个人资料

姓名:李某	性别:男
年龄:22 岁	住院号:××××××
语言:普通话	教育程度:本科
身高:178cm　　体重:69kg	职业:学生
饮食习惯:饮食无特殊	社会经济背景:一般
既往史:无	现病史:头部外伤 4h
家族史:否认家族性疾病史	过敏史:无

九、设备及物品清单（表 5-5）

表 5-5 设备及物品清单

项目名称	具体信息
设备信息	①普通预防设备：速干手消毒剂、手套 ②关键设备：中心供氧装置或氧气筒、心电监护仪、负压吸引装置
模拟人信息	SimMan 模拟人，男性装扮，右手系有手腕带
操作用物清单	心电监护用物、氧气吸入用物、肌内注射用物、伤口换药用物、静脉采血（合血）用物、备皮用物、吸痰用物、静脉输液用物、静脉注射用物、手电筒
药物清单	①复方双氯芬酸钠 1 支/175mg ②20％甘露醇 125mL ③呋塞米 20mg
文件清单	①患者信息卡 ②输液卡 ③注射卡 ④吸氧卡 ⑤瓶签贴 ⑥记录单 ⑦检验申请单
医嘱单	①氧气吸入，2L/min ②持续心电监护 ③复方双氯芬酸钠 175mg 肌内注射 ④伤口换药 ⑤急诊手术 ⑥急抽血查血常规、凝血功能、肝肾功能、合血 ⑦头部备皮 ⑧禁食禁饮 ⑨20％甘露醇 125mL 快速静脉输液 ⑩呋塞米 20mg 静脉注射
重要体格检查结果或辅助检查资料	①数字模拟疼痛评分结果 ②急诊 CT 结果 ③GCS 评分

十、情景状态流程图

颅内血肿患者的病情发展可参照图 5-2 的模式进行模拟，左侧方框为颅内血肿患者的情景状态流程，中间对应方框为该患者相应情景下学生应呈现的反应及实施要点，右侧方框为此情景状态下完成相应处置时间。

情景状态流程	实施要点	时间分配
初始状况： 【参数设置】 （在进行心电监护后显示） 　T：36.5℃ 　HR：108次/分 　R：22次/分 　BP：129/73mmHg 　SPO_2：98% 【模拟人反应】 　痛苦面容、呻吟不止 【可提供体格检查结果】 　数字模拟疼痛评分6分 　神志清楚 　双侧瞳孔对光反射灵敏，直径3mm 　右侧头部3cm×4cm头皮擦伤 　右耳郭擦伤	①确认患者身份 ②予以心电监护、氧气吸入 ③综合运用各种方法全面评估患者，系统收集病情资料并分析 ④治疗性沟通：询问发病经过及既往史，数字模拟疼痛评分正确评估患者疼痛程度、部位、性质，正确评估伤口情况，予以入院宣教 ⑤遵医嘱予复方双氯芬酸钠175mg肌内注射 ⑥伤口换药	8min

情景状态流程	实施要点	时间分配
改变/事件(1)：入院后CT示：硬膜外血肿形成，予以术前准备 【参数设置】 　HR：95次/分 　R：20次/分 　BP：113/67mmHg 　SPO_2：98% 【模拟人反应】 　得知需要手术后紧张不安，反复强调只是头皮擦伤，无需手术 【辅助检查结果】 　CT示：硬膜外血肿形成，出血量32mL，中线移位1.5cm	①密切观察病情 ②抬高床头30° ③治疗性沟通。包括通知医生、汇报病情、获取医嘱（急抽血查血常规、凝血功能、肝肾功能、合血并告知患者禁食禁饮等） ④急抽血查血常规、凝血功能、肝肾功能、合血 ⑤头部备皮 ⑥人文关怀。术前宣教、情绪安抚	6min

情景状态流程	实施要点	时间分配
改变/事件(2)：呕吐后意识丧失，出现脑疝症状 【参数设置】 　HR：67次/分 　R：18次/分 　BP：156/95mmHg 　SPO_2：95% 【模拟人反应】 　突发剧烈头疼，喷射性呕吐一次，随后呼之不应，压眶时皱眉，双手阻止检查者，无法回答问题，仅有哼哼声 【可提供体格检查结果】 　GCS评分8分 　双侧瞳孔对光反射迟钝，右侧直径4mm，左侧直径3mm 【干扰项】 　家属见状趴在患者身上嚎啕大哭，边哭边说："这是怎么了啊？入院的时候还好好的，现在怎么就喊不应了呢？医生护士，你们快救救他！"	①脑疝的病情观察要点：意识、瞳孔、心率、血压、脉搏、呼吸、血氧饱和度等 ②清理呕吐物 ③及时吸痰，防止窒息 ④治疗性沟通：包括汇报病情、获取医嘱（20%甘露醇125mL快速静脉输液、呋塞米20mg静脉注射） ⑤遵医嘱予20%甘露醇125mL快速静脉输液 ⑥遵医嘱予呋塞米20mg静脉注射 ⑦解释性沟通：解释病情发展原因，处理情况，安抚家属 ⑧行急诊手术	8min

图5-2　情景状态流程图

十一、导师笔记

1. 分类

（1）硬脑膜外血肿：多见于颅盖骨折，以颞部、额顶部和颞顶部多见，大多属于急性型。少数患者并无骨折，其血肿可能与外力造成硬脑膜与颅骨分离，硬脑膜表面的小血管被撕裂有关。

（2）硬脑膜下血肿：急性和亚急性硬膜下血肿大多由对冲性脑挫裂伤所致，好发于颞极、额极及其底面；慢性硬膜下血肿好发于老年人，多有轻微头部外伤史。

（3）脑内血肿：常与枕部着力时的额、颞对冲脑挫裂伤同时存在，脑内血肿有 2 种类型，即浅部血肿和深部血肿，深部血肿很少见。

2. 临床表现

（1）硬脑膜外血肿：进行性意识障碍为硬脑膜外血肿的主要症状，其变化过程与原发性脑损伤的轻重和血肿形成的速度密切相关。主要有 3 种类型。①原发脑损伤轻，伤后无原发昏迷，待血肿形成后开始出现意识障碍（清醒→昏迷）；②原发脑损伤略重，伤后一度昏迷，随后完全清醒或好转，经过一段时间因颅内血肿形成，颅内压增高使患者再度出现昏迷，并进行性加重（昏迷→中间清醒或好转→昏迷），即存在"中间清醒期"；③原发脑损伤较重，伤后昏迷进行性加重或持续昏迷。患者在昏迷前或中间清醒期常有头痛、呕吐等颅内压增高症状，颅内血肿所致的颅内压增高达到一定程度，可形成脑疝。

（2）硬脑膜下血肿：急性和亚急性硬膜下血肿因多数与脑挫裂伤和脑水肿同时存在，故表现为伤后持续昏迷或昏迷进行性加重，少有"中间清醒期"，较早出现颅内压增高和脑疝症状。慢性硬脑膜下血肿病情进展缓慢，病程较长，临床表现差异很大，主要表现为 3 种类型。①慢性颅内压增高症状；②偏瘫、失语、局限性癫痫等局灶症状；③头昏、记忆力减退、精神失常等智力障碍和精神症状。

（3）脑内血肿：常与硬脑膜下血肿同时存在，临床表现与脑挫裂伤和急性硬脑膜下血肿的症状很相似。表现以进行性加重的意识障碍为主。

3. 治疗措施

（1）硬脑膜外血肿：急性硬脑膜外血肿原则上一经确诊应立即手术，可根据 CT 所见采用骨瓣或骨窗开颅，清除血肿，妥善止血。伤后无明显意识障碍，病情稳定，CT 所示幕上血肿量＜40mL，幕下血肿量＜10mL，中线结构移位＜1.0cm 者，可在密切观察病情的前提下，采用脱水降颅内压等非手术治疗。治疗期间一旦出现颅内压进行性升高、局灶性脑损害、脑疝早期症状，应紧急手术。

（2）硬脑膜下血肿：急性和亚急性硬脑膜下血肿的治疗原则与硬脑膜外血肿相仿。慢性硬脑膜下血肿若已经形成完整包膜且有明显症状者，可采用颅骨钻孔引流术，术后在包膜内放置引流管继续引流，利于脑组织膨出和消灭死腔，必要时冲洗。

（3）脑内血肿：治疗与硬脑膜下血肿相同，多采用骨瓣或骨窗开颅。对少数脑深部血肿，如颅内压增高显著，病情进行性加重，也应考虑手术，根据具体情况选用开颅血肿清除或钻孔引流术。

4. 干扰项处理

本案例家属为干扰项，应针对家属及患者做好有效的解释沟通，取得理解与配合。

十二、复盘

预留大约 50min 时间，可围绕以下问题进行复盘。

（1）临床判断相关：该患者为什么会在清醒后再次陷入昏迷？为什么会出现剧烈头疼？颅内压增高的三主征有哪些？你认为哪一个步骤是最关键的？该患者的护理诊断有哪些？诊断依据是什么？

（2）教学目标相关：你觉得在此病例模拟过程中哪些目标实现了？哪些目标没有实现？原因是什么？

（3）开放性问题：你对此次模拟教学活动体验感觉怎么样？你觉得你哪些方面做得比较好？如果再做一次，哪些方面会做得不一样？通过此次模拟，最有收获的是什么？

十三、学习行为评价

学习行为具体参照表 5-6 来进行评价。

表 5-6 学习行为评价表

行为类别	学习行为项目	完成		
		是	否	不完整
实施前阶段	①洗手、介绍自己			
	②确认患者身份			
实施阶段	①正确实施心电监护			
	②有效实施氧气吸入			
	③正确实施肌内注射			
	④正确进行伤口换药			
	⑤正确收集资料，有效评估			
	⑥及时呼叫医生			
	⑦实施紧急术前准备			
	⑧正确实施静脉采血			
	⑨正确实施静脉输液			
	⑩正确使用脱水利尿药物			
	⑪有效安抚患者及家属			
团队合作	①任务分配合理			
	②指令清晰、职责明确			
	③闭环式沟通			
	④互相尊重、知识共享			

学生自我反思：

案例三 急性化脓性腹膜炎患者的护理

急性化脓性腹膜炎是指由细菌感染、物理性损伤或化学性刺激引起的腹膜及腹膜腔炎症。按累及范围可分为弥漫性与局限性腹膜炎；按发病机制可分为原发性与继发性腹膜炎。急性化脓性腹膜炎常累及整个腹腔，称为急性弥漫性腹膜炎。腹膜受细菌或胃肠道内容物刺激后，细菌入侵、毒素吸收，可致感染性休克；也可因脱水和水电解质紊乱引起低血容量性休克，从而导致多器官功能衰竭，甚至死亡。本情景模拟教学案例基于真实的临床情况，呈现的是一位既往有胃溃疡病史的急性继发性化脓性腹膜炎导致感染性休克的患者。学生必须快速识别急性化脓性腹膜炎，并通过团队间的有效合作，及时、有效地给予正确的治疗及护理措施。

一、适用对象

护理本科实习阶段学生。

二、模拟教学目标

1. 主要目标

（1）学生能识别急性化脓性腹膜炎的病因和临床表现。

（2）学生能识别感染性休克的临床表现。

（3）学生能采取急性化脓性腹膜炎及发生感染性休克时的紧急处置措施。

（4）正确实施操作：心电监护、氧气吸入、静脉输液、静脉采血、胃肠减压、皮内注射。

（5）展现职业素养和突发情况下的与患者、家属的沟通技巧。

2. 关键行为核查

（1）摆放合适体位并呼叫医生。

（2）迅速建立静脉通路并快速补液。

（3）正确实施静脉采血、胃肠减压及皮内注射。

（4）予以连接心电监护、氧气吸入。

（5）针对干扰项进行与患者及家属的有效沟通。

三、模拟教学流程及时间

（1）模拟情景场景布置：10min。

（2）模拟情景场所、仪器设备、物品介绍：10min。

（3）知识回顾：15min。

（4）提供案例信息，角色分工：10min。

（5）参与者准备：5min。

（6）模拟案例运行：20min。

（7）复盘：40min。

四、模拟教学前准备

已完成情景模拟的前期课程"外科护理学""危急重症护理学""护理学基础"等相关知识及技能的教学。在案例运行前复习急性化脓性腹膜炎相关知识及技能。以提问结合思维导图的形式复习急性化脓性腹膜炎的病因及临床表现、感染性休克的紧急救护措施。复习心电监护、氧气吸入、静脉输液、静脉采血、胃肠减压、皮内注射等操作技能步骤要点。

五、模拟教学前介绍

（1）环境、设备、用物介绍：向学生介绍模拟情景场所，模拟相关设备及模拟人的功能，用物的放置位置、作用及替代方法。

（2）模拟概述介绍：介绍模拟案例相关信息主要包括患者信息、疾病状态和进一步的情景发展、角色分工、复盘及评价方式、时间安排。强调本次学习目标及关注重点。

（3）心理安全：向学生说明模拟的学习环境是安全的，使学生心理放松，并给予学生鼓励与肯定。

六、模拟情景及角色分工

（1）情景模拟场所：普外科病房。

（2）学生角色分工：护士 A、护士 B、护士 C，观察病情及初步判断，执行医嘱，与家属及患者沟通；观察员，其他同学观察，记录 3 名情景模拟同学的表现。

（3）教师角色分工：患者家属（必要时提醒病情变化）、医生。

七、模拟案例概述

患者，男性，45 岁，住院号×××××。因突发右上腹疼痛 2h 急诊入院。既往有胃溃疡病史，轻度贫血 3 年。近期胃痛频繁发作，进食午餐后突发右上腹剧烈疼痛，并迅速蔓延至全腹，呕吐 2 次，呕吐物为胃内容物。继而出现体温骤升、血压下降、脉搏细速、少尿等感染性休克表现。护士需根据病情变化完成相应护理工作。

八、患者资料（表 5-7）

表 5-7　患者个人资料

姓名:李某某	性别:男
年龄:45 岁	住院号:××××××
语言:普通话	教育程度:初中
身高:172cm 体重:70kg	职业:农民
饮食习惯:饮食无特殊	社会经济背景:一般
既往史:胃溃疡病史 2 年,幽门螺杆菌感染 6 年,曾间断服用奥美拉唑 1 年,近期未服药	现病史:右上腹剧痛 2h
家族史:否认家族性疾病史	过敏史:无

九、设备及物品清单（表 5-8）

表 5-8　设备及物品清单

项目名称	具体信息
设备信息	①普通预防设备：速干手消毒剂、手套 ②关键设备：中心供氧装置或氧气筒、心电监护仪
模拟人信息	标准化患者，男性装扮，右手系有手腕带
操作用物清单	心电监护用物、氧气吸入用物、静脉输液用物、静脉采血用物、皮内注射用物、胃肠减压用物
药物清单	①葡萄糖氯化钠注射液 500mL ②聚明胶肽注射液 500mL ③头孢噻肟钠 2g ④0.9％氯化钠溶液 100mL
文件清单	①患者信息卡 ②输液卡 ③注射卡 ④吸氧卡 ⑤瓶签贴 ⑥记录单
医嘱单	①禁食禁饮 ②持续心电监护 ③氧气吸入，2L/min ④葡萄糖氯化钠注射液 500mL 静脉输液 ⑤急抽血查血常规、电解质，合血 ⑥胃肠减压 ⑦头孢噻肟钠皮试 ⑧0.9％氯化钠溶液 100mL＋头孢噻肟钠 2g 静脉输液 ⑨大、小便常规 ⑩记 24h 出入水量 ⑪聚明胶肽溶液 500mL 另一路静脉输液 ⑫急诊全麻下行剖腹探查术
重要实验室检查结果或辅助检查资料	①血常规结果 1 份 ②腹部 X 线检查结果 ③头孢噻肟钠皮试结果

十、情景状态流程图

　　急性化脓性腹膜炎患者的病情发展可参照图 5-3 的模式进行模拟，左侧方框为急性化脓性腹膜炎患者的情景状态流程，中间对应方框为该患者相应情景下学生应呈现的反应及实施要点，右侧方框为此情景状态下完成相应处置时间。

情景状态流程	实施要点	时间分配
初始状况: **【参数设置】** (在进行心电监护后显示) 　T:37.3℃ 　HR:95 次/分 　R:25 次/分 　BP:122/70mmHg 　SPO2:94% **【标准化患者反应】** 仰卧位,急性面容,腹痛,双下肢屈曲,不愿改变体位,情绪焦虑,呼吸稍快	①确认患者身份 ②综合运用各种方法全面评估患者,系统收集病情资料并分析 ③治疗性沟通:询问发病经过及既往史,获取医嘱(心电监护、静脉输液、氧气吸入),予以入院宣教 ④正确连接心电监护 ⑤遵医嘱予葡萄糖氯化钠注射液500mL 静脉输液 ⑥有效实施氧气吸入 ⑦人文关怀:缓解患者焦虑情绪	6min

情景状态流程	实施要点	时间分配
改变/事件(1):腹痛加剧,难以忍受,呕吐 2 次,呕吐物为胃内容物;心跳加速、呼吸费力 **【参数设置】** 　T:37.7℃ 　HR:112 次/分 　R:28 次/分 　BP:112/61mmHg 　SPO$_2$:94% **【标准化患者反应】** 　上腹部刀割样剧痛,腹肌"木板样"强直,仰卧屈膝被动体位,呼吸浅快,情绪紧张 **【辅助结果】** 　头孢噻肟钠皮试结果阴性(查看皮试结果后出示)	①体位摆放:半卧位,头偏向一侧,减少搬动和按压腹部 ②观察病情:严密观察患者的血压、脉搏、尿量以及腹部症状和体征的动态变化 ③增大氧流量至 6L/min ④治疗性沟通:包括通知医生、汇报病情、获取医嘱(抽血、胃肠减压、皮试、告知患者禁食禁饮等) ⑤急抽血查血常规、电解质、合血 ⑥实施胃肠减压 ⑦遵医嘱予头孢噻肟钠皮试 ⑧查大小便常规 ⑨心理护理:稳定患者情绪	8min

情景状态流程	实施要点	时间分配
改变/事件(2):40min 后体温骤升、血压下降、脉搏细速,尿量 25mL/h,出现感染性休克表现 **【参数设置】** 　T:39.5℃ 　HR:132 次/分 　R:28 次/分 　BP:85/43mmHg 　SPO$_2$:92% **【标准化患者反应】** 神志淡漠、面色苍白、呼吸急促、皮肤湿冷 **【可提供检查结果】** ①血常规 　WBC:21×10^9/L 　N:79.1% 　L:25.4% 　RBC:2.86×10^{12}/L 　HGB:80g/L 　PLT:101×10^9/L 　MCV:90.2fl ②大便常规:黑色,潜血阳性 ③腹部 X 线:膈下可见游离气体。 **【干扰项】** 　家属焦虑不安,一边抹着眼泪一边说:"医生护士,你们看看,他还在发烧,现在人都烧糊涂了,你们快想想办法呀!"	①休克的病情观察要点:意识、面色、心率、血压、中心静脉压、尿量、末梢循环及进展判断 ②加快输液速度 ③抗休克体位:中凹卧位 ④治疗性沟通:包括汇报病情、获取医嘱(静脉输液、术前准备等) ⑤遵医嘱予聚明胶肽 500mL 另建一路静脉通路 ⑥遵医嘱予 0.9%氯化钠溶液 100mL＋头孢噻肟钠 2g 静脉输液 ⑦记 24h 出入水量 ⑧完善术前准备 ⑨解释性沟通:解释病情发展原因,处理情况,安抚家属及患者	6min

图 5-3　情景状态流程图

十一、导师笔记

1. 病因

（1）原发性腹膜炎又称自发性腹膜炎，腹腔内或邻近组织没有原发病灶。致病菌多为溶血性链球菌、肺炎双球菌或大肠埃希菌。细菌进入腹膜腔的途径常有：①血行播散；②上行性感染；③直接扩散；④透壁性感染。

（2）继发性腹膜炎较为常见，是大量消化液及细菌进入腹膜腔所导致的急性炎症。腹内脏器穿孔或破裂、腹内脏器炎症扩散、腹内脏器缺血以及医源性感染都是引起继发性腹膜炎常见的原因。

2. 临床表现

（1）腹痛：腹痛范围多自原发病变部位开始，随炎症扩散而延及全腹。疼痛较为剧烈、难以忍受，呈持续性。

（2）恶心、呕吐：腹膜受到刺激引起反射性恶心、呕吐，呕吐物多为胃内容物。

（3）体温、脉搏变化：多数患者的脉搏会随体温升高而增快，如果脉搏增快体温反而下降，是病情恶化的征象之一。

（4）感染中毒症状：随病情进一步发展，可出现重度缺水、代谢性酸中毒及感染性休克等表现，如呼吸急促、肢端发凉、脉搏细弱、体温骤升或骤降、血压下降、神志不清等。

3. 治疗措施

（1）一般急救：绝对卧床休息，无休克者取半卧位头偏一侧，休克患者取中凹体位。保持呼吸道通畅，禁食禁饮，持续胃肠减压。

（2）维持体液平衡和有效循环血量：迅速建立静脉输液通道，遵医嘱补充液体和电解质等，立即查患者血型和交叉配血。

（3）控制感染：遵医嘱合理应用抗生素。

（4）对症处理：镇静镇痛等。

（5）加强营养支持。

（6）有手术指征或已经决定手术者，做好术前准备。

4. 干扰项处理

本案例家属为干扰项，应针对家属及患者做好有效的解释沟通，取得理解与配合。

十二、复盘

预留大约 40min 时间，可围绕以下问题进行复盘。

（1）临床判断相关：该患者发生了什么？发生这种状况的原因是什么？这是属于哪种类型的腹膜炎？与其他类型的腹膜炎有何不同？该患者出现的休克属于哪种类型的休克？与其他类型的休克有何不同？你认为哪一个步骤是最关键的？该患者的护理诊断有哪些？诊断依据是什么？

（2）教学目标相关：你觉得在此病例模拟过程中哪些目标实现了？哪些目标没有实现？原因是什么？

（3）开放性问题：你对此次模拟教学活动体验感觉怎么样？你觉得你哪些方面做得比较好？如果再做一次，哪些方面会做得不一样？通过此次模拟，最有收获的是什么？

十三、学习行为评价

学习行为具体参照表 5-9 来进行评价。

表 5-9　学习行为评价表

行为类别	学习行为项目	完成		
		是	否	不完整
实施前阶段	①洗手、介绍自己			
	②确认患者身份			
实施阶段	①正确实施心电监护			
	②有效实施氧气吸入			
	③正确建立静脉通路			
	④正确收集资料，有效评估			
	⑤及时呼叫医生			
	⑥实施紧急处置			
	⑦正确实施静脉采血			
	⑧正确实施皮内注射			
	⑨正确实施胃肠减压			
	⑩另建静脉通路			
	⑪有效安抚患者及家属			
团队合作	①任务分配合理			
	②指令清晰、职责明确			
	③闭环式沟通			
	④互相尊重、知识共享			

学生自我反思：

案例四 胃十二指肠溃疡（出血、穿孔）患者的护理

胃十二指肠溃疡是指发生于胃十二指肠的局限性圆形或椭圆形的全层黏膜缺损。胃十二指肠溃疡病因较复杂，是多因素综合作用的结果，主要原因包括幽门螺杆菌感染、胃酸分泌异常和黏膜防御机制的破坏。胃十二指肠溃疡大出血是上消化道大出血最常见的原因，约占50％以上，其中5％～10％需要外科手术治疗。胃十二指肠溃疡急性穿孔是胃十二指肠溃疡的严重并发症，起病急、变化快，病情严重，需紧急处理，若诊治不当可危及生命。本情景模拟教学案例基于真实的临床情况，呈现的是一位胃十二指肠溃疡出血、穿孔的患者。学生必须快速识别胃十二指肠溃疡出血、穿孔，并通过团队间的有效合作，及时、有效地给予正确的救治及护理措施。

一、适用对象

护理本科实习阶段学生。

二、模拟教学目标

1. 主要目标

（1）学生能掌握胃十二指肠溃疡的病因和临床表现。

（2）学生能识别胃十二指肠溃疡出血、穿孔的临床表现。

（3）学生能采取胃十二指肠溃疡出血、穿孔发生低血容量性休克、弥漫性腹膜炎时的紧急处置措施。

（4）正确实施操作：生命体征测量、胃肠减压、静脉输液、心电监护、氧气吸入、静脉采血（合血）、静脉注射、静脉输血、皮内注射。

（5）展现职业素养和突发情况下的与患者、家属的沟通技巧。

2. 关键行为核查

（1）正确留置胃管行胃肠减压。

（2）迅速建立静脉通路并快速补液。

（3）予以实施心电监护、氧气吸入、静脉采血（合血）。

（4）另建一路静脉通路并输血。

（5）正确推注止血药物。

（6）针对干扰项进行患者及家属的有效沟通。

三、模拟教学流程及时间

（1）模拟情景场景布置：10min。

（2）模拟情景场所、仪器设备、物品介绍：10min。

（3）知识回顾：15min。

（4）提供案例信息，角色分工：10min。

（5）参与者准备：5min。

（6）模拟案例运行：25min。

（7）复盘：50min。

四、模拟教学前准备

已完成情景模拟的前期课程"外科护理学""危急重症护理学""护理学基础"等相关知识及技能的教学。在案例运行前复习胃十二指肠溃疡相关知识及技能。以提问结合思维导图的形式复习胃十二指肠溃疡出血、穿孔的病因及临床表现，胃十二指肠溃疡出血、穿孔发生低血容量性休克、弥漫性腹膜炎时的紧急救护措施。复习生命体征测量、胃肠减压、静脉输液、心电监护、氧气吸入、静脉采血（合血）、静脉注射、静脉输血、皮内注射等操作技能步骤要点。

五、模拟教学前介绍

（1）环境、设备、用物介绍：向学生介绍模拟情景场所，模拟相关设备及模拟人的功能，用物的放置位置、作用及替代方法。

（2）模拟概述介绍：介绍模拟案例相关信息主要包括患者信息、疾病状态和进一步的情景发展、角色分工、复盘及评价方式、时间安排。强调本次学习目标及关注重点。

（3）心理安全：向学生说明模拟的学习环境是安全的，使学生心理放松，并给予学生鼓励与肯定。

六、模拟情景及角色分工

（1）情景模拟场所：胃肠外科病房。

（2）学生角色分工：护士A、护士B、护士C，观察病情及初步判断，执行医嘱，与家属及患者沟通；观察员，其他同学观察，记录3名情景模拟同学的表现。

（3）教师角色分工：患者家属（必要时提醒病情变化）、医生。

七、模拟案例概述

患者，男性，58岁，住院号××××××。因上腹部隐痛不适2年，呕血、黑便2天急诊收治胃肠外科病区。既往有饥饿时上腹痛2年，进食后腹痛缓解，未就诊。患者入院后呕血1次，为鲜红色，量约200mL。便血2次，为暗红色，有血凝块，量约300mL。1h后患者突然出现上腹部"刀割"样剧痛，伴恶心、呕吐，腹痛很快波及右下腹，伴心悸及全身出冷汗，之后腹痛呈进行性加重伴发热。患者家属情绪激动、配合程度差。护士需根据病情变化完成相应护理工作。

八、患者资料（表5-10）

表5-10　患者个人资料

姓名:张某	性别:男
年龄:58岁	住院号:××××××
语言:普通话	教育程度:初中
身高:171cm　　体重:62kg	职业:农民
饮食习惯:饮酒每日半斤	社会经济背景:差
既往史:既往有饥饿时上腹痛2年,进食后腹痛缓解,未就诊	现病史:呕血、黑便2天,1h后患者突然出现上腹部"刀割"样剧痛,伴恶心、呕吐,腹痛很快波及右下腹,伴心悸及全身出冷汗,之后腹痛呈进行性加重伴发热
家族史:否认家族性疾病史	过敏史:无

九、设备及物品清单（表 5-11）

表 5-11　设备及物品清单

项目名称	具体信息
设备信息	①普通预防设备:速干手消毒剂、手套 ②关键设备:中心供氧装置、心电监护仪
模拟人信息	SimMan 模拟人,男性装扮,右手系有手腕带
操作用物清单	生命体征测量用物、胃肠减压用物、静脉输液用物、心电监护用物、氧气吸入用物、静脉采血(合血)用物、静脉注射药物、静脉输血用物、皮内注射用物
药物清单	①复方氯化钠溶液 500mL ②浓缩红细胞 3U ③蛇毒血凝酶 2U ④0.9%氯化钠溶液 1 支/10mL ⑤头孢曲松钠 1g
文件清单	①患者信息卡 ②输液卡 ③注射卡 ④吸氧卡 ⑤瓶签贴 ⑥合血单 ⑦记录单 ⑧输血同意书
医嘱单	①生命体征测量 ②复方氯化钠溶液 500mL 静脉输液 ③持续胃肠减压 ④禁食禁饮 ⑤氧气吸入,2L/min ⑥持续心电监护 ⑦急抽血查血常规、电解质、凝血全套、合血 ⑧输浓缩红细胞 3U ⑨0.9%氯化钠溶液 10mL＋蛇毒血凝酶 2U 静脉注射 ⑩记 24h 出入水量 ⑪查大便常规 ⑫查立位腹部平片 ⑬头孢曲松钠皮试 ⑭完善术前准备
重要实验室检查结果或辅助检查资料	①血常规结果 2 份 ②胃镜报告 ③大便隐血试验 ④立位腹部平片

十、情景状态流程图

　　胃十二指肠溃疡出血、穿孔患者的病情发展可参照图 5-4 的模式进行模拟,左侧方框为胃十二指肠溃疡出血、穿孔患者的情景状态流程,中间对应方框为该患者相应情景下学生应呈现的反应及实施要点,右侧方框为此情景状态下完成相应处置时间。

情景状态流程	实施要点	时间分配
初始状况: 【参数设置】 (在进行生命体征测量后显示) 　　T:36.8℃ 　　HR:95 次/分 　　R:23 次/分 　　BP:118/74mmHg 　　SPO_2:98% 【模拟人反应】 　　神志清楚,精神差,疲乏无力 【可提供实验室检查结果】 　①胃镜报告:胃窦溃疡并出血,恶变? 十二指肠球部溃疡(活动期) 　②血常规 　　WBC:4.5×10^9/L 　　N:70.1% 　　LYM%:26.1% 　　RBC:3.96×10^{12}/L 　　HGB:101g/L 　　PLT:103×10^9/L	①确认患者身份 ②予以生命体征测量 ③综合运用各种方法全面评估患者,系统收集病情资料并分析 ④治疗性沟通:询问发病经过及既往史,询问实验室检查结果,予以入院宣教 ⑤予以胃肠减压告知患者禁食禁饮 ⑥遵医嘱予复方氯化钠溶液 500mL 静脉输液	8min

情景状态流程	实施要点	时间分配
改变/事件(1):呕血 1 次,量约 200mL;便血 2次,量约 300mL 【参数设置】 　　T:37.4℃ 　　HR:106 次/分 　　R:24 次/分 　　BP:92/56mmHg 　　SPO_2:94% 【模拟人反应】 　　主诉胃及胸前区不适,呕出鲜红色血液,解出暗红色血便,患者焦虑不安	①体位摆放:头偏一侧 ②观察病情 ③加快输液速度 ④治疗性沟通:包括通知医生、汇报病情、获取医嘱(氧气吸入、心电监护、急抽血等) ⑤实施氧气吸入 ⑥实施心电监护 ⑦急抽血查血常规、电解质、凝血全套、合血 ⑧遵医嘱予 0.9%氯化钠溶液 10mL＋蛇毒血凝酶 2U 静脉注射 ⑨查大便常规 ⑩记 24h 出入水量 ⑪人文关怀:擦拭嘴角、情绪安抚	9min

情景状态流程	实施要点	时间分配
改变/事件（2）：1h后患者突然出现上腹部"刀割"样剧痛，伴恶心、呕吐，腹痛很快波及右下腹，伴心悸及全身出冷汗，之后腹痛呈进行性加重伴发热 **【参数设置】** T：38.9℃ HR：126次/分 R：28次/分 BP：70/42mmHg SPO_2：93% **【模拟人反应】** 神志清楚，痛苦面容，腹肌紧张，全腹压痛、反跳痛，脉搏细速、四肢无力，观察可见面色苍白、皮肤湿冷 **【可提供实验室检查结果】** ①血常规 WBC：$14.2×10^9$/L N：78.2% LYM%：20.4% RBC：$2.98×10^{12}$/L HGB：68g/L PLT：$112×10^9$/L ②大便常规：黑色，潜血阳性 ③立位腹部平片：膈下游离气体 **【干扰项】** 家属见状趴在患者身上嚎啕大哭，边哭边说："这是怎么了啊？怎么越住院病情越重了！医生、护士，请你们一定要救救他！"	①穿孔的观察要点：疼痛性质、伴随症状 ②休克的病情观察要点：意识、面色、心率、血压、尿量、末梢循环及进展判断 ③抗休克体位（中凹卧位） ④治疗性沟通：包括汇报病情、获取医嘱（静脉输血、皮试、术前准备） ⑤浓缩红细胞3U另建1条静脉通路 ⑥头孢曲松钠皮试 ⑦积极完善手术准备 ⑧解释性沟通：解释病情发展原因，处理情况，安抚家属及患者	8min

图 5-4 情景状态流程图

十一、导师笔记

1. 病因

（1）幽门螺杆菌感染。

（2）胃酸分泌异常。

（3）胃黏膜屏障破坏。

（4）其他因素：包括遗传、吸烟、饮酒和心理压力等。

2. 临床表现

（1）胃十二指肠溃疡大出血。

① 症状：呕血和黑便是主要症状。

② 体征：腹部稍胀，上腹部可有轻度压痛，肠鸣音亢进。

（2）胃十二指肠溃疡急性穿孔。

① 症状：主要表现为突发性上腹部刀割样剧痛，并迅速波及全腹，但以上腹部为重。

② 体征：全腹有明显的压痛和反跳痛，以上腹部为明显，腹肌紧张呈"木板样"强直；肝浊音界缩小或消失，可有移动性浊音；肠鸣音减弱或消失。

3. 治疗措施

（1）一般急救：绝对卧床休息，保持呼吸道通畅。

（2）胃肠减压：禁食禁饮。

（3）快速补充血容量：尽快建立有效的静脉输液通道，立即查患者血型和交叉配血。

（4）积极止血：药物止血、手术治疗。

（5）控制感染：遵医嘱给予抗感染药物。

4. 干扰项处理

本案例家属为干扰项，应针对家属及患者做好有效的解释沟通，取得理解与配合。

十二、复盘

预留大约 50min 时间，可围绕以下问题进行复盘。

（1）临床判断相关：该患者发生了什么？发生这种状况的原因是什么？具体诊断依据有哪些？你认为哪一个步骤是最关键的？该患者的护理诊断有哪些？诊断依据是什么？

（2）教学目标相关：你觉得在此病例模拟过程中哪些目标实现了？哪些目标没有实现？原因是什么？

（3）开放性问题：你对此次模拟教学活动体验感觉怎么样？你觉得你哪些方面做得比较好？如果再做一次，哪些方面会做得不一样？通过此次模拟，最有收获的是什么？

十三、学习行为评价

学习行为具体参照表 5-12 来进行评价。

表 5-12　学习行为评价表

行为类别	学习行为项目	完成		
		是	否	不完整
实施前阶段	①洗手、介绍自己			
	②确认患者身份			
实施阶段	①正确测量生命体征			
	②正确建立静脉通路			
	③正确胃肠减压			
	④正确收集资料,有效评估			
	⑤及时呼叫医生			
	⑥实施紧急处置			
	⑦有效实施氧气吸入			
	⑧正确实施心电监护			
	⑨正确实施静脉采血			
	⑩正确使用止血药物			

续表

行为类别	学习行为项目	完成		
		是	否	不完整
实施阶段	⑪另建静脉通路输血			
	⑫正确实施皮内注射			
	⑬积极术前准备			
	⑭有效安抚患者及家属			
团队合作	①任务分配合理			
	②指令清晰、职责明确			
	③闭环式沟通			
	④互相尊重、知识共享			

学生自我反思：

案例五　肠梗阻患者的护理

　　肠内容物由于各种原因不能正常运行、顺利通过肠道称肠梗阻，是常见的外科急腹症之一。肠梗阻不但可引起肠管本身形态和功能的改变，还可导致全身性生理紊乱，临床表现复杂多变。最常见的临床表现为腹痛、呕吐、腹胀、便秘和停止排气等。单纯性肠梗阻的死亡率在3%左右，而绞窄性肠梗阻则可达10%～20%。改善预后的关键在于早期诊断、及时处理。本情景模拟教学案例基于真实的临床情况，呈现的是一位急性肠梗阻的患者，既往有十二指肠球部溃疡穿孔手术病史。学生必须快速识别肠梗阻类型，并通过团队间的有效合作，及时、有效地给予正确的救治及护理措施。

一、适用对象

　　护理本科实习阶段学生。

二、模拟教学目标

1. 主要目标

　　（1）学生能识别肠梗阻的病因和临床表现。

　　（2）学生能理解肠梗阻的相关检查结果。

　　（3）学生能对肠梗阻患者的护理效果进行正确的护理评价。

　　（4）正确实施操作：生命体征测量、胃肠减压、胃管注药、静脉输液、氧气吸入、心电监护、静脉采血（合血）、皮内注射。

　　（5）展现良好的职业素养和沟通技巧。

2. 关键行为核查

　　（1）系统收集病情资料并分析。

　　（2）予以实施心电监护、氧气吸入、静脉采血（合血）。

　　（3）正确实施胃肠减压、胃管内注药。

　　（4）正确判断电解质结果。

　　（5）详细的术前健康指导。

三、模拟教学流程及时间

　　（1）模拟情景场景布置：10min。

　　（2）模拟情景场所、仪器设备、物品介绍：10min。

　　（3）知识回顾：15min。

　　（4）提供案例信息，角色分工：10min。

　　（5）参与者准备：5min。

　　（6）模拟案例运行：25min。

　　（7）复盘：50min。

四、模拟教学前准备

已完成情景模拟的前期课程"外科护理学""危急重症护理学""护理学基础"等相关知识及技能的教学。在案例运行前复习肠梗阻相关知识及技能。以提问结合思维导图的形式复习肠梗阻的病因、临床表现、护理措施、效果评价。复习生命体征测量、胃肠减压、胃管注药、静脉输液、氧气吸入、心电监护、静脉采血（合血）、皮内注射等操作技能步骤要点。

五、模拟教学前介绍

（1）环境、设备、用物介绍：向学生介绍模拟情景场所，模拟相关设备及模拟人的功能，用物的放置位置、作用及替代方法。

（2）模拟概述介绍：介绍模拟案例相关信息主要包括患者信息、疾病状态和进一步的情景发展、角色分工、复盘及评价方式、时间安排。强调本次学习目标及关注重点。

（3）心理安全：向学生说明模拟的学习环境是安全的，使学生心理放松，并给予学生鼓励与肯定。

六、模拟情景及角色分工

（1）情景模拟场所：胃肠外科病房。

（2）学生角色分工：护士 A、护士 B、护士 C，观察病情及初步判断，执行医嘱，与家属及患者沟通；观察员，其他同学观察，记录 3 名情景模拟同学的表现。

（3）教师角色分工：患者家属（必要时提醒病情变化）、医生。

七、模拟案例概述

患者，女性，60 岁，住院号×××××。因恶心、呕吐，阵发性腹痛、腹胀，停止排气排便 4 天，急诊收入胃肠外科病房。8 年前因十二指肠球部溃疡穿孔行穿孔修补手术。既往高血压病 10 年，规律服药。患者入院后出现腹痛加重，之后频发呕吐，查体腹部膨隆，不对称，可见肠型和蠕动波，腹部压痛及反跳痛，移动性浊音（−），肠鸣音减弱；立位腹部平片示多个气液平面，纤维结肠镜发现距肛缘 30cm 处有肿块完全堵住肠腔。同时抽血结果回报出现电解质紊乱。护士需根据病情完成相应护理工作。

八、患者资料（表 5-13）

表 5-13　患者个人资料

姓名:罗某	性别:女
年龄:60 岁	住院号:××××××
语言:普通话	教育程度:高中
身高:159cm　　体重:66kg	职业:个体经营者
饮食习惯:喜辣	社会经济背景:一般
既往史:8 年前因十二指肠球部溃疡穿孔行穿孔修补手术。高血压病 10 年	现病史:患者于 4 天前无明显诱因出现阵发性腹痛,呈绞痛样,以右下腹为重,同时腹胀,停止排气排便,伴有呕吐,呕吐物为胃液及部分胆汁,每天呕吐数次,呕吐物 500～1000mL,尿量每天约 600mL,于当地输液,对症治疗未见明显好转
家族史:否认家族性疾病史	过敏史:无

九、设备及物品清单（表 5-14）

表 5-14　设备及物品清单

项目名称	具体信息
设备信息	①普通预防设备：速干手消毒剂、手套 ②关键设备：中心供氧装置、心电监护仪
模拟人信息	SimMan 模拟人，女性装扮，右手系有手腕带
操作用物清单	生命体征测量用物、胃肠减压用物、胃管注药用物、静脉输液用物、氧气吸入用物、心电监护用物、静脉采血（合血）用物、皮内注射用物
药物清单	①液体石蜡油 50mL ②5％葡萄糖注射液 250mL ③山莨菪碱 1 支/10mg ④5％葡萄糖氯化钠注射液 500mL ⑤10％氯化钠注射液 3 支/10mL ⑥10％氯化钾注射液 2 支/10mL ⑦注射用头孢噻肟钠 1 支/100mg ⑧0.9％氯化钠注射液 1 支/10mL
文件清单	①患者信息卡 ②胃管标签 ③输液卡 ④注射卡 ⑤吸氧卡 ⑥瓶签贴 ⑦记录单
医嘱单	①生命体征测量 ②胃肠减压 ③液体石蜡油 50mL 胃管内注药 ④5％葡萄糖注射液 250mL＋山莨菪碱 10mg 静脉输液 ⑤氧气吸入，2L/min ⑥持续心电监护 ⑦急抽血查血常规、电解质、肝肾功能、凝血功能、合血 ⑧5％葡萄糖氯化钠注射液 500mL＋10％氯化钠注射液 30mL＋10％氯化钾注射液 15mL，静脉输液 ⑨立位腹部平片检查 ⑩纤维结肠镜检查 ⑪急诊剖腹探查术 ⑫头孢噻肟钠皮试 ⑬禁食禁饮 ⑭备皮
重要实验室检查结果或辅助检查资料	①血常规结果 2 份（当地医院、入院后复查） ②电解质结果 1 份（术前） ③立位腹部平片报告 1 份 ④纤维结肠镜报告 1 份

十、情景状态流程图

肠梗阻患者的病情发展可参照图 5-5 的模式进行模拟，左侧方框为肠梗阻患者的情景状态流程，中间对应方框为该患者相应情景下学生应呈现的反应及实施要点，右侧方框为此情景状态下完成相应处置时间。

情景状态流程	实施要点	时间分配
初始状况： 【参数设置】 （在进行生命体征测量后显示） 　T：37℃ 　HR：99 次/分 　R：22 次/分 　BP：120/80mmHg 　SPO_2：98% 【模拟人反应】 　患者急性病容，时有呻吟 【可提供实验室检查结果】 （外院）血常规： 　WBC：$4.5×10^9$/L 　N：68.7% 　LYM%：20.6% 　RBC：$4.21×10^{12}$/L 　HGB：105g/L 　PLT：$105×10^9$/L	①确认患者身份 ②体位摆放：半坐卧位 ③予以生命体征测量 ④综合运用各种方法全面评估者，系统收集病情资料并分析 ⑤治疗性沟通：询问发病经过及既往史，询问实验室检查结果，予以禁食禁饮等入院宣教 ⑥胃肠减压 ⑦胃管内注药 ⑧急抽血查血常规、电解质、肝肾功能、凝血功能、合血 ⑨联系立位腹部平片、纤维结肠镜检查	9min

情景状态流程	实施要点	时间分配
改变/事件(1)：患者腹痛较前加重 【参数设置】 　T：37.8℃ 　HR：108 次/分 　R：26 次/分 　BP：112/72mmHg 　SPO_2：95% 【模拟人反应】 　患者痛苦面容，用手按着腹部，呻吟着："我肚子痛得厉害！"	①观察并判断病情 ②治疗性沟通：包括通知医生、汇报病情、获取医嘱（静脉输液、氧气吸入、心电监护） ③遵医嘱予 5% 葡萄糖注射液 250mL＋山莨菪碱 10mg，静脉输液 ④实施氧气吸入 ⑤实施心电监护 ⑥解释性沟通：解释病情发展原因，处理情况，安抚家属及患者	8min

图 5-5

情景状态流程	实施要点	时间分配
改变/事件(2):患者频发呕吐,出现电解质紊乱 **【参数设置】** 　T:37.5℃ 　HR:112次/分 　R:24次/分 　BP:102/60mmHg 　SPO$_2$:99% **【模拟人反应】** 　患者神志清楚,表情淡漠,呕吐数次,诉无力感 **【可提供实验室检查结果】** 　①血常规 　WBC:5.9×10^9/L 　N:70.3% 　LYM%:19.9% 　RBC:4.01×10^{12}/L 　HGB:103g/L 　PLT:100×10^9/L 　②电解质 　Ca^{2+}:2.15mmol/L 　Cl$^-$:105.5mmol/L 　K$^+$:2.9mmol/L 　Na$^+$:118.3mmol/L 　③立位腹部平片:多个气液平面 　④纤维结肠镜:发现距肛缘30cm处有肿块完全堵住肠腔	①体位摆放:半坐卧位,头偏向一侧 ②观察并正确判断病情 ③治疗性沟通:包括通知医生、汇报病情、获取医嘱(静脉输液、皮内注射、备皮、禁食禁饮) ④注射用头孢噻肟钠皮试 ⑤正确判断电解质紊乱,遵医嘱予5%葡萄糖氯化钠注射液500mL+10%氯化钠注射液30mL+10%氯化钾注射液15mL,静脉输液 ⑥解释性沟通:解释病情发展原因,处理情况,安抚患者及家属	8min

图 5-5　情景状态流程图

十一、导师笔记

1. 病因

(1) 按肠梗阻发生的基本原因分类

① 机械性肠梗阻。

② 动力性肠梗阻。

③ 血运性肠梗阻。

(2) 按肠壁有无血运障碍分类

① 单纯性肠梗阻。

② 绞窄性肠梗阻。

(3) 其他分类

① 肠梗阻还可根据梗阻部位分为高位(如空肠上段)和低位肠梗阻(如回肠末段与结肠)。

② 根据梗阻的程度分为完全性和不完全性肠梗阻。

③ 根据梗阻的发展快慢分为急性和慢性肠梗阻。

上述肠梗阻的类型并不是固定不变的，随着病情的发展，某些类型的肠梗阻在一定条件下可以相互转换。

2. 临床表现

不同类型肠梗阻的临床表现有其自身的特点，但存在腹痛、呕吐、腹胀及停止排便排气等共同表现。

3. 处理原则

处理原则主要是纠正肠梗阻引起的全身生理紊乱和解除梗阻。具体治疗方法应根据肠梗阻的病因、性质、类型、部位、程度、有无并发症以及患者的全身情况而决定。

（1）基础治疗主要措施包括禁食、胃肠减压，纠正水、电解质及酸碱平衡失调，防治感染和中毒，给予生长抑素减少胃肠液的分泌量以减轻胃肠道膨胀，酌情应用解痉剂、镇静剂等。

（2）解除梗阻

① 非手术治疗。

② 手术治疗。

十二、复盘

预留大约 50min 时间，可围绕以下问题进行复盘。

（1）临床判断相关：该患者发生了什么？发生这种状况的原因是什么？这是属于哪种类型的肠梗阻？与其他类型的肠梗阻有何不同？你认为哪一个步骤是最关键的？该患者的护理诊断有哪些？诊断依据是什么？

（2）教学目标相关：你觉得在此病例模拟过程中哪些目标实现了？哪些目标没有实现？原因是什么？

（3）开放性问题：你对此次模拟教学活动体验感觉怎么样？你觉得你哪些方面做得比较好？如果再做一次，哪些方面会做得不一样？通过此次模拟，最有收获的是什么？

十三、学习行为评价

学习行为具体参照表 5-15 来进行评价。

表 5-15　学习行为评价表

行为类别	学习行为项目	完成		
		是	否	不完整
实施前阶段	①洗手、介绍自己			
	②确认患者身份			
实施阶段	①正确测量生命体征			
	②正确收集资料,有效评估			
	③有效实施胃肠减压、胃管注药			
	④正确实施静脉输液			

行为类别	学习行为项目	完成		
		是	否	不完整
实施阶段	⑤正确实施心电监护			
	⑥有效实施氧气吸入			
	⑦正确实施静脉采血			
	⑧正确判断电解质结果			
	⑨正确用药纠正电解质紊乱			
	⑩正确实施术前准备、皮内注射			
	⑪正确实施术前宣教指导			
	⑫有效安抚患者及家属			
团队合作	①任务分配合理			
	②指令清晰、职责明确			
	③闭环式沟通			
	④互相尊重、知识共享			

学生自我反思：

案例六 脾破裂患者的护理

脾破裂常见于腹部损伤的患者。在腹部闭合性损伤中，脾破裂占 20%～40%；在腹部开放性损伤中，脾破裂约占 10%。脾破裂可分为中央型破裂（破裂位于脾实质深部）、被膜下破裂（破裂位于脾实质周边部分）和真性破裂（破裂累及被膜）三种。前两种破裂因被膜完整，出血量受到限制，临床可无明显的腹内出血征象，不易发现。真性破裂临床最为常见，约占 85%。破裂部位多见于脾上极及膈面，有时在裂口对应部位有肋骨骨折。破裂如发生在脏面，尤其是邻近脾门者，有脾蒂撕裂的可能，出现此种情况时由于出血量大，患者可迅速发生休克，如抢救不及时可致死亡。本情景模拟教学案例基于真实的临床情况，呈现的是一位既往有血吸虫病史的外伤致脾脏真性破裂的患者。学生必须快速识别脾破裂，并通过团队间的有效合作，及时、有效地给予正确的救治及护理措施。

一、适用对象

护理本科实习阶段学生或一年以内新入职护士。

二、模拟教学目标

1. 主要目标

（1）学生能识别脾破裂的病因和临床表现。

（2）学生能识别失血性休克的临床表现。

（3）学生能采取脾破裂及发生失血性休克时的紧急处置措施，并能完善必要的术前准备。

（4）正确实施操作：生命体征测量、静脉输液、心电监护、氧气吸入、静脉采血（合血）、静脉输血、皮内注射。

（5）展现职业素养和突发情况下的与患者、家属的沟通技巧。

2. 关键行为核查

（1）摆放合适体位并呼叫医生。

（2）迅速建立静脉通路并快速补液。

（3）予以连接心电监护、氧气吸入、静脉采血（合血）。

（4）正确实施输血及皮内注射。

（5）针对干扰项进行患者及家属的有效沟通。

三、模拟教学流程及时间

（1）模拟情景场景布置：10min。

（2）模拟情景场所、仪器设备、物品介绍：10min。

（3）知识回顾：15min。

（4）提供案例信息，角色分工：10min。

（5）参与者准备：5min。

（6）模拟案例运行：20min。

（7）复盘：40min。

四、模拟教学前准备

已完成情景模拟的前期课程"外科护理学""急危急重症护理学""护理学基础"等相关知识及技能的教学。在案例运行前复习脾破裂相关知识及技能。以提问结合思维导图的形式复习脾破裂的病因及临床表现，失血性休克的紧急救护措施。复习生命体征测量、静脉输液、心电监护、氧气吸入、静脉采血（合血）、静脉输血、皮内注射等操作技能步骤要点。

五、模拟教学前介绍

（1）环境、设备、用物介绍：向学生介绍模拟情景场所，模拟相关设备，及用物的放置位置、作用及替代方法。

（2）模拟概述介绍：介绍模拟案例相关信息，主要包括患者信息、疾病状态和进一步的情景发展、角色分工、复盘及评价方式、时间安排。强调本次学习目标及关注重点。

（3）心理安全：向学生说明模拟的学习环境是安全的，使学生心理放松，并给予学生鼓励与肯定。

六、模拟情景及角色分工

（1）情景模拟场所：普外科病房。

（2）学生角色分工：护士 A、护士 B、护士 C，观察病情及初步判断，执行医嘱，与家属及患者沟通；观察员，其他同学观察，记录 3 名情景模拟同学的表现。

（3）教师角色分工：患者家属（必要时提醒病情变化）、医生。

七、模拟案例概述

患者，男性，36 岁，住院号×××××××。因车祸中腹部受撞击致左上腹疼痛 3h，加重伴头晕、心慌、恶心 1h 收治于普外科病房。患者既往有血吸虫病史。入院 1h 后患者腹痛逐渐加剧、全腹压痛，约 30min 后出现神志淡漠、面色苍白、脉搏细速、血压下降、皮肤湿冷等低血容量性休克表现，家属因为担心病情而焦急不安。护士需根据病情变化完成相应护理工作。

八、患者资料（表 5-16）

表 5-16　患者个人资料

姓名:张某华	性别:男
年龄:36 岁	住院号:××××××
语言:普通话	教育程度:高中
身高:173cm　体重:64kg	职业:农民
饮食习惯:饮食无特殊	社会经济背景:一般
既往史:发现血吸虫 16 年,未予相应治疗	现病史:车祸致左上腹疼痛 3h,加重伴头晕、心慌、恶心 1h
家族史:否认家族性疾病史	过敏史:无

九、设备及物品清单（表 5-17）

表 5-17 设备及物品清单

项目名称	具体信息
设备信息	①普通预防设备:速干手消毒剂、手套 ②关键设备:中心供氧装置或氧气筒、心电监护仪
模拟人信息	标准化患者,男性装扮,右手系有手腕带
操作用物清单	生命体征测量用物、静脉输液用物、氧气吸入用物、心电监护用物、静脉采血(合血)用物、静脉输血用物、皮内注射药物
药物清单	①复方氯化钠溶液 500mL ②聚明胶肽溶液 500mL ③头孢噻肟钠 2g ④浓缩红细胞 3U
文件清单	①患者信息卡 ②输液卡 ③注射卡 ④吸氧卡 ⑤瓶签贴 ⑥记录单 ⑦合血单 ⑧输血同意书
医嘱单	①生命体征测量 ②复方氯化钠溶液 500mL 静脉输液 ③床旁腹部 B 超 ④床旁腹部 X 线 ⑤氧气吸入,2L/min ⑥持续心电监护 ⑦急抽血查血常规、凝血全套、输血前检查、肝肾功能、电解质、合血 ⑧聚明胶肽溶液 500mL 另一路静脉输液 ⑨输浓缩红细胞 3U ⑩急诊全麻下行剖腹探查术 ⑪禁食禁饮 ⑫头孢噻肟钠皮试
重要实验室检查结果或辅助检查资料	①血常规结果 2 份(急诊时、休克时) ②腹部 B 超结果 ③腹部 X 线结果 ④腹腔穿刺抽出不凝固血

十、情景状态流程图

脾破裂患者的病情发展可参照图 5-6 的模式进行模拟,左侧方框为脾破裂患者的情景状态流程,中间对应方框为该患者相应情景下学生应呈现的反应及实施要点,右侧方框为此情景状态下完成相应处置时间。

情景状态流程	实施要点	时间分配
初始状况: 【参数设置】 (在进行生命体征测量后显示) 　T:36.8 　HR:98 次/分 　R:24 次/分 　BP:108/61mmHg 　SPO_2:98% 【标准化患者反应】 　左上腹疼痛,伴头晕、恶心,呼吸急促、情绪紧张 【可提供检查结果】 　①血常规 　WBC:10×10^9/L 　N:73.1% 　LYM%:21% 　RBC:3.6×10^{12}/L 　HGB:105g/L 　PLT:130×10^9/L 　②腹部 X 线:膈下未见明显游离气体	①确认患者身份 ②予以生命体征测量 ③综合运用各种方法全面评估患者,系统收集病情资料并分析 ④治疗性沟通:询问发病经过及既往史,询问实验室检查结果,予以入院宣教 ⑤遵医嘱予复方氯化钠溶液 500mL 静脉输液 ⑥配合行床旁 B 超检查 ⑦安抚患者	6min

情景状态流程	实施要点	时间分配
改变/事件(1):1h 后诉左上腹疼痛加剧 【参数设置】 　T:36.6℃ 　HR:110 次/分 　R:24 次/分 　BP:96/62mmHg 　SPO_2:95% 【标准化患者反应】 　痛苦面容,诉口渴,全腹压痛,情绪焦虑 【可提供实验室检查结果】 　腹腔穿刺抽出不凝固血	①绝对卧床休息;不随意搬动患者 ②观察病情:意识、面色、心率、血压以及腹痛、腹膜刺激征的程度和范围变化 ③治疗性沟通:包括通知医生、汇报病情、获取医嘱(禁食禁饮、氧气吸入、心电监护、急抽血查血常规等) ④实施氧气吸入 ⑤实施心电监护 ⑥急抽血查血常规、凝血全套、输血前检查、肝肾功能、电解质,合血 ⑦遵医嘱禁食禁饮 ⑧情绪安抚	6min

情景状态流程	实施要点	时间分配
改变/事件(2):30min后出现休克表现 【参数设置】 　T:36.0℃ 　HR:132次/分 　R:30次/分 　BP:88/45mmHg 　SPO$_2$:93% 【标准化患者反应】 　神志淡漠、面色苍白、脉搏细速、血压下降、皮肤湿冷 【可提供实验室检查结果】 　①血常规 　WBC:18×10^9/L 　RBC:2.36×10^{12}/L 　HGB:70g/L 　PLT:95×10^9/L。 　②B超:脾脏包膜连续性中断,脾脏局部回声不均匀,脾周围积液 【干扰项】 　家属见状趴在患者身上嚎啕大哭,边哭边说:"这是伤到哪里了? 是不是需要手术啊? 医生护士,你们快救救他吧!"	①休克的病情观察要点:意识、面色、心率、血压、尿量、末梢循环及进展判断 ②加快输液速度 ③抗休克体位:中凹卧位 ④治疗性沟通:包括汇报病情、获取医嘱(静脉输液、输血、术前准备等) ⑤遵医嘱予聚明胶肽500mL另建一路静脉通路 ⑥输浓缩红细胞3U ⑦遵医嘱予头孢噻肟钠皮试 ⑧遵医嘱完善术前准备 ⑨解释性沟通:解释病情进展原因,处理情况,安抚家属及患者	8min

图 5-6 情景状态流程图

十一、导师笔记

1. 病因

(1) 外伤致脾破裂。

(2) 既往有血吸虫病史。有慢性病理改变（如疟疾、血吸虫病、淋巴瘤等）的脾在受到外伤时更容易破裂。

2. 临床表现

(1) 持续性腹痛，同侧肩部放射痛，疼痛程度不严重，腹膜刺激征可不明显。

(2) 失血性表现：真性破裂出血量大，可迅速发展为失血性休克，出现面色苍白、脉搏细速、血压下降、皮肤湿冷等休克表现。

3. 治疗措施

(1) 一般急救：绝对卧床休息，取中凹体位，禁食禁饮。

(2) 积极抗休克治疗：尽快建立两路或以上有效的静脉输液通道，补液输血。

(3) 遵医嘱给予相应药物，如抗生素等。

(4) 完善术前准备。

4. 干扰项处理

本案例家属为干扰项，应针对家属及患者做好有效的解释沟通，取得理解与配合。

十二、复盘

预留大约 40min 时间,可围绕以下问题进行复盘。

(1)临床判断相关:该患者发生了什么?发生这种状况的原因是什么?是属于哪种类型的脾破裂?与其他类型的脾破裂有何不同?该患者发生的休克为哪种类型的休克?此种休克与其他类型的休克有何不同?你认为哪一个步骤是最关键的?该患者的护理诊断有哪些?诊断依据是什么?

(2)教学目标相关:你觉得在此病例模拟过程中哪些目标实现了?哪些目标没有实现?原因是什么?

(3)开放性问题:你对此次模拟教学活动体验感觉怎么样?你觉得你哪些方面做得比较好?如果再做一次,哪些方面会做得不一样?通过此次模拟,最有收获的是什么?

十三、学习行为评价

学习行为具体参照表 5-18 来进行评价。

表 5-18 学习行为评价表

行为类别	学习行为项目	完成		
		是	否	不完整
实施前阶段	①洗手、介绍自己			
	②确认患者身份			
实施阶段	①正确实施生命体征测量			
	②正确建立静脉通路			
	③正确收集资料,有效评估			
	④及时呼叫医生			
	⑤实施紧急处置			
	⑥有效实施氧气吸入			
	⑦正确实施心电监护			
	⑧正确实施静脉采血			
	⑨另建静脉通路			
	⑩正确实施静脉输血			
	⑪正确实施皮内注射			
	⑫有效安抚患者及家属			
	⑬完善必要的术前准备			
团队合作	①任务分配合理			
	②指令清晰、职责明确			
	③闭环式沟通			
	④互相尊重、知识共享			

学生自我反思:

案例七　急性梗阻性化脓性胆管炎患者的护理

急性梗阻性化脓性胆管炎是急性胆管炎的严重阶段，又称为急性重症胆管炎。在我国最常见的病因为肝内外胆管结石，其次是胆道蛔虫和胆管狭窄，其发病基础为胆道梗阻和细菌感染。此病发病急，病情进展速度，可出现腹痛、寒战高热、黄疸、休克以及中枢神经系统受抑制的表现。本情景模拟教学案例基于真实的临床情况，呈现的是一位急性梗阻性化脓性胆管炎并发感染性休克的患者。学生必须快速识别感染性休克，并通过团队间的有效合作，及时、有效地给予正确的救治及护理措施。

一、适用对象

护理本科实习阶段学生。

二、模拟教学目标

1. 主要目标

（1）学生能识别急性梗阻性化脓性胆管炎的病因和临床表现。

（2）学生能识别感染性休克的临床表现。

（3）学生能采取感染性休克时的紧急处置措施。

（4）正确实施操作：心电监护、氧气吸入、皮内注射、静脉输液、静脉采血（合血）、导尿。

（5）展现职业素养和突发情况下的与患者、家属的沟通技巧。

2. 关键行为核查

（1）摆放合适体位并呼叫医生。

（2）正确进行药物过敏试验。

（3）迅速建立静脉通路并快速补液。

（4）予以连接心电监护、氧气吸入。

（5）在抗生素输注之前完成静脉采血。

三、模拟教学流程及时间

（1）模拟情景场景布置：10min。

（2）模拟情景场所、仪器设备、物品介绍：10min。

（3）知识回顾：15min。

（4）提供案例信息，角色分工：10min。

（5）参与者准备：5min。

（6）模拟案例运行：22min。

（7）复盘：50min。

四、模拟教学前准备

已完成情景模拟的前期课程"外科护理学""危急重症护理学""护理学基础"等相关知识及技能的教学。在案例运行前复习急性梗阻性化脓性胆管炎、感染性休克相关知识及技能。以提问结合思维导图的形式复习急性梗阻性化脓性胆管炎的病因及临床表现，感染性休克的紧急救护措施。复习心电监护、氧气吸入、皮内注射、静脉输液、静脉采血（合血）、导尿等操作技能步骤要点。

五、模拟教学前介绍

（1）环境、设备、用物介绍：向学生介绍模拟情景场所，模拟相关设备及模拟人的功能，用物的放置位置、作用及替代方法。

（2）模拟概述介绍：介绍模拟案例相关信息主要包括患者信息、疾病状态和进一步的情景发展、角色分工、复盘及评价方式、时间安排。强调本次学习目标及关注重点。

（3）心理安全：向学生说明模拟的学习环境是安全的，使学生心理放松，并给予学生鼓励与肯定。

六、模拟情景及角色分工

（1）情景模拟场所：普外科病房。

（2）学生角色分工：护士 A、护士 B、护士 C，观察病情及初步判断，执行医嘱，与家属及患者沟通；观察员，其他同学观察，记录 3 名情景模拟同学的表现。

（3）教师角色分工：患者家属（必要时提醒病情变化）、医生。

七、模拟案例概述

患者，女性，55 岁，住院号×××××××。因反复中上腹疼痛 1 个月并加重 2 天急诊收治普通外科病区。患者 2020 年因胆总管结石行胆道探查、T 管引流术，无过敏史。患者入院当天出现畏冷、寒战。10min 寒战缓解后出现高热、血压下降、面色苍白、皮肤湿冷、脉搏细速、四肢无力等感染性休克表现。护士需根据病情变化完成相应护理工作。

八、患者资料（表 5-19）

表 5-19　患者个人资料

姓名:张某	性别:女
年龄:55 岁	住院号:××××××
语言:普通话	教育程度:高中
身高:156cm　体重:50kg	职业:农民
饮食习惯:饮食无特殊	社会经济背景:一般
既往史:2020 年在全麻下行胆道探查、T 管引流术	现病史:反复中上腹疼痛 1 个月并加重 2 天
家族史:否认家族性疾病史	过敏史:无

九、设备及物品清单（表5-20）

表5-20 设备及物品清单

项目名称	具体信息
设备信息	①普通预防设备：速干手消毒剂、手套 ②关键设备：中心供氧装置或氧气筒、心电监护仪
模拟人信息	SimMan模拟人，女性装扮，右手系有手腕带
操作用物清单	心电监护用物、氧气吸入用物、皮内注射用物、静脉输液用物、静脉采血（合血）用物、导尿用物
药物清单	①复方氯化钠溶液500mL ②0.9%氯化钠溶液100mL ③头孢曲松钠2g ④聚明胶肽溶液500mL
文件清单	①患者信息卡 ②输液卡 ③吸氧卡 ④瓶签贴 ⑤记录单 ⑥检验申请单 ⑦采血条码
医嘱单	①氧气吸入，2L/min ②持续心电监护 ③头孢曲松钠皮试 ④禁食禁饮 ⑤急抽血查血培养、血常规、CPR、红细胞沉降率、合血等 ⑥0.9%氯化钠溶液100mL＋头孢曲松钠2g，静脉输液 ⑦聚明胶肽溶液500mL，另一路静脉输液 ⑧留置导尿 ⑨记24h出入水量
重要实验室检查结果或辅助检查资料	①血常规、肝功能结果1份（急诊时） ②血常规、红细胞沉降率、CPR结果（病情变化时） ③CT结果 ④头孢曲松钠皮试结果

十、情景状态流程图

急性梗阻性化脓性胆管炎患者的病情发展可参照图5-7的模式进行模拟，左侧方框为急性梗阻性化脓性胆管炎患者的情景状态流程，中间对应方框为该患者相应情景下学生应呈现的反应及实施要点，右侧方框为此情景状态下完成相应处置时间。

情景状态流程	实施要点	时间分配
初始状况： **【参数设置】** （在进行心电监护后显示） 　T:37.8℃ 　HR:85 次/分 　R:20 次/分 　BP:120/70mmHg 　SPO_2:98% **【模拟人反应】** 　安静卧床、情绪稳定 **【可提供实验室检查结果】** 　WBC:18.5×10⁹/L 　红细胞沉降率:34mm/h 　总胆红素:170μmmol/L 　直接胆红素:110μmmol/L 　CT:肝内外胆管结石 **【辅助结果】** 　头孢曲松钠皮试结果阴性(查看皮试结果后出示)	①确认患者身份 ②综合运用各种方法全面评估患者,系统收集病情资料并分析 ③治疗性沟通:询问发病经过及既往史,询问实验室检查结果,予以入院宣教 ④实施心电监护 ⑤实施氧气吸入 ⑥实施皮内注射:头孢曲松钠皮试	8min

情景状态流程	实施要点	时间分配
改变/事件(1):患者出现畏冷、寒战 **【参数设置】** 　T:38.9℃ 　HR:120 次/分 　R:32 次/分 　BP:116/71mmHg 　SPO_2:90% **【模拟人反应】** 　患者寒战,主诉畏冷,乏力	①予以保暖,使用床栏 ②观察病情 ③治疗性沟通:包括通知医生、汇报病情、获取医嘱(急抽血查血培养、血常规、合血、静脉输液、告知患者禁食禁饮等) ④遵医嘱静脉采血查血培养、血常规、红细胞沉降率、CPR、合血等(在输注头孢曲松钠前完成) ⑤遵医嘱予 0.9%氯化钠溶液 100mL＋头孢曲松钠 2g,静脉输液 ⑥人文关怀、情绪安抚	6min

情景状态流程	实施要点	时间分配
改变/事件(2):约 10min 后出现休克表现 **【参数设置】** 　T:40.8℃ 　HR:126 次/分 　R:28 次/分 　BP:86/55mmHg 　SPO_2:95% **【模拟人反应】** 　患者神志淡漠、脉搏细速、四肢无力,观察可见面色苍白、皮肤湿冷。 **【可提供实验室检查结果】** 　WBC:30.85×10⁹/L 　红细胞沉降率:74mm/h 　CRP:16mg/L	①休克的病情观察要点:意识、面色、心率、血压、尿量、末梢循环及进展判断 ②加快输液速度 ③抗休克体位:中凹卧位 ④治疗性沟通:包括汇报病情、获取医嘱 ⑤遵医嘱聚明胶肽溶液 500mL 另建一路静脉通路 ⑥留置导尿管 ⑦记 24h 出入水量 ⑧解释性沟通:解释病情发展原因,处理情况,安抚家属及患者 ⑨详细记录治疗经过	8min

图 5-7　情景状态流程图

十一、导师笔记

1. 病因

（1）肝内外胆管结石。

（2）胆道蛔虫。

（3）胆管狭窄。

2. 临床表现

本病发病急骤，病情进展迅速，具有 Reynolds 五联征的表现：腹痛、寒战高热、黄疸、休克、中枢神经系统受抑制。除此之外还会伴有恶心、呕吐等消化道症状，可出现腹膜刺激征。

3. 治疗措施

（1）寒战：保暖、保持呼吸道通畅，防坠床。

（2）一般急救：绝对卧床休息，中凹卧位，保持呼吸道通畅，禁食禁饮。

（3）补充血容量：尽快建立有效的静脉输液通道，快速补充液体，再根据 CVP、血压、尿量等指征调节输液速度和输液量。

（4）控制感染：选用针对革兰氏阴性杆菌及厌氧菌的抗生素，联合、足量用药。

（5）积极术前准备：在抗休克的同时做好术前准备，以便解除胆道梗阻、降低胆道压力、挽救患者生命。

十二、复盘

预留大约 50min 时间，可围绕以下问题进行复盘。

（1）临床判断相关：该患者发生了什么？发生这种状况的原因是什么？这是属于哪种类型的休克？与其他类型的休克有何不同？你认为哪一个步骤是最关键的？该患者的护理诊断有哪些？诊断依据是什么？

（2）教学目标相关：你觉得在此病例模拟过程中哪些目标实现了？哪些目标没有实现？原因是什么？

（3）开放性问题：你对此次模拟教学活动体验感觉怎么样？你觉得你哪些方面做得比较好？如果再做一次，哪些方面会做得不一样？通过此次模拟，最有收获的是什么？

十三、学习行为评价

学习行为具体参照表 5-21 来进行评价。

表 5-21 学习行为评价表

行为类别	学习行为项目	完成		
		是	否	不完整
实施前阶段	①洗手、介绍自己			
	②确认患者身份			
实施阶段	①正确收集资料,有效评估			
	②有效实施氧气吸入			
	③有效实施心电监护			

行为类别	学习行为项目	完成		
		是	否	不完整
实施阶段	④正确进行皮内注射			
	⑤及时呼叫医生			
	⑥实施紧急处置			
	⑦正确建立静脉通路			
	⑧正确实施静脉采血			
	⑨另建静脉通路			
	⑩正确留置导尿管			
	⑪有效安抚患者及家属			
团队合作	①任务分配合理			
	②指令清晰、职责明确			
	③闭环式沟通			
	④互相尊重、知识共享			

学生自我反思：

案例八 急性胰腺炎患者的护理

急性胰腺炎是由于胰酶在胰腺内被异常激活，从而对胰腺自身及周围脏器产生消化作用导致的炎症性疾病，为临床常见急腹症。严重时胰腺实质可出现出血和坏死，引起全身炎症反应综合征甚至多脏器功能衰竭。急性胰腺炎有多种致病因素，如胆道疾病、高脂血症、饮酒、十二指肠液反流及创伤等。本情景模拟教学案例基于真实的临床情况，呈现的是一位胰腺炎急性发作的患者。学生必须综合运用所学知识，及时、有效地给予正确的救治及护理措施。

一、适用对象

护理本科三年级学生。

二、模拟教学目标

1. 主要目标

（1）学生能识别急性胰腺炎的病因和临床表现。

（2）学生能了解急性胰腺炎的治疗原则。

（3）学生能正确实施急性胰腺炎患者的处置措施。

（4）正确实施操作：生命体征测量、胃肠减压、静脉输液、氧气吸入、心电监护、肌内注射、动脉采血。

（5）展现职业素养和与患者、家属的沟通技巧。

2. 关键行为核查

（1）指导患者禁食禁饮。

（2）正确留置胃管行胃肠减压。

（3）建立静脉通路并补液。

（4）予以氧气吸入、心电监护。

（5）实施动脉采血进行血气分析。

（6）正确应用解痉镇痛药物。

三、模拟教学流程及时间

（1）模拟情景场景布置：10min。

（2）模拟情景场所、仪器设备、物品介绍：10min。

（3）知识回顾：15min。

（4）提供案例信息，角色分工：10min。

（5）参与者准备：5min。

（6）模拟案例运行：20min。

（7）复盘：40min。

四、模拟教学前准备

已完成情景模拟的前期课程"外科护理学""急危重症护理学""基础护理学"等相关知

73

识及技能的教学。在案例运行前复习急性胰腺炎相关知识及技能。以提问结合思维导图的形式复习急性胰腺炎的病因、临床表现及治疗原则。复习生命体征测量、胃肠减压、静脉输液、氧气吸入、心电监护、肌内注射、动脉采血等操作技能步骤要点。

五、模拟教学前介绍

（1）环境、设备、用物介绍：向学生介绍模拟情景场所，模拟相关设备及模拟人的功能，用物的放置位置、作用及替代方法。

（2）模拟概述介绍：介绍模拟案例相关信息主要包括患者信息、疾病状态和进一步的情景发展、角色分工、复盘及评价方式、时间安排。强调本次学习目标及关注重点。

（3）心理安全：向学生说明模拟的学习环境是安全的，使学生心理放松，并给予学生鼓励与肯定。

六、模拟情景及角色分工

（1）情景模拟场所：普外科病房。

（2）学生角色分工：护士 A、护士 B、护士 C，观察病情及初步判断，执行医嘱，与家属及患者沟通；观察员，其他同学观察，记录 3 名情景模拟同学的表现。

（3）教师角色分工：患者家属（必要时提醒病情变化）、医生。

七、模拟案例概述

患者，男性，45 岁，住院号×××××。因腹痛、腹胀伴恶心、呕吐 6h 急诊入院。既往有高脂血症 8 年，未规律治疗。患者诉中午饮酒后约 2h 出现上腹部疼痛及腹胀，呕吐 3 次，为胃内容物，呕吐后疼痛无明显缓解，发病后未进食及饮水。患者意识清楚，腹部膨隆、腹壁紧张，上腹正中偏左压痛，无反跳痛，肠鸣音减弱，移动性浊音（一），墨菲氏征（一）。入院后护士巡视病房时发现患者呼吸急促，心率增快，呼吸费力。30min 后护士再次巡视时患者诉腹胀厉害，腹痛加剧。护士需根据病情变化完成相应护理工作。

八、患者资料（表 5-22）

表 5-22 患者个人资料

姓名:肖某	性别:男
年龄:45 岁	住院号:××××××
语言:普通话	教育程度:大学
身高:170cm　　体重:89kg	职业:自由职业
饮食习惯:饮食无特殊	社会经济背景:良好
既往史:发现高脂血症 8 年,未规律治疗	现病史:腹痛、腹胀伴恶心、呕吐
家族史:否认家族性疾病史	过敏史:无

九、设备及物品清单（表 5-23）

表 5-23 设备及物品清单

项目名称	具体信息
设备信息	①普通预防设备:速干手消毒剂、手套 ②关键设备:中心供氧装置或氧气筒、心电监护仪
模拟人信息	标准化患者,男性装扮,右手系有手腕带

项目名称	具体信息
操作用物清单	生命体征测量用物、胃肠减压用物、静脉输液用物、氧气吸入用物、心电监护用物、肌内注射药物、动脉采血用物
药物清单	①5％葡萄糖氯化钠注射液 500mL ②氢溴酸山莨菪碱 10mg
文件清单	①患者信息卡 ②医嘱单 ③输液卡 ④瓶签贴 ⑤吸氧卡 ⑥注射卡 ⑦记录单
医嘱单	①生命体征测量 ②禁食禁饮,胃肠减压 ③5％葡萄糖氯化钠注射液 500mL,静脉输液 ④记 24h 出入水量 ⑤氧气吸入,2L/min ⑥持续心电监护 ⑦氢溴酸山莨菪碱 10mg,肌内注射 ⑧动脉血气分析
重要实验室检查结果或辅助检查资料	①血常规、肝肾功能及电解质结果 1 份(门诊时) ②血清淀粉酶结果 1 份(门诊时)

十、情景状态流程图

急性胰腺炎患者的病情发展可参照图 5-8 的模式进行模拟,左侧方框为急性胰腺炎患者的情景状态流程,中间对应方框为该患者相应情景下学生应呈现的反应及实施要点,右侧方框为此情景状态下完成相应处置时间。

情景状态流程	实施要点	时间分配
初始状况: (在进行生命体征测量后显示) 　T:37.2℃ 　HR:98 次/分 　R:20 次/分 　BP:138/86mmHg 　SPO$_2$:97％ 【标准化患者反应】 　腹痛、腹胀伴恶心、呕吐,卧床、情绪稳定 【可提供实验室检查结果】 　①血常规 WBC:11.2×10^9/L N:74％ 　②血清淀粉酶:630U/L(EPS 底物法,正常值35~135U/L) 　③其余指标正常	①确认患者身份 ②予以生命体征测量 ③综合运用各种方法全面评估患者,系统收集病情资料并分析 ④治疗性沟通:询问发病经过及既往史,询问实验室检查结果,予以入院宣教,嘱禁食禁饮 ⑤遵医嘱行胃肠减压 ⑥遵医嘱予 5％葡萄糖氯化钠注射液500mL,静脉输液 ⑦记 24h 出入水量	8min

图 5-8

情景状态流程	实施要点	时间分配
改变/事件(1):患者呼吸急促,心率增快 **【参数设置】** 　T:37.5℃ 　HR:116 次/分 　R:25 次/分 　BP:147/93mmHg 　SPO_2:91% **【标准化患者反应】** 呼吸稍感费力,心跳加速,情绪紧张	①体位摆放:半坐卧位 ②观察病情 ③治疗性沟通:包括通知医生、汇报病情、获取医嘱(氧气吸入、心电监护等) ④实施氧气吸入 ⑤实施心电监护 ⑥健康宣教:鼻导管给氧及心电监护注意事项等 ⑦人文关怀:情绪安抚	6min

情景状态流程	实施要点	时间分配
改变/事件(2):腹胀、腹痛加剧 **【参数设置】** 　T:37.1℃ 　HR:120 次/分 　R:28 次/分 　BP:155/91mmHg 　SPO_2:92% **【标准化患者反应】** 痛苦面容,呻吟不止、坐卧不安	①观察病情:腹胀、腹痛情况,测量腹围,疼痛评估 ②协助患者取舒适体位:侧卧位、膝盖弯曲靠近胸部 ③治疗性沟通　包括通知医生、汇报病情、获取医嘱(肌内注射、抽血查血气分析) ④氢溴酸山莨菪碱 10mg,肌内注射 ⑤抽动脉血行血气分析 ⑥解释性沟通:解释病情及处理情况,安抚家属及患者	6min

图 5-8　情景状态流程图

十一、导师笔记

1. 诊断及分型

符合以下 3 项表现中的 2 项,即可明确急性胰腺炎诊断:①与急性胰腺炎临床表现符合的腹痛;②血清淀粉酶和(或)脂肪酶活性至少高于正常上限值 3 倍;③符合急性胰腺炎的影像学改变。急性胰腺炎根据病情严重程度可分为轻症、中症及重症急性胰腺炎。

2. 病因

(1) 胆道疾病:占 50% 以上,称胆源性胰腺炎。

(2) 饮酒:常见病因之一。

(3) 代谢性疾病:高脂血症、高钙血症。

(4) 十二指肠液反流:胆胰管解剖异常、十二指肠憩室、其他原因导致的梗阻等。

(5) 医源性因素:内镜逆行胰胆管造影、胰管空肠吻合口狭窄等。

(6) 肿瘤:某些肿瘤导致胰管梗阻。

(7) 某些药物:雌激素、利尿药、对乙酰氨基酚等。

(8) 创伤:上腹部钝器伤、手术创伤等。

(9) 胰腺血液循环障碍:低血压、动脉栓塞、血液黏滞度增高等。

(10) 其他:如饮食、感染、与妊娠有关的代谢、内分泌、遗传和自身免疫性疾病等。

3. 临床表现

根据病变程度不同，临床表现差异较大，常见如下。

（1）腹痛。

（2）腹胀。

（3）恶心、呕吐。

（4）腹膜炎体征。

（5）其他：发热、呼吸困难、休克等。

4. 治疗措施

（1）非手术治疗：禁食、胃肠减压、补液、防治休克、解痉镇痛、抑制胰腺分泌、营养支持、应用抗生素等。

（2）手术治疗：如出现以下情况，考虑手术治疗，具体为：①急性腹膜炎无法排除其他急腹症；②伴胆总管下端梗阻或胆道感染；③合并肠穿孔、大出血或胰腺假性囊肿；④胰腺和胰周坏死组织继发感染。

十二、复盘

预留大约 40min 时间，可围绕以下问题进行复盘。

（1）临床判断相关：该患者发生了什么？发生这种状况的可能原因是什么？从病情严重程度来看，目前该患者属于哪种类型的胰腺炎？该患者的护理诊断有哪些？诊断依据是什么？主要治疗措施有哪些？

（2）教学目标相关：你觉得在此病例模拟过程中哪些目标实现了？哪些目标没有实现？原因是什么？

（3）开放性问题：你对此次模拟教学活动体验感觉怎么样？你觉得你哪些方面做得比较好？如果再做一次，哪些方面会做得不一样？通过此次模拟，最有收获的是什么？

十三、学习行为评价

学习行为具体参照表 5-24 来进行评价。

表 5-24　学习行为评价表

行为类别	学习行为项目	完成		
		是	否	不完整
实施前阶段	①洗手、介绍自己			
	②确认患者身份			
实施阶段	①正确实施生命体征测量			
	②正确实施胃肠减压			
	③正确建立静脉通路			
	④正确收集资料，有效评估			
	⑤及时呼叫医生			
	⑥有效实施氧气吸入			
	⑦正确实施心电监护			
	⑧正确使用解痉镇痛药物			

行为类别	学习行为项目	完成		
		是	否	不完整
实施前阶段	⑨正确实施动脉采血			
	⑩正确实施健康教育			
	⑪有效安抚患者及家属			
团队合作	①任务分配合理			
	②指令清晰、职责明确			
	③闭环式沟通			
	④互相尊重、知识共享			

学生自我反思：

案例九 上尿路结石患者的护理

上尿路结石是指肾脏和输尿管结石，是泌尿外科最常见的疾病之一。肾绞痛是上尿路结石最常见的急症，通常是由于结石在肾盂、输尿管内急速移动或嵌顿，导致上尿路急性梗阻引发疼痛。其临床症状表现为腰腹部剧烈疼痛、血压升高、血尿、恶心、呕吐，严重者可诱发尿源性脓毒血症造成感染性休克，甚至危及生命。肾绞痛一般需紧急处理，使用止痛药物前注意与其他急腹症仔细鉴别。本情景模拟教学案例基于一例真实的临床情况，呈现的是因急性肾绞痛合并泌尿系感染，感染加重诱发尿源性脓毒血症造成感染性休克的患者。护士必须快速识别脓毒血症和感染性休克，并通过团队间的有效合作，及时、有效地给予正确的救治及护理。

一、适用对象

一年以内新入职护士。

二、模拟教学目标

1. 主要目标

（1）正确识别肾绞痛与其他急腹症的鉴别要点。

（2）了解尿源性脓毒血症的观察要点。

（3）掌握尿源性脓毒血症引发感染性休克的紧急处理措施。

（4）掌握护理技术操作：生命体征测量、静脉输液、皮内注射、氧气吸入、心电监护、静脉采血、输液泵的使用、口服给药。

（5）展现职业素养和突发情况下的与患者、家属的沟通技巧。

2. 关键行为核查

（1）立即连接心电监护、氧气吸入

（2）正确实施皮内注射、静脉采血。

（3）迅速建立静脉通路并快速补液。

（4）正确使用静脉输液泵泵入升压药物。

（5）观察患者24h出入水量。

（6）安抚患者情绪，消除其紧张情绪，做好家属解释工作。

三、模拟教学流程及时间

（1）模拟情景场景布置：10min。

（2）模拟情景场所、仪器设备、物品介绍：10min。

（3）知识回顾：15min。

（4）提供案例信息，角色分工：10min。

（5）参与者准备：10min。

（6）模拟案例运行：25min。

（7）复盘：50min。

四、模拟教学前准备

已完成情景模拟的前期课程"外科护理学""危急重症护理学""护理学基础"等相关知识及技能的教学。在案例运行前复习肾绞痛合并尿源性脓毒血症的相关知识及技能。以提问结合思维导图的形式复习尿源性脓毒血症的病因及临床表现，感染性休克的紧急救护措施。复习生命体征测量、静脉输液、氧气吸入、心电监护、静脉采血、输液泵的使用、口服给药等操作技能步骤要点。

五、模拟教学前介绍

（1）环境、设备、用物介绍：向护士介绍模拟情景场所，模拟相关设备及模拟人的功能，用物的放置位置、作用及替代方法。

（2）模拟概述介绍：介绍模拟案例相关信息主要包括患者信息、疾病状态和进一步的情景发展、角色分工、复盘及评价方式、时间安排。强调本次学习目标及关注重点。

（3）心理安全：向护士说明模拟的学习环境是安全的，使护士心理放松，并给予护士鼓励与肯定。

六、模拟情景及角色分工

（1）情景模拟场所：泌尿外科病房。

（2）护士角色分工：护士 A、护士 B、护士 C，观察病情及初步判断，执行医嘱，与家属及患者沟通；观察员，其他护士观察，记录 3 名情景模拟护士的表现。

（3）教师角色分工：患者家属（必要时提醒病情变化）、医生。

七、模拟案例概述

患者，男性，50 岁，住院号××××××。因左侧腰腹部胀痛 1 周，伴血尿、发热不适门诊收治泌尿外科病房。入院 T 38℃，HR 98 次/分，BP 108/69mmHg，R 20 次/分，SPO_2 98％，立即予以对症处理。患者病情进一步加重，出现神志淡漠，脉搏细速，T 39.8℃，HR 126 次/分，BP 80/49mmHg，R 26 次/分，SPO_2 95％。建立另一组静脉通路，快速补液，予以升压扩容，急诊在局麻下行左肾造瘘术。护士需根据病情变化完成相应护理工作。

八、患者资料（表 5-25）

表 5-25　患者个人资料

姓名:钟某红	性别:男
年龄:50 岁	住院号:××××××
语言:普通话	教育程度:高中
身高:175cm　　体重:70kg	职业:工人
饮食习惯:喜咸,喜辣	社会经济背景:一般
既往史:既往体健	现病史:左侧腰腹部胀痛 1 周,伴血尿、发热
家族史:否认家族性疾病史	过敏史:无
婚姻状况:已婚,育有 1 子	

九、设备及物品清单（表 5-26）

表 5-26　设备及物品清单

项目名称	具体信息
设备信息	①普通预防设备：速干手消毒剂、手套 ②关键设备：中心供氧装置、心电监护仪、输液泵
模拟人信息	SimMan 模拟人，男性装扮，右手系有手腕带
操作用物清单	生命体征测量用物、静脉输液用物、氧气吸入用物、心电监护用物、皮内注射用物、静脉采血用物、口服给药用物
药物清单	①0.9％氯化钠注射液 1 瓶/100mL ②头孢他啶 2g ③5％葡萄糖溶液 250mL ④间苯三酚注射液 2 支/40mg ⑤5％葡萄糖溶液 100mL ⑥多巴胺注射液 9 支/20mg ⑦聚明胶肽溶液 500mL ⑧布洛芬混悬液 10mL
文件清单	①患者信息卡 ②输液卡 ③注射卡 ④吸氧卡 ⑤瓶签贴 ⑥记录单
医嘱单	①生命体征测量 ②头孢他啶皮试 ③0.9％氯化钠注射液 100mL＋头孢他啶 2g，静脉滴注 ④5％葡萄糖溶液 250mL＋间苯三酚 80mg，静脉滴注 ⑤持续心电监护、氧气吸入 2L/min ⑥急抽血查血常规、血培养、降钙素原 ⑦物理降温：乙醇擦浴（已执行） ⑧记 24h 出入水量 ⑨5％葡萄糖溶液 32mL＋多巴胺 180mg，以 10mL/h 泵入 ⑩聚明胶肽溶液 500mL 静脉滴注 ⑪布洛芬混悬液 10mL 口服 ⑫拟局麻下行左肾造瘘术
重要实验室检查结果或辅助检查资料	①血常规结果 2 份（入院时、病情变化时） ②尿常规、尿培养结果（入院时） ③降钙素原结果（病情变化时） ④头孢他啶皮试结果

十、情景状态流程图

尿源性脓毒血症的病情发展可参照图 5-9 的模式进行模拟，左侧方框为尿源性脓毒血症患者的情景状态流程，中间对应方框为该患者相应情景下学生应呈现的反应及实施要点，右侧方框为此情景状态下完成相应处置时间。

情景状态流程	实施要点	时间分配
初始状况: 【参数设置】 (在进行生命体征测量后显示) 　T:38℃ 　HR:98 次/分 　R:20 次/分 　BP:108/69mmHg 　SPO$_2$:98% 【模拟人反应】 　左腰腹部胀痛、伴恶心,情绪稳定,食欲正常 【可提供实验室检查结果】 　①血常规 　WBC:12.91×10^9/L 　NEUT%:89% 　Hb:120g/L 　②尿常规 　WBC:10~20/Hp 　RBC:5~10/Hp 　亚硝酸盐:+ 　③尿培养:大肠埃希菌(+) 【辅助结果】 　头孢他啶皮试阴性(观看皮试结果后出示)	①确认患者身份 ②测量生命体征(含疼痛评估) ③综合运用各种方法全面评估患者,系统收集和分析病情资料 ④治疗性沟通:通知医生、汇报病情、获取医嘱(头孢他啶皮试、5%葡萄糖溶液 250mL+间苯三酚 80mg 静脉滴注) ⑤遵医嘱予以 5%葡萄糖溶液 250mL+间苯三酚 80mg 静脉滴注 ⑥遵医嘱头孢他啶皮试	8min

情景状态流程	实施要点	时间分配
改变/事件(1):畏寒、发热 【参数设置】 　T:38.5℃ 　HR:108 次/分 　R:22 次/分 　BP:100/60mmHg 　SPO$_2$:95% 【模拟人反应】 　畏寒,寒战,体温升高,情绪紧张	①体位摆放:平卧位,加盖被褥 ②观察病情,加快输液速度 ③治疗性沟通:包括通知医生、汇报病情、获取医嘱(氧气吸入、心电监护、乙醇擦浴、急抽血等) ④实施氧气吸入 ⑤实施心电监护 ⑥实施乙醇擦浴(已执行) ⑦急抽血查血常规、血培养、降钙素原 ⑧0.9%氯化钠注射液 100mL+头孢他啶 2g 静脉滴注(留置针已建立,接间苯三酚后输注) ⑨记录 24h 出入水量 ⑩人文关怀、情绪安抚	8min

情景状态流程	实施要点	时间分配
改变/事件(2)：1h后出现休克表现 **【参数设置】** 　T：39.8℃ 　HR：126次/分 　R：26次/分 　BP：80/49mmHg 　SPO$_2$：95％ **【模拟人反应】** 　神志淡漠、脉搏细速、四肢无力，观察可见面色苍白、皮肤湿冷 **【可提供实验室检查结果】** 　①血常规 　WBC：28.11×10^9/L 　G％：95％ 　Hb：112g/L 　②降钙素原：58ng/mL **【干扰项】** 　家属见状紧张焦虑，说："这是怎么了啊？入院的时候还好好的，现在烧得这么厉害？都快烧糊涂了！"	①休克的病情观察要点：意识、面色、心率、血压、尿量、末梢循环及进展判断 ②加快输液速度 ③抗休克体位：中凹卧位 ④治疗性沟通：包括汇报病情、获取医嘱（另建静脉通路，升压扩容，口服药物退热，急诊手术） ⑤另建一路静脉通路予以聚明胶肽溶液500mL快速静脉滴注 ⑥遵医嘱予5％葡萄糖溶液32mL＋多巴胺180mg以10mL/h泵入 ⑦遵医嘱予布洛芬混悬液10mL口服 ⑧解释性沟通：解释病情发展原因，处理情况，安抚家属及患者 ⑨完善急诊手术前准备	9min

图 5-9　情景状态流程图

十一、导师笔记

1. 病因

（1）上尿路结石。

（2）泌尿系感染。

（3）尿源性脓毒血症。

2. 临床表现

（1）腰腹疼痛伴恶心。

（2）畏寒发热。

（3）四肢湿冷、神志淡漠。

3. 治疗措施

（1）一般急救：卧床休息，增加被褥保暖，建立静脉通路，抗感染、解痉等治疗。

（2）对症治疗：物理降温，抗感染治疗，快速补液，升压扩容，尽快建立另一路有效的静脉输液通道。

（3）手术治疗：解除上尿路梗阻，充分引流。

4. 干扰项处理

本案例家属为干扰项，应针对家属及患者做好有效的解释沟通，取得理解与配合。

十二、复盘

预留大约 50min 时间,可围绕以下问题进行复盘。

(1) 临床判断相关:该患者发生了什么?发生这种状况的原因是什么?该患者发生的休克为哪种类型的休克?它与其他类型的休克有何不同?你认为哪一个步骤是最关键的?该患者的护理诊断有哪些?诊断依据是什么?

(2) 教学目标相关:你觉得在此病例模拟过程中哪些目标实现了?哪些目标没有实现?原因是什么?

(3) 开放性问题:你对此次模拟教学活动体验感觉怎么样?你觉得你哪些方面做得比较好?如果再做一次,哪些方面会做得不一样?通过此次模拟,最有收获的是什么?

十三、学习行为评价

学习行为具体参照表 5-27 来进行评价。

表 5-27　学习行为评价表

行为类别	学习行为项目	完成		
		是	否	不完整
实施前阶段	①洗手、介绍自己			
	②确认患者身份			
实施阶段	①正确实施生命体征测量			
	②正确收集资料,有效评估			
	③正确实施皮内注射			
	④正确建立静脉通路			
	⑤正确实施心电监护			
	⑥有效实施氧气吸入			
	⑦正确实施静脉抽血			
	⑧及时呼叫医生			
	⑨实施紧急处置			
	⑩另建静脉通路			
	⑪正确使用升压药物			
	⑫正确使用输液泵			
	⑬有效安抚患者及家属			
团队合作	①任务分配合理			
	②指令清晰、职责明确			
	③闭环式沟通			
	④互相尊重、知识共享			

护士自我反思:

案例十　胫腓骨骨干骨折患者的护理

　　胫腓骨骨干骨折指胫骨平台以下至踝以上部分发生的骨折，是长骨骨折中最常见的一种，以青壮年和儿童居多。胫腓骨其位置表浅且为负重主要骨骼，易遭受直接暴力损伤。由于直接暴力需通过皮肤作用于骨骼，因此常合并软组织损伤，成为开放性骨折，可见骨折端外露。胫骨上 1/3 骨折可致胫后动脉损伤，引起下肢严重缺血甚至坏死。胫骨下 1/3 段骨折由于血运差、软组织覆盖少，容易发生延迟愈合或不愈合。疼痛、肿胀、畸形和功能障碍是胫腓骨骨折的主要症状。本情景模拟教学案例基于真实的临床情况，呈现的是一位车祸导致左侧胫腓骨开放性骨折需行急诊手术的患者。学生必须快速进行伤情评估、准确急救措施，完善术前准备，并通过团队间的有效合作，及时、有效地给予正确的救治及护理措施。

一、适用对象

　　护理本科三年级学生。

二、模拟教学目标

1. 主要目标

（1）学生能识别胫腓骨骨干骨折的病因和临床表现。

（2）学生能识别低血容量性休克的临床表现。

（3）学生能采取车祸导致胫腓骨骨折及发生低血容量性休克时的紧急处置措施。

（4）正确实施操作：氧气吸入、心电监护、静脉输液、静脉采血、静脉输血、皮内注射、海姆立克法。

（5）展现职业素养和突发情况下的与患者、家属的沟通技巧。

2. 关键行为核查

（1）迅速建立静脉通路并快速补液。

（2）予以连接心电监护、氧气吸入。

（3）双人核对行静脉输血。

（4）完善术前准备。

（5）正确实施解除呼吸道梗阻急救措施。

（6）针对干扰项进行患者及家属的有效沟通。

三、模拟教学流程及时间

（1）模拟情景场景布置：10min。

（2）模拟情景场所、仪器设备、物品介绍：10min。

（3）知识回顾：15min。

（4）提供案例信息，角色分工：10min。

（5）参与者准备：5min。

（6）模拟案例运行：26min。

（7）复盘：60min。

四、模拟教学前准备

已完成情景模拟的前期课程"外科护理学""危急重症护理学""护理学基础"等相关知识及技能的教学。在案例运行前复习胫腓骨骨干骨折相关知识及技能。以提问结合思维导图的形式复习胫腓骨骨干骨折的病因及临床表现，低血容量性休克的紧急救护措施。复习心电监护、氧气吸入、静脉输液、静脉采血、静脉输血、皮内注射、海姆立克法等操作技能步骤要点。

五、模拟教学前介绍

（1）环境、设备、用物介绍：向学生介绍模拟情景场所，模拟相关设备及模拟人的功能，用物的放置位置、作用及替代方法。

（2）模拟概述介绍：介绍模拟案例相关信息主要包括患者信息、疾病状态和进一步的情景发展、角色分工、复盘及评价方式、时间安排。强调本次学习目标及关注重点。

（3）心理安全：向学生说明模拟的学习环境是安全的，使学生心理放松，并给予学生鼓励与肯定。

六、模拟情景及角色分工

（1）情景模拟场所：骨科病房。

（2）学生角色分工：护士A、护士B、护士C，观察病情及初步判断，执行医嘱，与家属及患者沟通；观察员，其他同学观察，记录3名情景模拟同学的表现。

（3）教师角色分工：患者家属（必要时提醒病情变化）、医生。

七、模拟案例概述

患者，男性，32岁，住院号×××××××。因车祸伤导致左侧胫腓骨骨干骨折2h急诊收治后转入骨科病区，急诊已行输血前检查，合血。患者精神萎靡，痛苦面容。面色苍白，四肢厥冷，体格检查示面色苍白，四肢湿冷，左下肢伤口已包扎、初步处理。测 T 36.0℃、P 106次/分、R 25次/分、BP 100/60mmHg，予以静脉输液、中心管道氧气吸入，心电监护。急诊X线显示左侧胫腓骨骨折。拟急诊在全麻下行"左侧胫腓骨开放性骨折钢板螺钉内固定术"。家属见状嚎啕大哭，患者小孩突发剧烈呛咳，呼吸困难，不能言语。护士需根据病情变化完成相应护理工作。

八、患者资料（表5-28）

表5-28 患者个人资料

姓名:李某	性别:男
年龄:32岁	住院号:××××××
语言:普通话	教育程度:高中
身高:175cm　　体重:65kg	职业:农民
饮食习惯:饮食无特殊	社会经济背景:一般
既往史:无	现病史:车祸导致左侧胫腓骨骨折2h
家族史:否认家族性疾病史	过敏史:无

九、设备及物品清单（表 5-29）

表 5-29 设备及物品清单

项目名称	具体信息
设备信息	①普通预防设备：速干手消毒剂、手套 ②关键设备：中心供氧装置、心电监护仪
模拟人信息	SimMan 模拟人，男性装扮，右手系有手腕带
操作用物清单	氧气吸入用物、心电监护用物、静脉输液用物、静脉采血用物、静脉输血用物、皮内注射用物
药物清单	①复方氯化钠溶液 500mL ②青霉素 1 支/80 万单位 ③0.9%氯化钠注射液 100mL ④0.9%氯化钠注射液 1 支/10mL ⑤悬浮红细胞 2U
文件清单	①患者信息卡 ②输液卡 ③注射卡 ④吸氧卡 ⑤瓶签贴 ⑥记录单 ⑦检验申请单 ⑧输血申请单 ⑨输血同意书 ⑩交叉配血单
医嘱单	①氧气吸入，2L/min ②持续心电监护 ③复方氯化钠溶液 500mL，静脉输液 ④伤口换药 ⑤急抽血查血常规 ⑥悬浮红细胞 2U 另一路静脉输入 ⑦青霉素皮试 ⑧禁食禁饮 ⑨记 24h 尿量
重要实验室检查结果或辅助检查资料	①血常规结果 ②交叉配血结果（急诊室）

十、情景状态流程图

胫腓骨骨干患者的病情发展可参照图 5-10 的模式进行模拟，左侧方框为胫腓骨骨干骨折患者的情景状态流程，中间对应方框为该患者相应情景下学生应呈现的反应及实施要点，右侧方框为此情景状态下完成相应处置时间。

情景状态流程	实施要点	时间分配
初始状况： **【参数设置】** （在进行心电监护后显示） T:36.0℃ HR:106 次/分 R:25 次/分 BP:100/60mmHg SPO_2:93% **【模拟人反应】** 安静卧床、精神萎靡、痛苦面容	①确认患者身份 ②实施氧气吸入 ③实施心电监护，正确调节报警参数 ④综合运用各种方法全面评估患者，系统收集病情资料并分析，予以入院宣教 ⑤遵医嘱予复方氯化钠溶液 500mL 静脉输液	8min

⬇

情景状态流程	实施要点	时间分配
改变/事件（1）：患者心电监护示 BP 100/60mmHg。左下肢包扎敷料伤口面积为 10cm×6cm 渗血 **【参数设置】** T:37.5℃ HR:110 次/分 R:26 次/分 BP:100/60mmHg SPO_2:92% **【模拟人反应】** 面色苍白，四肢湿冷 **【可提供实验室检查结果】** ①血常规 WBC:$11.84×10^9$/L LYM%:29.1% RBC:$3.52×10^{12}$/L HGB:65g/L ②CRP:170mg/L ③ESR:63mm/h ④交叉配血结果（急诊室） ABO 血型:O 型 RH(D)血型:阳性	①治疗性沟通：包括通知医生、汇报病情、获取医嘱 ②予以加快输液速度 ③伤口换药，加压包扎 ④抗休克体位摆放：中凹卧位（用垫枕抬高患者的头胸部 10°~20°，下肢抬高 20°~30°） ⑤急抽血查血常规 ⑥建立另外一路静脉通道，遵医嘱予以悬浮红细胞 2U 静脉输注 ⑦观察病情：休克的病情观察要点包括意识、面色、心率、血压、尿量、末梢循环及进展判断 ⑧人文关怀、情绪安抚	10min

⬇

情景状态流程	实施要点	时间分配
改变/事件（2）：医嘱予以急诊在全麻下行"左侧胫腓骨开放性骨折钢板螺钉内固定术" **【干扰项】** 家属伤员的妻子、女儿到达骨科病房，情绪激动，大声哭泣，小孩突然剧烈呛咳，呼吸困难，无法言语。家属大声呼救并告知小孩正在进食糖果。	①术前准备主要措施（备皮、抗生素皮试、禁食禁饮） ②注射用青霉素钠皮试 ③海姆立克法抢救患儿，安抚家属及患者	8min

图 5-10　情景状态流程图

十一、导师笔记

1. 病因

（1）直接暴力：胫腓骨位置表浅，又是负重的主要骨骼，易受重物撞击、车轮碾压等直接暴力损伤，可引起胫腓骨同一平面的横形、短斜形或粉碎性骨折，该患者为车祸导致的胫腓骨骨干骨折。

（2）间接暴力：多因高处坠落后足着地，身体发生扭转所致。可引起胫骨、腓骨螺旋形或斜形骨折等。

2. 临床表现

（1）症状：患肢局部疼痛、肿胀，不敢站立和行走。

（2）体征：患肢可有反常活动和明显畸形。由于胫腓骨表面的皮肤和组织薄弱，骨折常合并软组织损伤。

（3）失血性周围循环衰竭。

3. 治疗措施

（1）予以休克卧位，加压包扎。

（2）快速补充血容量：尽快建立有效的静脉输液通道，立即查患者血型和交叉配血。

（3）积极止血：药物止血、手术治疗。

4. 干扰项处理

本案例患者家属及小孩为干扰项，发现呛咳及时采取海姆立克法进行抢救，应针对家属及患者做好有效的解释沟通，取得理解与配合。

十二、复盘

预留大约 60min 时间，可围绕以下问题进行复盘。

（1）临床判断相关：该患者发生了什么？发生这种状况的原因是什么？与其他类型的出血有何不同？你认为哪一个步骤是最关键的？该患者的护理诊断有哪些？诊断依据是什么？

（2）教学目标相关：你觉得在此病例模拟过程中哪些目标实现了？哪些目标没有实现？原因是什么？

（3）开放性问题：你对此次模拟教学活动体验感觉怎么样？你觉得你哪些方面做得比较好？如果再做一次，哪些方面会做得不一样？通过此次模拟，最有收获的是什么？

十三、学习行为评价

学习行为具体参照表 5-30 来进行评价。

表 5-30　学习行为评价表

行为类别	学习行为项目	完成		
		是	否	不完整
实施前阶段	①洗手、介绍自己			
	②确认患者身份			
实施阶段	①正确收集资料,有效评估			
	②正确建立静脉通路			

行为类别	学习行为项目	完成		
		是	否	不完整
实施阶段	③有效实施吸氧			
	④正确实施心电监护			
	⑤及时呼叫医生,实施紧急处置			
	⑥正确实施静脉采血			
	⑦双人核对实施静脉输血			
	⑧正确实施皮内注射			
	⑨及时运用海姆立克法抢救患儿			
	⑩有效安抚患者及家属			
团队合作	①任务分配合理			
	②指令清晰、职责明确			
	③闭环式沟通			
	④互相尊重、知识共享			

学生自我反思:

案例十一　骨盆骨折患者的护理

骨盆骨折约占全身骨折的 1.5%，常合并静脉丛和动脉大量出血以及盆腔内脏器的损伤。患者多表现为髋部肿胀、疼痛，不敢坐起或站立，多数患者存在严重的多发伤。骨盆骨折常因有大出血或严重内脏损伤可有休克早期表现，失血量过多、出血不止或治疗不及时可引起机体的组织血液灌注减少和细胞缺氧，最终形成不可逆转的休克，导致死亡。开放性骨盆骨折的死亡率在 30%～50%，闭合性损伤的死亡率为 10%～30%，因此必须高度重视。本情景模拟教学案例基于真实的临床情况，呈现的是一位车祸导致骨盆骨折的患者。学生必须快速识别骨盆骨折大出血，并通过团队间的有效合作，及时、有效地给予正确的救治及护理措施。

一、适用对象

护理本科实习阶段学生。

二、模拟教学目标

1. 主要目标

（1）学生能识别骨盆骨折的病因和临床表现。

（2）学生能识别低血容量性休克的临床表现。

（3）学生能采取发生低血容量性休克时的紧急处置措施。

（4）正确实施操作：静脉输液、氧气吸入、心电监护、静脉采血、静脉输血、静脉注射、雾化吸入、皮下注射、肌内注射。

（5）展现职业素养和突发情况下的与患者、家属的沟通技巧。

2. 关键行为核查

（1）有急救意识，熟悉疾病相关并发症及紧急救护措施。

（2）摆放合适体位。

（3）迅速建立静脉通路并快速补液。

（4）予以连接心电监护、氧气吸入。

（5）正确实施静脉采血。

（6）双人核对静脉输血。

（7）正确实施静脉注射、皮下注射、肌内注射。

（8）正确实施麻醉药品的管理。

（9）正确实施雾化吸入，指导患者有效咳嗽。

（10）针对干扰项进行患者及家属的有效沟通。

三、模拟教学流程及时间

（1）模拟情景场景布置：10min。

（2）模拟情景场所、仪器设备、物品介绍：10min。

（3）知识回顾：15min。

（4）提供案例信息，角色分工：10min。

（5）参与者准备：5min。

（6）模拟案例运行：26min。

（7）复盘：60min。

四、模拟教学前准备

已完成情景模拟的前期课程"外科护理学""危急重症护理学""护理学基础"等相关知识及技能的教学。在案例运行前复习骨盆骨折相关知识及技能。以提问结合思维导图的形式复习骨盆骨折的病因及临床表现，低血容量性休克的紧急救护措施。复习心电监护、氧气吸入、静脉输液、静脉采血、静脉输血、雾化吸入、静脉注射、皮下注射、肌内注射等操作技能步骤要点。

五、模拟教学前介绍

（1）环境、设备、用物介绍：向学生介绍模拟情景场所，模拟相关设备及模拟人的功能，用物的放置位置、作用及替代方法。

（2）模拟概述介绍：介绍模拟案例相关信息主要包括患者信息、疾病状态和进一步的情景发展、角色分工、复盘及评价方式、时间安排。强调本次学习目标及关注重点。

（3）心理安全：向学生说明模拟的学习环境是安全的，使学生心理放松，并给予学生鼓励与肯定。

六、模拟情景及角色分工

（1）情景模拟场所：骨科病房。

（2）学生角色分工：护士 A、护士 B、护士 C，观察病情及初步判断，执行医嘱，与家属及患者沟通；观察员，其他同学观察，记录 3 名情景模拟同学的表现。

（3）教师角色分工：患者家属（必要时提醒病情变化）、医生。

七、模拟案例概述

患者，男，43 岁，住院号×××××××。工厂干活时不慎被货车撞倒，摔倒在地，不能坐起。患者诉右髋部、臀部及会阴部疼痛，右下肢活动受限。由急诊收治骨科病区治疗，体格检查：右侧臀部稍肿胀，有压痛，骨盆挤压及分离试验阳性，会阴部压痛，肿胀，脊柱无畸形，活动度好。右膝、踝关节活动可。MRI 显示骨盆骨折。患者突发失血性休克，在全麻下行骨盆骨折内固定术。护士需根据病情变化完成相应护理工作，并做好术后护理。

八、患者资料（表 5-31）

表 5-31　患者个人资料

姓名:陈某	性别:男
年龄:43 岁	住院号:××××××
语言:普通话	教育程度:高中
身高:168cm　　体重:75kg	职业:工人
饮食习惯:饮食无特殊	社会经济背景:一般
既往史:无	现病史:车祸伤 2h
家族史:否认家族性疾病史	过敏史:无

九、设备及物品清单（表5-32）

表5-32　设备及物品清单

项目名称	具体信息
设备信息	①普通预防设备：速干手消毒剂、手套 ②关键设备：中心供氧装置或氧气筒、心电监护仪
模拟人信息	SimMan模拟人，男性装扮，右手系有手腕带
操作用物清单	静脉输液用物、氧气吸入用物、心电监护用物、静脉采血用物、静脉输血用物、静脉注射用物、雾化吸入用物、皮下注射用物、肌内注射用物
药物清单	①复方氯化钠溶液 500mL ②悬浮红细胞 2U ③吸入用盐酸氨溴索溶液（2mL：15mg）1支 ④0.9%氯化钠注射液 100mL ⑤0.9%氯化钠注射液 1支/10mL ⑥低分子肝素钠注射液 0.6mL ⑦吸入用复方异丙托溴铵 5mL ⑧蛇毒血凝酶 2U ⑨曲马多 100mg
文件清单	①患者信息卡 ②输液卡 ③皮下注射卡 ④雾化卡 ⑤瓶签贴 ⑥记录单 ⑦肌内注射卡 ⑧输血同意书 ⑨交叉配血单 ⑩检验申请单
医嘱单	①复方氯化钠溶液 500mL，静脉输液 ②氧气吸入，2L/min ③持续心电监护 ④急抽血查血常规、输血前检查 ⑤悬浮红细胞 2U 另一路静脉输入 ⑥0.9%氯化钠注射液 10mL＋蛇毒血凝酶 2U 静脉注射 ⑦吸入用盐酸氨溴索溶液 2mL＋吸入用复方异丙托溴铵 5mL 雾化吸入 ⑧低分子肝素钠注射液 0.6mL 皮下注射 ⑨曲马多 50mg 肌内注射
重要实验室检查结果或辅助检查资料	血常规结果 2份（入院和术后） 骨盆 MRI 结果 1份 输血前检查结果 1份 D-二聚体结果 1份

十、情景状态流程图

　　骨盆骨折患者的病情发展可参照图5-11的模式进行模拟，左侧方框为骨盆骨折患者的情景状态流程，中间对应方框为该患者相应情景下学生应呈现的反应及实施要点，右侧方框为此情景状态下完成相应处置时间。

情景状态流程	实施要点	时间分配
初始状况： 【参数设置】 (在进行心电监护后显示) 　T：36.8℃ 　HR：96 次/分 　R：20 次/分 　BP：108/60mmHg 　SPO$_2$：92% 【模拟人反应】 　安静卧床、痛苦面容 【可提供实验室检查结果】 　血常规： 　RBC：3.21×10^{12}/L 　HGB：59g/L	①确认患者身份 ②综合运用各种方法全面评估患者,系统收集病情资料并分析,予以入院宣教 ③实施氧气吸入 ④实施心电监护,正确调节报警参数 ⑤遵医嘱予复方氯化钠溶液 500mL 静脉输液 ⑥急抽血查血常规、输血前检查	10min

⬇

情景状态流程	实施要点	时间分配
改变/事件(1)：患者突然诉头晕、出冷汗、脉搏细速、四肢无力,手脚冰凉。血常规结果回报危急值 Hb 49g/L。已交叉合血,并从血库领回血液。MRI 显示骨盆骨折 【参数设置】 　T：36.0℃ 　HR：125 次/分 　R：32 次/分 　BP：75/53mmHg 　SPO$_2$：90% 【模拟人反应】 　面色苍白、皮肤湿冷	①体位摆放:骨盆骨折患者不能摆放休克卧位,以免骨折错位损伤周围血管和组织 ②休克的病情观察要点:意识、面色、心率、血压、尿量、末梢循环及进展判断 ③加快输液速度 ④另外建立一条静脉通道静脉输血 ⑤遵医嘱予 0.9%氯化钠注射液 10mL ＋蛇毒血凝酶 2U,静脉注射,静脉推注应在普通输液组进行	8min

⬇

情景状态流程	实施要点	时间分配
改变/事件(2)：患者急诊在全麻下行骨盆骨折内固定术,术后第 1 天,患者诉伤口疼痛,痰多,咳痰无力 【参数设置】 　T：36.8℃ 　HR：108 次/分 　R：19 次/分 　BP：100/60mmHg 　SPO$_2$：93% 【模拟人反应】 　患者小声呻吟,诉说疼痛,用力咳嗽,痛苦面容 【可提供实验室检查结果】 　①D-二聚体：7.2μg/mL 　②血常规 　WBC：4.2×10^9/L 　N：70.1% 　LYM%：29.1% 【干扰项】 　家属见状焦急询问:"这是怎么了啊? 怎么做了手术还一直说疼,咳嗽也不停? 医生护士请快点想想办法。"	①治疗性沟通:包括通知医生、汇报病情、获取医嘱 ②予吸入用盐酸氨溴索溶液 2mL ＋吸入用复方异丙托溴铵 5mL 雾化吸入 ③予低分子肝素钠注射液 0.6mL 皮下注射 ④进行疼痛评分,遵医嘱予曲马多 50mg 肌内注射 ⑤解释性沟通:解释病情发展原因,处理情况,安抚家属及患者	8min

图 5-11　情景状态流程图

十一、导师笔记

1. 病因

骨盆骨折多由强大的直接暴力挤压骨盆所致。年轻人骨盆骨折主要是由于交通事故和高处坠落引起，老年人常见的原因是跌倒。

2. 临床表现

（1）患者髋部肿胀、疼痛，不敢坐起或站立，多数患者存在严重的多发伤。有大出血或严重内脏损伤者可有休克早期表现。

（2）骨盆分离试验与挤压试验阳性：检查者双手交叉撑开两髂嵴，骨折的骨盆前环产生分离，如出现疼痛即为骨盆分离试验阳性。检查者用双手挤压患者的两髂嵴，伤处出现疼痛为骨盆挤压试验阳性。在做上 2 项检查时偶尔会感到骨擦音。

（3）肢体长度不对称：用皮尺测量胸骨剑突与两髂前上棘之间的距离，骨盆骨折向上移位的一侧长度较短。也可测量脐孔与两侧内踝尖端的距离。

（4）会阴部瘀斑：是耻骨和坐骨骨折的特有体征。

3. 治疗措施

原则是先处理休克和各种危及生命的合并症，再处理骨折。

（1）非手术治疗

① 卧床休息：骨盆边缘性骨折、骶尾骨骨折和骨盆环单处骨折时无移位，以卧床休息为主，卧床 3～4 周。骨盆环单处骨折用多头带左骨盆环形固定，可以减轻疼痛。

② 牵引：单纯性耻骨联合分离较轻者可用骨盆都带悬吊固定。此法不适用于侧方挤压损伤导致的耻骨支横行骨折。但由于治疗时间较长，目前大都主张手术治疗。

（2）手术治疗：对骨盆环双处骨折伴骨盆变形者，多主张手术复位及内固定，必要时加上外固定支架。

4. 干扰项处理

本案例家属为干扰项，应针对家属及患者做好有效的解释沟通，取得理解与配合。

十二、复盘

预留大约 60min 时间，可围绕以下问题进行复盘。

（1）临床判断相关：该患者发生了什么？发生这种状况的原因是什么？患者出现休克的原因是什么？你认为哪一个步骤是最关键的？该患者的护理诊断有哪些？诊断依据是什么？

（2）教学目标相关：你觉得在此病例模拟过程中哪些目标实现了？哪些目标没有实现？原因是什么？

（3）开放性问题：你对此次模拟教学活动体验感觉怎么样？你觉得你哪些方面做得比较好？如果再做一次，哪些方面会做得不一样？通过此次模拟，最有收获的是什么？

十三、学习行为评价

学习行为具体参照表 5-33 来进行评价。

表 5-33　学习行为评价表

行为类别	学习行为项目	完成		
		是	否	不完整
实施前阶段	①洗手、介绍自己			
	②确认患者身份			
实施阶段	①正确收集资料，有效评估			
	②正确建立静脉通路			
	③有效实施氧气吸入			
	④正确实施心电监护			
	⑤正确实施静脉采血			
	⑥及时呼叫医生			
	⑦实施紧急处置			
	⑧摆放合适体位			
	⑨另建静脉通路输血			
	⑩正确使用止血、抗凝及镇痛药物			
	⑪正确实施雾化吸入			
	⑫有效安抚患者及家属			
团队合作	①任务分配合理			
	②指令清晰、职责明确			
	③闭环式沟通			
	④互相尊重、知识共享			

学生自我反思：

案例十二　脊柱侧弯患者的护理

脊柱侧弯是指脊柱的单个或数个节段向侧方弯曲，并伴有椎体旋转的三维脊柱畸形。临床表现为双肩不等高、不对称的背部隆起、乳房不对称、骨盆倾斜；躯干间隙和皮肤皱襞不对称；异常毛发生长和色素沉着；胸腰背部的疼痛等。严重者影响心、肺功能，甚至累及脊髓、神经根，造成相应神经症状。脊柱侧弯手术是脊柱外科常见手术之一，其目的是矫正畸形，预防畸形的进展，同时改善外观及心肺功能。患者因手术牵拉、压迫、术中机械刺激、麻醉剂镇痛泵的使用、术后卧床等原因，常出现术后腹胀。临床表现为腹部胀满膨隆、肛门未排气、腹部叩诊呈鼓音，患者往往感觉腹部胀痛不适，甚至恶心、呕吐等，严重影响患者围术期身心健康。临床上这一症状常被医护人员忽视，以致增加患者痛苦。本情景模拟教学案例基于真实的临床情况，呈现的是一位脊柱侧弯手术后发生腹胀的患者。学生必须快速识别腹胀的发生，并通过团队间的有效合作，及时、有效地给予正确的救治及护理措施。

一、适用对象

护理本科三年级学生。

二、模拟教学目标

1. 主要目标
（1）学生能知晓脊柱侧弯术后患者的观察重点。
（2）学生能知晓发生腹胀的原因。
（3）学生能正确定义首要护理诊断及提供诊断依据。
（4）学生能采取正确措施应对脊柱侧弯术后腹胀的情况。
（5）正确实施操作：氧气吸入、心电监护、肌内注射、局部给药（塞肛）、雾化吸入。
（6）展现职业素养和突发情况下的与患者、家属的沟通技巧。

2. 关键行为核查
（1）全麻手术后患者常规护理。
（2）予以氧气吸入、心电监护。
（3）正确实施肌内注射、雾化吸入及局部给药（塞肛）。
（4）与患者及家属有效沟通。

三、模拟教学流程及时间

（1）模拟情景场景布置：10min。
（2）模拟情景场所、仪器设备、物品介绍：10min。
（3）知识回顾：15min。
（4）提供案例信息，角色分工：10min。
（5）参与者准备：5min。

（6）模拟案例运行：20min。

（7）复盘：40min。

四、模拟教学前准备

已完成情景模拟的前期课程"外科护理学""护理学基础"等相关知识及技能的教学。在案例运行前以提问结合思维导图的形式复习脊柱侧弯全麻手术患者的饮食护理与观察要点；复习氧气吸入、心电监护、肌内注射、局部给药（塞肛）、雾化吸入等操作技能步骤要点。

五、模拟教学前介绍

（1）环境、设备、用物介绍：向学生介绍模拟情景场所，模拟相关设备及模拟人的功能，用物的放置位置、作用及替代方法。

（2）模拟概述介绍：介绍模拟案例相关信息，主要包括患者信息、疾病状态和进一步的情景发展、角色分工、复盘及评价方式、时间安排。强调本次学习目标及关注重点。

（3）心理安全：向学生说明模拟的学习环境是安全的，使学生心理放松，并给予学生鼓励与肯定。

六、模拟情景及角色分工

（1）情景模拟场所：脊柱外科病房。

（2）学生角色分工：护士 A、护士 B，观察病情及初步判断，执行医嘱，与家属及患者沟通；观察员，其他同学观察，记录 2 名情景模拟同学的表现。

（3）教师角色分工：患者家属（必要时提醒病情变化）、医生。

七、模拟案例概述

患者，女性，15 岁，住院号×××××××。因发现脊柱侧弯 1 年，由门诊收治脊柱外科病区，既往体健。患者于 2 天前行全麻下胸 4～腰 5 侧弯截骨矫形内固定植骨融合术，现术后第 2 天。家属诉患者自觉食欲欠佳，排气排便不通畅，腹胀腹痛感明显，查体可见腹部膨隆，腹硬，家属担心影响术后恢复。护士需根据病情变化完成相应护理工作。

八、患者资料（表 5-34）

表 5-34 患者个人资料

姓名:吴某雨	性别:女
年龄:15 岁	住院号:××××××
语言:普通话	教育程度:高中
身高:160cm 体重:50kg	职业:学生
既往史:无	现病史:发现脊柱侧弯 1 年
家族史:否认家族性疾病史	过敏史:无

九、设备及物品清单（表 5-35）

表 5-35　设备及物品清单

项目名称	具体信息
设备信息	①普通预防设备：速干手消毒剂、手套 ②关键设备：中心供氧装置或氧气筒、心电监护仪
模拟人信息	SimMan模拟人，女性装扮，右手系手腕带，背部留置伤口引流管一根
操作用物清单	氧气吸入用物、心电监护用物、肌内注射用物、局部给药（塞肛）用物、雾化吸入用物
药物清单	①新斯的明注射液 1mg ②开塞露 20mL ③0.9％氯化钠注射液 10mL ④盐酸氨溴索溶液 15mg
文件清单	①患者信息卡 ②吸氧卡 ③注射单 ④记录单
医嘱单	①氧气吸入，2L/min ②持续心电监护 ③新斯的明注射液 1mg 肌内注射 ④开塞露 20mL 塞肛 ⑤禁食 ⑥0.9％氯化钠注射液 10mL＋盐酸氨溴索溶液 15mg 雾化吸入

十、情景状态流程图

　　脊柱侧弯术后腹胀患者的病情发展可参照图 5-12 的模式进行模拟，左侧方框为情景状态流程，中间对应方框为该患者相应情景下学生应呈现的反应及实施要点，右侧方框为此情景状态下完成相应处置时间。

情景状态流程	实施要点	分配时间
初始状况： 【参数设置】 （在进行心电监护后显示） 　T：36.5℃ 　HR：90 次/分 　R：20 次/分 　BP：120/69mmHg 　SPO$_2$：100％ 【模拟人反应】 　安静卧床、情绪稳定、引流管通畅，四肢感觉运动功能正常	①确认患者身份 ②实施氧气吸入 ③实施心电监护 ④观察患者腹部体征 ⑤告知患者术后进食注意事项	6min

图 5-12

情景状态流程	实施要点	分配时间
改变/事件(1): 1 天后,患者诉腹痛腹胀,排气欠佳,食欲差 **【模拟人反应】** 　痛苦面容,精神紧张,抵触外人触碰腹部 **【干扰项】** 　家属焦急询问:"这做了手术两天,一直说不怎么想吃东西,翻身也说痛,营养会跟不上,会不会影响伤口恢复啊?"	①安抚患者:指导放松肌肉 ②腹部体查:暴露患者腹部皮肤,观察到患者腹部膨隆,轻揉按压患者腹部,腹硬 ③治疗性沟通:包括通知医生、汇报病情、获取医嘱(新斯的明注射液 1mg 肌内注射、开塞露 20mL 塞肛) ④遵医嘱予新斯的明注射液 1mg 肌内注射 ⑤遵医嘱予开塞露 20mL 塞肛 ⑥与家属沟通:解释腹胀、腹痛为术后常见并发症,交待暂禁食,指导按摩腹部的手法(按胃肠道解剖走向顺时针按摩腹部 5～10min 或下腹部热敷每天 3～4 次,可被动促进胃肠道蠕动,促进排气) ⑦饮食指导:嘱患者未排气不可进食,肠蠕动恢复后可给予少量饮水、米汤等。可根据病情给予富含高热量、高蛋白、高维生素的流质或半流质饮食。禁食牛奶、豆类、油炸等产气及含糖多的食物。可指导患者每日清晨空腹饮温开水刺激胃-结肠反射而促进排便,减少肠胀气	8min

情景状态流程	实施要点	分配时间
改变/事件(2): 2 天后,患者痰多、咳痰无力、呼吸急促 **【模拟人反应】** 　精神萎靡,咳痰无力,咳嗽过程中伴痛苦面容 **【干扰项】** 　家属担心询问:"这做了手术两天,精神状态越来越差,一咳嗽就说伤口痛?这怎么办才好呀?"	①安抚患者:指导患者进行有效咳嗽 ②协助翻身拍背 ③治疗性沟通:包括通知医生、汇报病情、获取医嘱(0.9%氯化钠注射液 10mL＋盐酸氨溴索溶液 15mg 雾化吸入) ④遵医嘱予 0.9%氯化钠注射液 10mL＋盐酸氨溴索溶液 15mg 雾化吸入 ⑤与家属沟通:解释出现痰液增多和咳痰伴疼痛的原因,并指导患者家属督促患者进行有效咳嗽	6min

图 5-12　情景状态流程图

十一、导师笔记

1. 病因

(1) 术前原因:术前未排空肠腔内积气和粪便。

(2) 术中原因:有手术操作对腹腔脏器的刺激及维持过度矫正的位置、麻醉药物使胃肠蠕动减弱、镇痛药物影响肠蠕动功能。

(3) 术后原因:吞气量增加、运动少、过早进食易产气食物、钾丢失、术后疼痛、止痛泵致肠蠕动减慢等。

2. 临床表现

（1）排气排便不通畅。

（2）腹痛不适，腹肌紧张。

（3）嗳气、反酸。

（4）恶心、呕吐。

（5）畏食、食欲不振。

3. 治疗措施

（1）饮食指导：未排气不可进食，减少胃肠道内产气。

（2）留置管道：严重腹胀时，可使用胃肠减压和肛管排气。

（3）药物处理：肌内注射新斯的明，促进肠蠕动；因便秘引起的腹胀可用开塞露塞肛，帮助排便。

（4）心理护理：疼痛时勿张口呼吸及大声喊叫，避免增加吞气量。

（5）腹部按摩：按肠道解剖走向顺时针按摩腹部 5～10min 或每天热敷下腹部 3～4 次。

4. 干扰项处理

本案例家属为干扰项，应针对家属及患者做好有效的解释沟通，取得理解与配合。

十二、复盘

预留大约 40min 时间，可围绕以下问题进行复盘。

（1）临床判断相关：该患者发生了什么？发生这种状况的原因是什么？患者咳嗽痰多主要是由什么原因引起的？你认为哪一个步骤是最关键的？该患者的护理诊断有哪些？诊断依据是什么？

（2）教学目标相关：你觉得在此病例模拟过程中哪些目标实现了？哪些目标没有实现？原因是什么？

（3）开放性问题：你对此次模拟教学活动体验感觉怎么样？你觉得你哪些方面做得比较好？如果再做一次，哪些方面会做得不一样？通过此次模拟，最有收获的是什么？

十三、学习行为评价

学习行为具体参照表 5-36 来进行评价。

表 5-36　学习行为评价表

行为类别	行为项目	完成		
		是	否	不完整
实施前阶段	①洗手、介绍自己			
	②确认患者身份			
实施阶段	①有效实施氧气吸入			
	②正确实施心电监护			
	③正确实施腹部体查			
	④及时呼叫医生			
	⑤正确实施肌内注射			
	⑥正确实施开塞露塞肛			

行为类别	行为项目	完成		
		是	否	不完整
实施阶段	⑦安抚家属并再次进行术后饮食指导			
	⑧正确予以翻身拍背			
	⑨正确实施雾化吸入			
团队合作	①任务分配合理			
	②指令清晰、职责明确			
	③闭环式沟通			
	④互相尊重、知识共享			

学生自我反思：

案例十三　乳腺癌患者的护理

目前，乳腺癌已成为全球发病率最高的恶性肿瘤，严重危害广大女性的身心健康。其发病原因认为与雌激素变化、家族史、月经婚育史、营养过剩、肥胖、高脂肪饮食、生活环境及方式等因素相关。早期临床表现为患侧乳房出现无痛性、单发小肿块，患者常无意中发现。发展至晚期可出现肿块固定，卫星结节和铠甲胸，甚至皮肤破溃形成溃疡，常有恶臭，易出血。乳腺癌治疗方案包括手术、化学药物治疗、内分泌治疗、放射治疗、生物治疗等综合治疗措施，但仍以外科手术治疗为主。改良根治术目前仍是乳腺癌最常用的手术方式。术后伤口加压包扎、功能锻炼、健康指导等措施对女性的生理健康、心理状态及社会功能可产生较大影响。本情景模拟教学案例基于真实的临床情况，呈现的是一位乳腺癌行改良根治术伤口出血的患者。护士必须综合运用所学知识，及时、有效地给予正确的治疗及护理措施。

一、适用对象

五年以内新入职护士。

二、模拟教学目标

1. 主要目标

（1）护士能识别乳腺癌的病因和临床表现。

（2）护士能了解乳腺癌的治疗原则。

（3）护士能掌握乳腺癌行改良根治术患者的术后处置措施和并发症的处理。

（4）正确实施操作：氧气吸入、心电监护、快速血糖测定、雾化吸入、静脉输液、静脉采血（合血）、静脉注射、伤口换药。

（5）护士能关注患者的生理、心理状态并能进行健康指导。

（6）展现职业素养和与患者、家属的沟通技巧。

2. 关键行为核查

（1）和手术室护士、麻醉师交接患者。按全麻术后摆放体位，患肢稍抬高。

（2）予以氧气吸入、连接心电监护、妥善固定各管路。

（3）正确实施术后健康指导。

（4）正确实施血糖测定、雾化吸入。

（5）正确实施静脉采血（血常规、合血）。

（6）另建一条静脉通路（避开患侧上肢），快速补液。

（7）正确推注止血药物。

（8）进行伤口换药及加压包扎。

（9）避免在患肢输液、采血、测量血压等。

（10）关注患者的生理、心理状态，安抚患者及家属，并进行有效沟通和健康指导。

三、模拟教学流程及时间

（1）模拟情景场景布置：10min。

（2）模拟情景场所、仪器设备、物品介绍：10min。

（3）知识回顾：15min。

（4）提供案例信息，角色分工：10min。

（5）参与者准备：5min。

（6）模拟案例运行：20min。

（7）复盘：40min。

四、模拟教学前准备

已完成情景模拟的前期课程"外科护理学""危急重症护理学""护理学基础"等相关知识及技能的教学。在案例运行前复习乳腺癌相关知识及技能。以提问结合思维导图的形式复习乳腺癌的病因及临床表现，术后处理及相关并发症的紧急处理措施。复习氧气吸入、心电监护、快速血糖测定、雾化吸入、静脉输液、静脉采血（合血）、静脉注射、伤口换药等操作技能步骤要点。

五、模拟教学前介绍

（1）环境、设备、用物介绍：向护士介绍模拟情景场所，模拟相关设备及模拟人的功能，用物的放置位置、作用及替代方法。

（2）模拟概述介绍：介绍模拟案例相关信息主要包括患者信息、疾病状态和进一步的情景发展、角色分工、复盘及评价方式、时间安排。强调本次学习目标及关注重点。

（3）心理安全：向护士说明模拟的学习环境是安全的，使护士心理放松，并给予护士鼓励与肯定。

六、模拟情景及角色分工

（1）情景模拟场所：乳腺外科病房。

（2）护士角色分工：护士 A、护士 B、护士 C，观察病情及初步判断，执行医嘱，与家属及患者沟通；观察员，其他护士观察，记录 3 名情景模拟护士的表现。

（3）教师角色分工：患者家属（必要时提醒病情变化）、麻醉师、手术室护士、医生。

七、模拟案例概述

患者，女性，62 岁，住院号×××××。因发现左乳无痛性肿块 10 天由门诊收入乳腺外科病区。患者既往有糖尿病、慢性咽炎，长期慢性咳嗽。吸烟史 20 余年，每日半包。经穿刺活检回报为"乳腺浸润性癌"，入院完善相关检查后，在全麻下行左乳癌改良根治术，术毕安返病房，补液在续。生命体征平稳，伤口引流管引流红色血性液体约 20mL。1h 后患者出现术后咳嗽，自觉胸带包扎过紧，呼吸不畅，家属自行解开胸带。又 30min 后，护士到现场查看，患者意识清楚、面色苍白，左侧胸部膨隆，伤口敷料有血渍，伤口引流管引流鲜红色血性液体约 600mL。脉搏 112 次/分，呼吸 24 次/分，血压 88/60mmHg，SPO_2 95%，出现低血容量性休克表现。护士需根据病情变化完成相应护理工作。

八、患者资料（表5-37）

表5-37　患者个人资料

姓名:李某芳	性别:女
年龄:62岁	住院号:××××××
语言:普通话	教育程度:小学
身高:154cm　　体重:56kg	职业:无业
饮食习惯:饮食无特殊	社会经济背景:一般
既往史:既往有糖尿病、慢性咽炎,长期慢性咳嗽。吸烟史20余年,每日半包	现病史:发现左乳无痛性肿块10天。术前经穿刺活检回报为"乳腺浸润性癌",入院完善相关检查后,在全麻下行左乳癌改良根治术,术毕安返病房
家族史:否认家族性疾病史	过敏史:无

九、设备及物品清单（表5-38）

表5-38　设备及物品清单

项目名称	具体信息
设备信息	①普通预防设备:速干手消毒剂、手套 ②关键设备:中心供氧装置或氧气筒、心电监护仪、快速血糖仪
模拟人信息	SimMan模拟人,女性装扮,右手系有手腕带
操作用物清单	氧气吸入用物、心电监护用物、快速血糖测定用物、雾化吸入用物、静脉输液用物、静脉注射药物、静脉采血用物、伤口换药用物
药物清单	①葡萄糖氯化钠注射液500mL(背景设置时用) ②聚明胶肽溶液500mL ③蛇毒血凝酶2U ④0.9%氯化钠溶液2支/10mL ⑤吸入用盐酸氨溴索溶液30mg
文件清单	①患者信息卡 ②吸氧卡 ③输液卡 ④注射卡 ⑤雾化吸入执行卡 ⑥瓶签贴 ⑦记录单
医嘱单	①一级护理 ②禁食禁饮6h ③氧气吸入,2L/min ④持续心电监护 ⑤引流管护理 ⑥快速血糖测定 ⑦0.9%氯化钠溶液10mL+吸入用盐酸氨溴索溶液30mg雾化吸入 ⑧急抽血查血常规、合血 ⑨聚明胶肽溶液500mL另一路静脉输液 ⑩0.9%氯化钠溶液10mL+蛇毒血凝酶2U静脉推注 ⑪伤口换药,加压包扎
重要实验室检查结果或辅助检查资料	①血常规结果2份(术前、术后) ②凝血常规结果1份(术前) ③快速血糖测定结果2份

十、情景状态流程图

乳腺癌患者术后伤口出血的病情发展可参照图 5-13 的模式进行模拟，左侧方框为乳腺癌患者术后伤口出血的情景状态流程，中间对应方框为该患者相应情景下护士应呈现的反应及实施要点，右侧方框为此情景状态下完成相应处置时间。

情景状态流程	实施要点	时间分配
初始状况：全麻下行左乳癌改良根治术，术毕安返病房 【参数设置】 　（连接心电监护仪后显示） 　T：36.5℃ 　HR：78 次/分 　R：20 次/分 　BP：123/72mmHg 　SPO_2：98% 【模拟人反应】 　刚安置于床，神志清楚、引流袋未妥善固定 【可提供实验室检查结果】 　①血常规 　WBC：3.93×10^9/L 　HGB：118g/L 　RBC：4.13×10^{12}/L 　PLT：128×10^9/L 　②凝血功能 　PT 10.8s, APTT 24.9s 　TT 18.4s, Fib 2.1g/L 　D-Dimer 0.09μg/mL	①确认患者身份 ②和手术护士、麻醉师交接患者 ③妥善固定伤口引流管 ④予以术后健康指导（饮食、活动、引流管的观察、患肢功能锻炼、戒烟等） ⑤治疗性沟通：包括通知医生、汇报病情、获取医嘱（氧气吸入、心电监护） ⑥予以氧气吸入 ⑦连接心电监护	5min

情景状态流程	实施要点	时间分配
改变/事件(1)：1h 后患者出现咳嗽、轻度低血糖表现 【参数设置】 　（心电监护显示） 　T：36.2℃ 　HR：98 次/分 　R：22 次/分 　BP：125/75mmHg 　SPO_2：97% 【模拟人反应】 　患者咳嗽、有痰，自觉稍有心慌，绷带包扎过紧 【可提供实验室检查结果】 　快速血糖测定：3.9mmol/L（在完成血糖测定操作后出示） 【家属反应】 　自行帮助患者解开胸带（护士实施操作完成后）	①观察病情及胸带包扎情况 ②加快输液速度 ③治疗性沟通：包括通知医生、汇报病情、获取医嘱（快速血糖测定、氧气雾化吸入） ④实施快速血糖测定 ⑤遵医嘱予 0.9%氯化钠溶液 10mL＋吸入用盐酸氨溴索溶液 30mg 氧气雾化吸入	5min

情景状态流程	实施要点	时间分配
改变/事件(2)：30min后，发生术后伤口出血，出现低血容量性休克表现 **【参数设置】** （心电监护显示） 　T：36.2℃ 　HR：112次/分 　R：24次/分 　BP：88/60mmHg 　SPO$_2$：95% **【模拟人反应】** 　患者意识清楚、精神紧张、面色苍白，左侧胸部膨隆，伤口敷料有血渍，伤口引流管引流鲜红色血性液体约600mL **【可提供实验室检查结果】** 　血常规： 　WBC：5.53×10^9/L 　HGB：88g/L 　RBC：3.33×10^{12}/L 　PLT：118×10^9/L **【可提供实验室检查结果】** 　复测血糖值：4.8mmol/L	①现场查看患者伤口及引流管情况 ②休克的病情观察要点：意识、面色、心率、血压、尿量、末梢循环及进展判断 ③体位摆放：中凹卧位 ④再次加快输液速度 ⑤治疗性沟通：通知医生、汇报病情、获取医嘱（另一路静脉输液、静脉推注、伤口换药、急抽血查血常规、合血） ⑥遵医嘱急抽血查血常规、合血 ⑦遵医嘱聚明胶肽500mL另建一路静脉通路 ⑧遵医嘱蛇毒血凝酶2U静脉推注 ⑨进行伤口换药及加压包扎 ⑩解释性沟通：解释病情及处理情况，安抚患者及家属	10min

图 5-13　情景状态流程图

十一、导师笔记

1. 病因

目前尚不清楚，认为与下列因素有关。

（1）激素作用：如雌酮及雌二醇与乳腺癌的发病有直接关系。

（2）家族史：一级女性亲属中有乳腺癌病史者的发病危险性是普通人群的2～3倍。

（3）月经婚育史：月经初潮年龄早、绝经年龄晚、未育、初次足月产年龄较大及未进行母乳喂养者发病机会增加。

（4）乳腺良性疾病。

（5）饮食与营养：如营养过剩、肥胖和高脂肪饮食可增加发病机会。

（6）生活环境和生活方式。

2. 临床表现

（1）乳房肿块：早期表现为患侧乳房出现无痛性、单发小肿块，患者常无意中发现。肿块多位于乳房外上象限。乳腺癌发展至晚期可出现肿块固定，卫星结节和铠甲胸，甚至皮肤破溃形成溃疡，常有恶臭，易出血。

（2）乳房外形改变：①酒窝征；②乳头内陷；③橘皮征。

（3）转移征象：最初多见为患侧腋窝淋巴结转移。也可经血行转移至骨、肺、肝时，而出现相应症状。

（4）特殊乳腺癌：炎性乳腺癌和乳头湿疹样乳腺癌的发病率均较低。前者在年轻女性多见，尤其在妊娠及哺乳期，恶性度高，转移早，发展迅速，预后极差；后者恶性度低，发展慢，腋淋巴结转移较晚。

3. 治疗措施

手术治疗为主，辅以化学治疗、内分泌治疗、放射治疗、生物治疗等综合治疗措施。

（1）手术治疗：是病灶仍局限于局部及区域淋巴结患者的首选方法，乳腺癌改良根治术是目前常用的手术方式。

（2）非手术治疗：①化学治疗。浸润性乳腺癌伴腋淋巴结转移是应用辅助化学治疗的指征，化学治疗常选择联合化疗方案。②内分泌治疗。雌激素受体（ER）阳性者优先应用内分泌治疗。常用药物为他莫昔芬和芳香化酶抑制剂。③放射治疗。主要用于保留乳房的乳腺癌手术后患者。④生物治疗。分子靶向治疗，选择性地作用于人表皮生长因子受体，降低患者的复发和死亡风险。

4. 健康指导

①指导患者及家属正确面对生理缺失，及时调整心理状态，树立信心和勇气；②指导患者术后注意事项（饮食、活动、引流管的观察、患肢功能锻炼、戒烟等），患肢避免输液、采血、测量血压等。

十二、复盘

预留大约 40min 时间，可围绕以下问题进行复盘。

（1）临床判断相关：该患者发生了什么？发生这种状况的原因是什么？你认为哪一个步骤是最关键的？该患者的护理诊断有哪些？诊断依据是什么？

（2）教学目标相关：你觉得在此病例模拟过程中哪些目标实现了？哪些目标没有实现？原因是什么？

（3）开放性问题：你对此次模拟教学活动体验感觉怎么样？你觉得你哪些方面做得比较好？如果再做一次，哪些方面会做得不一样？通过此次模拟，最有收获的是什么？

十三、学习行为评价

学习行为具体参照表 5-39 来进行评价。

表 5-39　学习行为评价表

行为类别	学习行为项目	完成		
		是	否	不完整
实施前阶段	①洗手、介绍自己			
	②确认患者身份			
实施阶段	①正确摆放术后体位			
	②妥善固定伤口引流管			
	③正确实施术后健康指导			
	④正确实施氧气吸入			
	⑤正确实施心电监护			
	⑥正确调节输液速度			
	⑦正确实施快速血糖测定			
	⑧实施紧急处置			
	⑨正确摆放休克体位			

行为类别	学习行为项目	完成		
		是	否	不完整
实施阶段	⑩及时通知医生			
	⑪正确实施静脉采血			
	⑫另建静脉通路			
	⑬正确使用止血药物			
	⑭伤口处理及加压包扎			
	⑮沟通安抚及健康指导			
团队合作	①任务分配合理			
	②指令清晰、职责明确			
	③闭环式沟通			
	④互相尊重、知识共享			

学生自我反思：

案例十四　肺癌患者的护理

肺癌是源于支气管黏膜上皮或肺泡上皮的恶性肿瘤，是我国发病率和死亡率位于前列的恶性肿瘤之一。早期肺癌无明显症状，随着肿瘤进展可出现不同症状。手术仍是肺癌患者的主要治疗方式之一，围手术期的治疗与护理直接影响患者术后康复效果及长期预后。肺癌患者术后一般需留置胸腔闭式引流管引流积气、积液，若引流管滑脱，而发现和处理不及时，可导致严重后果。本情景模拟教学案例基于真实的临床情况，呈现的是一位肺癌患者术后胸腔闭式引流管滑脱的情景。护士必须正确掌握肺癌患者的围手术期护理，快速识别胸腔闭式引流管滑脱的相关表现，并通过团队间的有效合作，及时、有效地给予正确的处置及护理措施。

一、适用对象

一年以内新入职护士。

二、模拟教学目标

1. 主要目标

（1）护士能正确实施肺癌患者围手术期护理措施。

（2）护士能识别胸腔闭式引流管滑脱的原因和临床表现。

（3）护士能正确进行胸腔闭式引流管滑脱的紧急处置。

（4）护士能正确实施操作：氧气吸入、心电监护、更换胸腔闭式引流瓶、雾化吸入、动脉采血。

（5）展现职业素养和突发情况下的与患者、家属的沟通技巧。

2. 关键行为核查

（1）迅速反折引流管并呼叫医护人员。

（2）立即予以更换胸腔闭式引流瓶。

（3）及时予以氧气吸入、心电监护、雾化吸入、动脉采血。

（4）针对干扰项进行与患者及家属的有效沟通。

三、模拟教学流程及时间

（1）模拟情景场景布置：10min。

（2）模拟情景场所、仪器设备、物品介绍：5min。

（3）知识回顾：10min。

（4）提供案例信息，角色分工：10min。

（5）参与者准备：5min。

（6）模拟案例运行：20min。

（7）复盘：40min。

四、模拟教学前准备

已完成情景模拟的前期课程"外科护理学""危急重症护理学""护理学基础"等相关知

识及技能的教学。在案例运行前复习肺癌患者围手术期的护理、胸腔闭式引流管护理的相关知识及技能。以提问结合思维导图的形式复习肺癌患者围手术期护理措施，胸腔闭式引流管护理及管道滑脱的紧急处理措施。复习氧气吸入、心电监护、更换胸腔闭式引流瓶、雾化吸入、动脉采血等操作技能步骤要点。

五、模拟教学前介绍

（1）环境、设备、用物介绍：向护士介绍模拟情景场所，模拟相关设备及模拟人的功能，用物的放置位置、作用及替代方法。

（2）模拟概述介绍：介绍模拟案例相关信息主要包括患者信息、疾病状态和进一步的情景发展、角色分工、复盘及评价方式、时间安排。强调本次学习目标及关注重点。

（3）心理安全：向护士说明模拟的学习环境是安全的，使护士心理放松，并给予护士鼓励与肯定。

六、模拟情景及角色分工

（1）情景模拟场所：胸外科病房。

（2）护士角色分工：护士 A、护士 B，观察病情及初步判断，执行医嘱，与家属及患者沟通；观察员，其他同学观察，记录 2 名情景模拟护士的表现。

（3）教师角色分工：患者家属（必要时提醒病情变化）、医生。

七、模拟案例概述

患者，男性，65 岁，住院号××××××。因咳嗽、咳痰、痰中带血 1 个月入住胸外科病房。既往有 30 余年吸烟史（2 包/天），陈旧性肺结核病史 10 年。入院胸部 CT 结果提示左上肺占位。入院完善术前检查后，在全麻胸腔镜下行左上肺叶切除＋淋巴结清扫术，手术顺利，术后留置左侧胸腔闭式引流管 1 根，麻醉清醒后转回病房。术中快速病检提示左上肺腺癌。4h 后患者在床上翻身时牵拉引流管，引流管与引流瓶连接处滑脱，30min 后患者出现呼吸急促、血氧饱和度下降，家属见状大声呼救。护士需根据病情变化完成相应护理工作。

八、患者资料（表 5-40）

表 5-40　患者个人资料

姓名:高某	性别:男
年龄:65 岁	住院号:××××××
语言:普通话	教育程度:初中
身高:175cm　　体重:68kg	职业:农民
饮食习惯:饮食无特殊	社会经济背景:一般
既往史:发现肺结核病史 10 年,服用抗结核药物 1 年,后因经济原因未再服药	现病史:咳嗽、咳痰、痰中带血 1 个月余
家族史:否认家族性疾病史	过敏史:无

九、设备及物品清单（表 5-41）

表 5-41　设备及物品清单

项目名称	具体信息
设备信息	①普通预防设备:速干手消毒剂、手套 ②关键设备:中心供氧装置或氧气筒、心电监护仪
模拟人信息	标准化患者,男性装扮,右手系有手腕带
操作用物清单	氧气吸入用物、心电监护用物、更换胸腔闭式引流瓶用物、雾化吸入用物、动脉采血用物
药物清单	①灭菌注射用水 1 支/5mL ②吸入用盐酸氨溴索溶液 1 支/15mg
文件清单	①患者信息卡 ②吸氧卡 ③检验条码 ④记录单
医嘱单	①氧气吸入,2L/min ②持续心电监护 ③更换胸腔闭式引流瓶 ④急诊床旁胸部 X 线 ⑤灭菌注射用水 2mL＋吸入用盐酸氨溴索溶液 15mg 雾化吸入 ⑥急抽动脉血行血气分析
重要实验室检查结果 或辅助检查资料	①动脉血气分析结果 ②床旁胸部 X 线结果

十、情景状态流程图

　　肺癌患者围手术期的病情发展可参照图 5-14 的模式进行模拟,左侧方框为肺癌术后留置胸腔闭式引流管患者的情景状态流程,中间对应方框为该患者相应情景下学生应呈现的反应及实施要点,右侧方框为此情景状态下完成相应处置时间。

情景状态流程	实施要点	时间分配
初始状况: 【参数设置】 　(进行心电监护后显示) 　T:36.9℃ 　HR:80 次/分 　R:20 次/分 　BP:126/72mmHg 　SPO_2:98% 【标准化患者反应】 　由 ICU 转入,情绪稳定,安静卧床	①确认患者身份 ②体位摆放:床头抬高 30° ③综合运用各种方法全面评估者,系统收集患者术后病情资料并分析 ④治疗性沟通:交接手术经过及实验室检查结果,通知医生、汇报病情、获取医嘱 ⑤实施氧气吸入 ⑥实施心电监护 ⑦健康教育:肺癌手术患者术后健康教育	6min

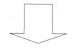

情景状态流程	实施要点	时间分配
改变/事件(1):4h后患者床上翻身后出现气促表现,查看胸腔闭式引流管连接处滑脱 **【参数设置】** T:36.9℃ HR:106 次/分 R:26 次/分 BP:130/72mmHg SPO_2:94% **【标准化患者反应】** 床上翻身后,主诉憋气,伤口疼痛,情绪紧张 **【可提供影像学结果】** 胸部X线结果示:左肺体积缩小,横膈上抬,左胸腔内可见置管影,左肺呈术后改变。双下肺野见散在片状稍高密度影;左上肺野内见少许气液平面,双侧肋膈角变钝	①护士A立即用双手反折引流管,呼叫医护人员 ②护士B立即重新准备胸腔闭式引流瓶,予以无菌操作更换胸腔闭式引流瓶 ③测量生命体征,听诊肺部呼吸音,观察胸腔闭式引流情况 ④治疗性沟通:汇报病情、生命体征、获取医嘱(包括卧床休息、加大氧流量、急诊床旁胸部X线等) ⑤予以胸腔闭式引流管护理的健康教育 ⑥人文关怀:解释情况,安抚家属及患者,放松指导	6min

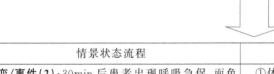

情景状态流程	实施要点	时间分配
改变/事件(2):30min后患者出现呼吸急促,面色潮红,血氧饱和度下降 **【参数设置】** T:37.0℃ HR:105 次/分 R:23 次/分 BP:132/76mmHg SPO_2:92% **【标准化患者反应】** 主诉气促,双肺可闻及痰鸣音,情绪焦虑 **【可提供实验室检查结果】** 动脉血气分析结果: pH:7.40 PCO_2:40mmHg PO_2:82mmHg SO_2:94% **【干扰项】** 家属见状趴在患者身上嚎啕大哭,边哭边说:"这是怎么了啊?刚刚还好好的,现在怎么就上不来气呢?医生护士,你们快帮帮他!"	①体位摆放:半坐卧位 ②检查吸氧装置和胸腔闭式引流瓶 ③观察呼吸、面色情况,听诊肺部呼吸音 ④治疗性沟通:包括通知医生、汇报病情、获取医嘱(氨溴索雾化吸入、血气分析) ⑤遵医嘱予灭菌注射用水2mL+吸入用盐酸氨溴索溶液15mg雾化吸入 ⑥急抽动脉血行血气分析 ⑦指导咳嗽,予以拍背协助咳痰 ⑧人文关怀:擦拭嘴角、情绪安抚	8min

图5-14 情景状态流程图

十一、导师笔记

1.肺癌患者术后护理措施

(1)体位安置:平卧位或半坐卧位,避免头低足高仰卧位。

（2）保持呼吸道通畅：氧气吸入，密切观察，指导深呼吸训练及咳嗽，给予氧气雾化，必要时吸痰。

（3）胸腔闭式引流管的护理：妥善固定，保持密闭，确保通畅，注意观察，掌握管道滑脱的紧急处理及拔管指征等。

（4）伤口护理：保持伤口敷料干燥，发现异常及时通知处置。

（5）维持体液平衡和补充营养：控制输液量和速度，补充营养。

（6）活动与休息：鼓励术后早期下床活动，加强手臂和肩关节运动。

2. 胸腔闭式引流管滑脱的紧急处理措施

（1）胸腔闭式引流管从置管处脱出：立即用手捏闭置管处皮肤，消毒后用凡士林纱布封闭伤口，立即通知并协助医生进一步处理。

（2）胸腔闭式引流管从连接处脱出：立即用双手反折或双钳夹闭引流管近心端，无菌操作更换引流装置。

3. 干扰项处理

本案例家属为干扰项，应针对家属及患者做好有效的解释沟通，取得理解与配合。

十二、复盘

预留大约 40min 时间，可围绕以下问题进行复盘。

（1）临床判断相关：该患者发生了什么？发生这种状况的原因是什么？这是属于哪种类型的管道滑脱？你认为哪一个步骤是最关键的？该患者的护理诊断有哪些？诊断依据是什么？

（2）教学目标相关：你觉得在此病例模拟过程中哪些目标实现了？哪些目标没有实现？原因是什么？

（3）开放性问题：你对此次模拟教学活动体验感觉怎么样？你觉得你哪些方面做得比较好？如果再做一次，哪些方面会做得不一样？通过此次模拟，最有收获的是什么？

十三、学习行为评价

学习行为具体参照表 5-42 来进行评价。

表 5-42　学习行为评价表

行为类别	学习行为项目	完成		
		是	否	不完整
实施前阶段	①洗手、介绍自己			
	②确认患者身份			
实施阶段	①有效实施氧气吸入			
	②正确实施心电监护			
	③正确收集资料，有效评估			
	④紧急反折引流管			
	⑤紧急呼叫医护人员			
	⑥正确更换胸腔闭式引流瓶			

行为类别	学习行为项目	完成		
		是	否	不完整
实施阶段	⑦正确实施雾化吸入			
	⑧正确实施动脉采血			
	⑨正确指导有效咳嗽、咳痰			
	⑩有效安抚患者及家属			
团队合作	①任务分配合理			
	②指令清晰、职责明确			
	③闭环式沟通			
	④互相尊重、知识共享			

学生自我反思：

案例十五　食管癌患者的护理

食管癌是一种常见的上消化道恶性肿瘤，可因不良饮食习惯或遗传因素等引起。其临床表现主要为进食梗阻感、异物感，或进行性吞咽困难。手术仍为食管癌的主要治疗方式之一，术后出血为其常见并发症。术后出血若发现或治疗不及时可引起机体的组织血液灌注减少和细胞缺氧，最终形成不可逆转的休克，导致死亡。本情景模拟教学案例基于真实的临床情况，呈现的是一位食管癌术后出血的患者。学生必须详细了解食管癌患者的相关症状，识别围手术期的相关问题，并通过团队间的有效合作，及时、有效地给予正确的救治及护理措施。

一、适用对象

护理本科实习阶段学生。

二、模拟教学目标

1. 主要目标

（1）学生能识别食管癌的病因和临床表现。

（2）学生能正确实施食管癌患者围手术期护理。

（3）学生能采取食管癌术后出血及出现低血容量性休克时的紧急处置措施。

（4）正确实施操作：生命体征测量、静脉输液、氧气吸入、心电监护、静脉采血（合血）、静脉注射、更换胃管负压引流瓶。

（5）展现职业素养和突发情况下的与患者、家属的沟通技巧。

2. 关键行为核查

（1）摆放合适体位并呼叫医生。

（2）予以氧气吸入、连接心电监护。

（3）迅速建立静脉通路并快速补液。

（4）予以静脉采血（合血）。

（5）正确静脉注射止血药物。

（6）更换胃管负压引流瓶。

（7）针对干扰项进行与患者及家属的有效沟通。

三、模拟教学流程及时间

（1）模拟情景场景布置：10min。

（2）模拟情景场所、仪器设备、物品介绍：10min。

（3）知识回顾：15min。

（4）提供案例信息，角色分工：5min。

（5）参与者准备：5min。

（6）模拟案例运行：20min。

（7）复盘：40min。

四、模拟教学前准备

已完成情景模拟的前期课程"外科护理学""危急重症护理学""护理学基础"等相关知识及技能的教学。在案例运行前复习食管癌患者护理的相关知识及技能。以提问结合思维导图形式复习食管癌的病因及临床表现、食管癌患者术后护理措施。复习生命体征测量、静脉输液、氧气吸入、心电监护、静脉采血（合血）、静脉注射、更换胃管负压引流瓶等操作技能步骤要点。

五、模拟教学前介绍

（1）环境、设备、用物介绍：向学生介绍模拟情景场所，模拟相关设备及模拟人的功能，用物的放置位置、作用及替代方法。

（2）模拟概述介绍：介绍模拟案例相关信息主要包括患者信息、疾病状态和进一步的情景发展、角色分工、复盘及评价方式、时间安排。强调本次学习目标及关注重点。

（3）心理安全：向学生说明模拟的学习环境是安全的，使学生心理放松，并给予学生鼓励与肯定。

六、模拟情景及角色分工

（1）情景模拟场所：胸外科病房。

（2）学生角色分工：护士 A、护士 B、护士 C，观察病情及初步判断，执行医嘱，与家属及患者沟通；观察员，其他同学观察，记录 3 名情景模拟同学的表现。

（3）教师角色分工：患者家属（必要时提醒病情变化）、医生。

七、模拟案例概述

患者，男性，50 岁，住院号××××××。因进行性吞咽困难、纳差 1 个月余收治胸外科病房。既往有 20 余年饮酒史，慢性胃溃疡病史。患者入院当日因长期纳差出现低钾血症。入院后完善相关检查后，在全麻胸腹腔镜联合下行食管癌根治术＋胃代食管颈部吻合术，术后留置胸腔闭式引流管、鼻肠管、鼻胃管各 1 根。术后第 1 日由 ICU 转入病房予以术后常规护理，1h 后患者胃管负压引流瓶内引流出鲜红色血性液体约 300mL，患者出现心率增快、血压下降、皮肤湿冷等低血容量表现。家属见状，拉着护士衣袖焦急地询问。护士需根据病情变化完成相应护理工作。

八、患者资料（表 5-43）

表 5-43　患者个人资料

姓名：李某	性别：男
年龄：50 岁	住院号：××××××
语言：普通话	教育程度：高中
身高：176cm　　体重：65kg	职业：工人
饮食习惯：饮酒 20 余年，喜食热辣食物	社会经济背景：一般

既往史:发现慢性胃溃疡 3 年,曾服用治疗胃溃疡药物 2 年,后因症状改善未再服药	现病史:进行性吞咽困难、纳差 1 个月余
家族史:否认家族性疾病史	过敏史:无

九、设备及物品清单 (表 5-44)

表 5-44　设备及物品清单

项目名称	具体信息
设备信息	①普通预防设备:速干手消毒剂、手套 ②关键设备:中心供氧装置或氧气筒、心电监护仪
模拟人信息	标准化患者,男性装扮,右手系有手腕带
操作用物清单	生命体征测量用物、静脉输液用物、氧气吸入用物、心电监护用物、静脉采血(合血)用物、静脉注射药物、更换胃管负压引流瓶用物、管道固定用物
药物清单	①5%葡萄糖溶液 500mL ②10%氯化钾注射液 10mL ③复方氯化钠注射液 500mL(改变事件 1 背景设置中用) ④蛇毒血凝酶 2U ⑤聚明胶肽注射液 500mL ⑥0.9%氯化钠注射液 1 支/10mL
文件清单	①患者信息卡 ②输液卡 ③注射卡 ④吸氧卡 ⑤瓶签贴 ⑥管道标识 ⑦记录单
医嘱单	①生命体征测量 ②5%葡萄糖溶液 500mL+10%氯化钾注射液 10mL 静脉滴注 ③氧气吸入,2L/min ④持续心电监护 ⑤复方氯化钠注射液 500mL 静脉滴注 ⑥禁食禁饮 ⑦急抽血查血常规、合血 ⑧聚明胶肽注射液 500mL,另一路静脉滴注 ⑨0.9%氯化钠注射液 10mL+蛇毒血凝酶 2U,静脉注射 ⑩查大便常规 ⑪记 24h 出入水量
重要实验室检查结果或辅助检查资料	①电解质结果 ②血常规结果 ③大便隐血试验结果

十、情景状态流程图

食管癌患者的病情发展可参照图 5-15 的模式进行模拟，左侧方框为食管癌患者围手术期的情景状态流程，中间对应方框为该患者相应情景下学生应呈现的反应及实施要点，右侧方框为此情景状态下完成相应处置时间。

情景状态流程	实施要点	时间分配
初始状况： 【参数设置】 （入院时进行生命体征测量后显示） 　T：36.2℃ 　HR：70 次/分 　R：20 次/分 　BP：115/65mmHg 　SPO$_2$：99% 【标准化患者反应】 安静卧床、情绪紧张 【可提供实验室检查结果】 电解质结果： 　Na$^+$：138mmol/L 　K$^+$：3.0 mmol/L 　Ca^{2+}：2.28mmol/L 　Cl$^-$：100mmol/L	①确认患者身份 ②生命体征测量 ③综合运用各种方法全面评估患者，系统收集病情资料并分析 ④治疗性沟通：询问发病经过及既往史，予以入院宣教 ⑤遵医嘱予 5% 葡萄糖溶液 500mL＋10% 氯化钾注射液 10mL，静脉滴注 ⑥人文关怀：安抚情绪，予以入院宣教	6min

情景状态流程	实施要点	时间分配
改变/事件(1)：手术后 1 日由 ICU 转回病房，输液在续 【参数设置】 　T：36.9℃ 　HR：98 次/分 　R：22 次/分 　BP：112/60mmHg 　SPO$_2$：97% 【标准化患者反应】 安静卧床由 ICU 转入、情绪稳定	①体位摆放：床头抬高 30° ②观察病情 ③治疗性沟通：交接手术中及 ICU 情况，通知医生、汇报病情、获取医嘱（氧气吸入、心电监护、留置鼻肠管、胸腔闭式引流管、鼻胃管各 1 根于床旁、告知患者禁食禁饮等） ④实施氧气吸入 ⑤实施心电监护 ⑥妥善固定鼻肠管、胸腔闭式引流管、鼻胃管 ⑦健康教育：食管癌术后注意事项	6min

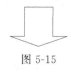

图 5-15

情景状态流程	实施要点	时间分配
改变/事件(2):1h后鼻胃管负压引流瓶内引流出鲜红色血性液体300mL **【参数设置】** 　T:37.0℃ 　HR:118次/分 　R:26次/分 　BP:96/54mmHg 　SPO$_2$:94% **【标准化患者反应】** 　主诉胃及胸前区不适,伤口疼痛,四肢无力,观察可见皮肤湿冷,情绪烦躁 **【可提供实验室检查结果】** 　①血常规 　WBC:6.2×10^9/L 　N:78% 　LYM%:30% 　RBC:3.8×10^{12}/L 　HGB:110g/L 　PLT:106×10^9/L 　MCV:78.5fl 　HCT:0.3 　②大便常规:黑色,潜血阳性 **【干扰项】** 　家属见状拉住护士衣袖焦急询问:"我老公这是怎么了啊?你要想办法救救他!"	①病情观察:包括意识、面色、心率、血压、引流管内引流液的情况等 ②加快输液速度 ③抗休克体位:中凹卧位 ④治疗性沟通:包括汇报病情、获取医嘱(抽血查血常规、合血、聚明胶肽注射液500mL静脉滴注、蛇毒血凝酶2U静脉推注等) ⑤急抽血查血常规、合血 ⑥另建一路静脉通路,遵医嘱予聚明胶肽注射液500mL静脉滴注 ⑦遵医嘱予0.9%氯化钠注射液10mL+蛇毒血凝酶2U静脉注射 ⑧更换胃管负压引流瓶 ⑨查大便常规 ⑩记24h出入水量 ⑪解释性沟通:解释病情,处理情况,安抚家属及患者	8min

图 5-15　情景状态流程图

十一、导师笔记

1. 临床表现

(1) 早期:吞咽粗硬食物时有梗阻感、胸骨后烧灼感等。

(2) 中晚期

① 症状:进行性吞咽困难,先是难咽干硬食物,进而只能进食半流质、流质饮食,最后滴水难进。晚期肿瘤外侵可出现胸背痛、饮水呛咳、声音嘶哑、呕血等症状。

② 体征:锁骨上淋巴结肿大,严重者有腹水征。晚期患者出现恶病质状态。

2. 术后护理措施

(1) 病情观察:观察患者的生命体征、伤口及引流管情况。

(2) 饮食护理:术后早期禁食禁饮,持续胃肠减压;停止胃肠减压24h后可先试饮少量水,术后5~6日进食全流质饮食,然后逐步过渡,术后3周患者无特殊可进普食。

(3) 呼吸道护理:定时观察,听诊呼吸音;保持呼吸道通畅,鼓励咳嗽咳痰,必要时吸痰。

(4) 胃肠道护理:胃肠减压护理、肠内营养护理等。

(5) 胸腔闭式引流管护理:保持无菌、通畅、妥善固定、注意观察。

(6) 并发症的观察与护理:出血、吻合口瘘、乳糜胸。

3. 食管癌术后出血紧急处理措施

(1) 一般处理:卧床休息,床头抬高,保持呼吸道通畅,禁食禁饮。

(2) 快速补充血容量:尽快建立有效的静脉输液通道,立即查患者血型和交叉配血。

（3）积极止血：药物止血、手术治疗。

4. 干扰项处理

本案例家属为干扰项，应针对家属及患者做好有效的解释沟通，取得理解与配合。

十二、复盘

预留大约 40min 时间，可围绕以下问题进行复盘。

（1）临床判断相关：该患者发生了什么？发生这种状况的原因是什么？这是属于食管癌手术后哪种并发症？你认为哪一个步骤是最关键的？该患者的护理诊断有哪些？诊断依据是什么？

（2）教学目标相关：你觉得在此病例模拟过程中哪些目标实现了？哪些目标没有实现？原因是什么？

（3）开放性问题：你对此次模拟教学活动体验感觉怎么样？你觉得你哪些方面做得比较好？如果再做一次，哪些方面会做得不一样？通过此次模拟，最有收获的是什么？

十三、学习行为评价

学习行为具体参照表 5-45 来进行评价。

表 5-45　学习行为评价表

行为类别	学习行为项目	完成		
		是	否	不完整
实施前阶段	①洗手、介绍自己			
	②确认患者身份			
实施阶段	①正确实施生命体征测量			
	②正确收集资料，有效评估			
	③正确建立静脉通路			
	④有效实施氧气吸入			
	⑤正确实施心电监护			
	⑥妥善固定管道			
	⑦及时呼叫医生			
	⑧实施紧急处置			
	⑨正确实施静脉采血			
	⑩另建静脉通路，加快输液			
	⑪正确使用止血药物			
	⑫更换胃管负压引流瓶			
	⑬有效安抚患者及家属			
团队合作	①任务分配合理			
	②指令清晰、职责明确			
	③闭环式沟通			
	④互相尊重、知识共享			

学生自我反思：

案例十六　原发性肝癌患者的护理

原发性肝癌是原发于肝脏的上皮恶性肿瘤，为我国常见的恶性肿瘤之一，在病理组织分型中以肝细胞癌多见。目前认为，肝细胞癌发病原因与肝硬化、病毒性肝炎、黄曲霉素及某些化学致癌物质等有关。肝癌早期缺乏特异性表现，中、晚期可有局灶或全身症状。临床常表现为肝区疼痛、食欲减退、腹胀、恶心、呕吐、消瘦、乏力、发热等症状。早期诊断、早期采用手术切除为主的综合治疗可以提高原发性肝癌长期治疗效果。原发性肝癌手术后，由于肝脏合成白蛋白能力暂时不足，血清白蛋白水平低，会出现腹水增多的表现。本情景模拟案例呈现的是一位原发性肝癌术后腹水增多并咳嗽咳痰的患者。既往有乙肝病史。学生必须辨别引流液中腹水的情况及分析痰多的原因，并通过团队间的有效合作，及时、有效地给予正确的护理措施。

一、适用对象

护理本科三年级学生。

二、模拟教学目标

1. 主要目标

（1）学生能掌握原发性肝癌的病因及临床表现。

（2）学生能掌握引流管护理措施。

（3）学生能掌握腹水的病因及护理要点。

（4）正确实施操作：腹部评估、静脉采血、更换引流袋、翻身拍背排痰、雾化吸入、伤口换药。

（5）展现职业素养和突发情况下的与患者、家属的沟通技巧。

2. 关键行为核查

（1）正确判断病情并呼叫医生。

（2）正确实施静脉采血。

（3）正确调节氧流量并实施拍背排痰。

（4）正确更换引流袋、雾化吸入及伤口换药。

三、模拟教学流程及时间

（1）模拟情景场景布置：10min。

（2）模拟情景场所、仪器设备、物品介绍：10min。

（3）知识回顾：15min。

（4）提供案例信息，角色分工：10min。

（5）参与者准备：5min。

（6）模拟案例运行：20min。

（7）复盘：40min。

四、模拟教学前准备

已完成情景模拟的前期课程"外科护理学""护理学基础"等相关知识及技能的教学。在案例运行前复习原发性肝癌相关知识及技能。以提问结合思维导图的形式复习原发性肝癌的病因及临床表现。复习腹部评估、静脉采血、引流管的护理、翻身拍背排痰、雾化吸入、伤口换药、静脉注射等操作技能步骤要点。

五、模拟教学前介绍

（1）环境、设备、用物介绍：向学生介绍模拟情景场所，模拟相关设备及模拟人的功能，用物的放置位置、作用及替代方法。

（2）模拟概述介绍：介绍模拟案例相关信息主要包括患者信息、疾病状态和进一步的情景发展、角色分工、复盘及评价方式、时间安排。强调本次学习目标及关注重点。

（3）心理安全：向学生说明模拟的学习环境是安全的，使学生心理放松，并给予学生鼓励与肯定。

六、模拟情景及角色分工

（1）情景模拟场所：肝脏外科病房。

（2）学生角色分工：护士 A、护士 B，观察病情及初步判断，执行医嘱，与家属及患者沟通；观察员，其他同学观察，记录 2 名情景模拟同学的表现。

（3）教师角色分工：患者家属（必要时提醒病情变化）、医生。

七、模拟案例概述

患者，男性，42 岁，住院号×××××。2 天前无明显诱因出现右上腹疼痛，呈持续性钝痛。门诊超声检查示肝脏占位性病变，收治肝脏外科病区，入院完善相关检查后诊断为原发性肝癌。患者既往有慢性乙型病毒性肝炎 20 年，无药物过敏史，既往吸烟 20 年。入院完善术前准备后在全麻下行肝中叶肝癌切除术，术后第 3 日肝断面引流管引流出淡红色液体 800mL，患者情绪紧张，焦虑不安。护士需根据病情变化完成相应护理工作。

八、患者资料（表 5-46）

表 5-46　患者个人资料

姓名:陈某	性别:男
年龄:42 岁	住院号:××××××
语言:普通话	教育程度:大专
身高:172cm　　体重:70kg	职业:职员
饮食习惯:饮食无特殊	社会经济背景:一般
既往史:发现慢性乙型病毒性肝炎 20 年,未予治疗	现病史:2 天前无明显诱因出现右上腹持续性钝痛
家族史:否认家族性疾病史	过敏史:无

九、设备及物品清单（表5-47）

表5-47　设备及物品清单

项目名称	具体信息
设备信息	①普通预防设备:速干手消毒剂、手套 ②关键设备:中心供氧装置或氧气筒、心电监护仪
模拟人信息	SimMan模拟人,男性装扮,右手系有手腕带
操作用物清单	引流管护理用物、静脉采血(合血)用物、翻身拍背排痰用物、雾化吸入用物、伤口换药用物、静脉注射用物(案例背景设置相关输液用物、氧气吸入用物、心电监护用物)
药物清单	①5%葡萄糖溶液500mL(案例背景设置用) ②吸入用盐酸氨溴素溶液30mg ③0.9%氯化钠溶液2支/10mL ④蛇毒血凝酶2U
文件清单	①患者信息卡 ②医嘱卡 ③执行卡 ④检验单 ⑤记录单 ⑥吸氧卡 ⑦注射卡
医嘱单	①急抽血查血常规、肝功能、合血 ②更换引流袋 ③记24h出入水量 ④高蛋白饮食 ⑤调节氧流量5L/min ⑥翻身拍背排痰 ⑦0.9%氯化钠溶液10mL+吸入用盐酸氨溴素溶液30mg,氧气雾化吸入 ⑧伤口换药 ⑨0.9%氯化钠溶液10mL+蛇毒血凝酶2U,静脉推注
重要实验室检查结果或辅助检查资料	①血常规结果1份(手术后第1日) ②肝功能结果1份(手术后第1日)

十、情景状态流程图

　　原发性肝癌患者的病情发展可参照图5-16的模式进行模拟,左侧方框为原发性肝癌患者的情景状态流程,中间对应方框为该患者相应情景下学生应呈现的反应及实施要点,右侧方框为此情景状态下完成相应处置时间。

情景状态流程	实施要点	时间分配
初始状况:术后第 3 日,予以常规护理及持续心电监护、氧气吸入 2L/min,肝断面引流袋 20h 引流出淡红色液体 800mL,5% 葡萄糖溶液 500mL 输液在续。 【参数设置】 (心电监护上显示) 　T:36.5℃ 　HR:80 次/分 　R:22 次/分 　BP:115/67mmHg 　SPO_2:98% 【模拟人反应】 　主诉腹胀,担心出血 【可提供实验室检查结果】 ①血常规(术后第 1 日) 　WBC:$10×10^9$/L 　LYM%:20.1% 　RBC:$5.0×10^{12}$/L 　HGB:100g/L 　PLT:$120.1×10^9$/L 　MCV:80.2fl ②肝功能(术后第 1 日) 　AST:96U/L 　ALT:106U/L 　ALB:32g/L	①确认患者身份 ②观察病情(生命体征、腹部评估、观察引流管的颜色、性质、量,查看输液是否通畅) ③体位摆放:半卧位 ④治疗性沟通:包括通知医生、汇报病情、获取医嘱(急抽血查血常规、肝功能、合血,更换引流袋等) ⑤急抽血查血常规、肝功能,合血 ⑥引流管护理 ⑦健康教育:高蛋白饮食等 ⑧情绪安抚 ⑨记 24h 出入水量	8min

情景状态流程	实施要点	时间分配
改变/事件(1):患者咳嗽,痰液黏稠,不易咳出 参数设置 　T:37.8℃ 　HR:105 次/分 　R:24 次/分 　BP:112/62mmHg 　SPO_2:93% 【模拟人反应】 　情绪紧张,做出持续咳嗽动作	①治疗性沟通:通知医生、汇报病情、获得医嘱(调节氧流量 5L/min、翻身拍背排痰、氧气雾化吸入) ②评估肺部情况 ③调节氧流量至 5L/min ④协助患者翻身拍背排痰 ⑤实施氧气雾化吸入 ⑥解释性沟通:解释病情发展原因及处理情况,安抚家属及患者	6min

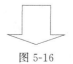

图 5-16

情景状态流程	实施要点	时间分配
改变/事件（2）：15min后伤口敷料被淡红色液体渗湿 【参数设置】 T：36.8℃ HR：98次/分 R：24次/分 BP：106/55mmHg SPO₂：95% 【模拟人反应】 情绪紧张	①伤口的观察要点：伤口敷料和引流液的颜色、性质、量、腹部体征、血压及进展判断 ②伤口换药 ③遵医嘱蛇毒血凝酶2U静脉推注 ④解释性沟通：解释病情发展原因，处理情况，安抚家属及患者	6min

图 5-16　情景状态流程图

十一、导师笔记

1. 病因

（1）病毒性肝炎：与肝癌有关的肝炎病毒有乙型肝炎病毒（HBV）、丙型肝炎病毒（HCV）、丁型肝炎病毒（HDV），我国约90%的原发性肝癌患者的HBV阳性。

（2）肝硬化。

（3）黄曲霉毒素。

（4）水污染。

2. 临床表现

（1）临床症状

① 肝区疼痛：多为右上腹或右上腹持续性钝痛、胀痛或刺痛。

② 消化道症状：表现为食欲减退、腹胀、恶心、呕吐、腹泻等。

③ 全身症状：发热、乏力、进行性消瘦，晚期可呈恶病质等。

④ 癌旁综合征：表现多种多样，主要有低血糖、红细胞增多症、高钙血症和高胆固醇血症。

（2）体征

① 肝肿大或肿块：中晚期肝癌最常见的体征。

② 黄疸：多见于弥漫型肝癌或者胆管细胞癌。

③ 腹水：由于腹膜受浸润、门静脉受压、门静脉或肝静脉内的癌栓形成以及合并肝硬化等。

3. 治疗措施

早期诊断、早期综合治疗是原发性肝癌治疗的关键，其治疗方法分为肝切除、肝移植、肝动脉结扎、肝动脉栓塞、射频、冷冻等手术治疗方法和肝动脉化疗栓塞、经肝动脉和门静脉区域化疗等非手术治疗方法。肝切除是目前治疗原发性肝癌首选和最有效的方法，肝癌切除术后的患者应密切观察并记录患者的生命体征、神志、尿量、伤口敷料等情况；术后血压平稳者可采取半卧位，协助翻身，鼓励深呼吸；视患者的恢复情况逐步给予高蛋白、富含维生素和纤维素的流质、半流质饮食及普食；术后留有引流管者应妥善固定引流管，防止扭曲、折叠、受压，密切观察引流液的颜色、性状、量，若引流发生异常应及时通知医生进行处理。

十二、复盘

预留大约 40min 时间，可围绕以下问题进行复盘。

（1）临床判断相关：该患者发生了什么？发生这种状况的原因是什么？不同颜色的引流液分别预示何种病情变化？如何判断引流管是否通畅？引流管堵塞时如何处理？患者痰多的原因是什么？该患者的护理诊断有哪些？诊断依据是什么？

（2）教学目标相关：你觉得在此病例模拟过程中哪些目标实现了？哪些目标没有实现？原因是什么？

（3）开放性问题：你对此次模拟教学活动体验感觉怎么样？你觉得你哪些方面做得比较好？如果再做一次，哪些方面会做得不一样？通过此次模拟，最有收获的是什么？

十三、学习行为评价

学习行为具体参照表 5-48 来进行评价。

表 5-48　学习行为评价表

行为类别	学习行为项目	完成		
		是	否	不完整
实施前阶段	①洗手、介绍自己			
	②确认患者身份			
实施阶段	①正确收集资料，有效评估			
	②及时呼叫医生			
	③正确实施静脉采血			
	④正确更换引流袋			
	⑤正确调节氧流量			
	⑥正确协助拍背排痰			
	⑦正确实施雾化吸入			
	⑧正确实施伤口换药			
	⑨正确实施静脉注射			
	⑩正确实施健康教育			
	⑪正确记录 24h 出入量			
	⑫有效安抚患者及家属			
团队合作	①任务分配合理			
	②指令清晰、职责明确			
	③闭环式沟通			
	④互相尊重、知识共享			

学生自我反思：

第二节　内科护理学案例

案例一　肺栓塞患者的护理

肺栓塞是心肺系统疾病的常见并发症，肺栓塞的病死率占全部疾病死亡原因的第三位，仅次于恶性肿瘤和心肌梗死。肺栓塞的临床表现可从无症状到突然死亡，属于临床上紧急而又致命的疾病，如不能及时发现及处理，其后果极为严重。由于该病起病急、病情重的特点，无法通过临床实践环节让学生达到熟能生巧的目的，因而有必要开展情景模拟教学让学生亲身实践肺栓塞患者的完整护理过程。本情景模拟教学案例基于真实的临床情况，呈现的是一位下肢静脉曲张术后并发肺栓塞的患者。学生必须快速识别肺栓塞的发生，并通过团队间的有效合作，及时、有效地给予正确的救治及护理。

一、适用对象

护理本科实习阶段学生。

二、模拟教学目标

1. 主要目标

（1）学生能识别肺栓塞的病因和临床表现。

（2）学生能对患者现存或潜在的护理问题进行正确判断与处理。

（3）学生能正确应用溶栓药物。

（4）正确实施操作：面罩吸氧、心电监护、输液泵的使用、快速血糖测定、静脉采血、心肺复苏、静脉注射、静脉输液等。

（5）展现职业素养和突发情况下的与患者、家属的沟通技巧。

2. 关键行为核查

（1）摆放合适体位并呼叫医生。

（2）予以连接心电监护、给予氧气吸入。

（3）正确应用溶栓药物。

（4）正确实施快速血糖测定、静脉采血及静脉注射。

（5）迅速建立静脉通路，实施心肺复苏、电除颤。

（6）正确执行抢救时口头医嘱。

（7）针对干扰项进行与患者及家属的有效沟通。

三、模拟教学流程及时间

（1）模拟情景场景布置：10min。

（2）模拟情景场所、仪器设备、物品介绍：10min。

（3）知识回顾：10min。

（4）提供案例信息，角色分工：10min。

（5）参与者准备：5min。

（6）模拟案例运行：30min。

（7）复盘：60min。

四、模拟教学前准备

已完成情景模拟的前期课程"内科护理学""急危重症护理学""护理学基础"等相关知识及技能的教学。在案例运行前复习肺栓塞相关知识及技能。以提问结合思维导图的形式复习肺栓塞的病因及临床表现，复习面罩吸氧、心电监护、快速血糖测定、输液泵的使用、静脉采血、心肺复苏、电除颤、静脉注射、静脉输液等操作技能步骤要点。

五、模拟教学前介绍

（1）环境、设备、用物介绍：向学生介绍模拟情景场所，模拟相关设备及模拟人的功能，用物的放置位置、作用及替代方法。

（2）模拟概述介绍：介绍模拟案例相关信息主要包括患者信息、疾病状态和进一步的情景发展、角色分工、复盘及评价方式、时间安排。强调本次学习目标及关注重点。

（3）心理安全：向学生说明模拟的学习环境是安全的，使学生心理放松，并给予学生鼓励与肯定。

六、模拟情景及角色分工

（1）情景模拟场所：重症监护室。

（2）学生角色分工：护士A、护士B、护士C，观察病情及初步判断，执行医嘱，与家属及患者沟通；观察员，其他同学观察，记录3名情景模拟同学的表现。

（3）教师角色分工：患者家属（必要时提醒病情变化）、医生。

七、模拟案例概述

患者，女性，67岁，住院号×××××××。因双下肢浅表静脉迂曲扩张3年入院，既往有糖尿病病史。患者于2022年8月25日在全麻下行右大隐静脉高位结扎＋主干抽剥＋点式抽剥术，术中顺利，患者安返病房。术后第1天患者无特殊不适，生命体征平稳，遵医嘱予停止心电监护，适当床旁活动。术后第2天患者出现口唇发绀，SPO_2 82%，极度焦虑不安，辅助检查提示为肺栓塞，予溶栓治疗。溶栓治疗后患者因不适应床上排便，强行下床如厕，下床行走时突然倒地，呼之不应，家属见状急忙呼救。护士需根据病情变化完成相应护理工作。

八、患者资料（表5-49）

表5-49 患者个人资料

姓名：宁某姣	性别：女
年龄：67岁	住院号：××××××
语言：普通话	教育程度：初中

续表

身高:158cm 体重:55kg	职业:农民
饮食习惯:饮食无特殊	社会经济背景:一般
既往史:糖尿病病史	现病史:双下肢浅表静脉迂曲扩张
家族史:否认家族性疾病史	过敏史:无

九、设备及物品清单 (表 5-50)

表 5-50 设备及物品清单

项目名称	具体信息
设备信息	①普通预防设备:速干手消毒剂、手套 ②关键设备:中心供氧装置或氧气筒、氧气面罩,心电监护仪、除颤仪、血糖仪
模拟人信息	SimMan 模拟人,女性装扮,右手系有手腕带
操作用物清单	面罩吸氧用物、心电监护用物、输液泵的使用用物、快速血糖测定用物、静脉采血用物、心肺复苏用物、静脉注射用物、除颤用物、静脉输液用物
药物清单	①0.9%氯化钠注射液 500mL ②阿替普酶 100mg ③复方氯化钠注射液 500mL ④盐酸肾上腺素注射液 1mg
文件清单	①患者信息卡 ②输液卡 ③吸氧卡 ④瓶签贴 ⑤记录单 ⑥注射卡
医嘱单	①面罩吸氧,8L/min ②持续心电监护 ③0.9%氯化钠注射液 500mL＋阿替普酶 100mg,2h 内持续静脉滴注 ④复查血常规、D-二聚体 ⑤快速血糖测定 ⑥盐酸肾上腺素注射液 1mg,静脉注射 ⑦复方氯化钠注射液 500mL,静脉输液
重要实验室检查结果或辅助检查资料	①动脉血气分析结果 ②D-二聚体结果 ③血糖测定结果 ④胸部 X 线 ⑤肺灌注结果 ⑥超声心动图

十、情景状态流程图

肺栓塞患者的病情发展可参照图 5-17 的模式进行模拟,左侧方框为肺栓塞患者的情景状态流程,中间对应方框为该患者相应情景下学生应呈现的反应及实施要点,右侧方框为此情景状态下完成相应处置时间。

情景状态流程	实施要点	时间分配
初始状况： 【参数设置】 （在进行心电监护后显示） 　T:37.0℃ 　HR:118 次/分 　R:24 次/分 　BP:110/60mmHg 　SPO_2:82% 【模拟人反应】 　鼻导管吸氧，口唇发绀，极度焦虑不安，痛苦呻吟:"我胸口痛、胸闷、喘不上气。" 【可提供实验室检查结果】 　①D-二聚体:17.88μg/mL 　②胸部 X 线:区域性肺纹理稀变细、稀疏或消失，肺野透亮度增加。肺动脉增宽，呈截断现象 　③肺通气/灌注:提示肺栓塞 　④动脉血气:pH 7.34, $PaCO_2$ 24mmHg, PaO_2 60mmHg 　⑤超声心动图:肺动脉主干及其分支内可见栓子	①确认患者身份 ②取合适体位:半卧位 ③综合运用各种方法全面评估患者，系统收集病情资料并分析 ④运用评判性思维诊断患者可能的临床诊断并作出恰当的处理 ⑤治疗性沟通:询问发病经过及既往史，询问实验室检查结果，安慰患者及家属 ⑥遵医嘱予面罩吸氧 ⑦予心电监护，获取生命体征 ⑧ 遵医嘱予 0.9% 氯化钠注射液 500mL＋阿替普酶 100mg 静脉输液，维持 2h	10min

情景状态流程	实施要点	时间分配
改变/事件(1): 遵医嘱给予溶栓药物治疗后，病情逐渐平稳 【参数设置】 　T:36.8℃ 　HR:94 次/分 　R:22 次/分 　BP:112/62mmHg 　SPO_2:95% 【模拟人反应】 　"我感觉好多了，略感心慌。" 【辅助结果】 　快速血糖测定结果:5.8mmol/L	①严密观察神志、呼吸、心率、血压、SPO_2 的变化，同时观察患者胸闷、胸痛等情况是否有变化 ②遵医嘱静脉采血:复查 D-二聚体、血常规等 ③遵医嘱实施快速血糖测定 ④治疗性沟通:采取适宜的方式对患者进行健康教育，嘱患者进食并告知患者绝对卧床休息的重要性	7min

图 5-17

情景状态流程	实施要点	时间分配
改变/事件(2):溶栓治疗后患者因不适应在床上排便,强行下床,突然倒地,意识丧失 **【参数设置】** 　T:36.0℃ 　HR:测不出 　R:测不出 　BP:测不出 　SPO_2:50% **【模拟人反应】** 　突然倒地、呼之不应 **【干扰项】** 　家属呼救:"医生,医生,我妈晕倒了,快来救救她!"	①快速评估,询问患者家属晕厥原因 ②病情观察及意识、呼吸判断 ③治疗性沟通,包括呼叫医生、汇报病情、获取医嘱(肾上腺素 1mg 静脉注射、复方氯化钠注射液 500mL 另建一路静脉通路输注) ④保持呼吸道通畅 ⑤实施心肺复苏 ⑥实施电除颤 ⑦遵医嘱予肾上腺素 1mg 静脉注射 ⑧遵医嘱复方氯化钠注射液 500mL,另建一静脉通路输注	10min

情景状态流程	实施要点	时间分配
改变/事件(3):30min 后患者抢救成功 **【参数设置】** 　T:36.0℃ 　HR:112 次/分 　R:22 次/分 　BP:90/60mmHg 　SPO_2:93%	治疗性沟通:患者意识恢复后给予心理护理,加强沟通,耐心解答患者及家属的提问,以减轻其紧张和焦虑	3min

图 5-17　情景状态流程图

十一、导师笔记

1. 病因

肺栓塞是指肺动脉被血栓、脂肪、空气或羊水阻塞的过程。任何可以导致静脉血液瘀滞、静脉系统内皮损伤和血液高凝状态的因素,都可以使肺栓塞的发生危险性增高。一般分为原发性和继发性因素两类。

(1) 原发性因素:主要由遗传变异引起,Ⅴ 因子突变、蛋白 C 缺乏、蛋白 S 缺乏和抗凝血酶缺乏等。

(2) 继发性因素:创伤和(或)骨折、脑卒中、心力衰竭、恶性肿瘤、急性心肌梗死;外科手术、中心静脉置管、妊娠及产褥期、口服避孕药、因各种因素长期卧床/制动等。

2. 临床特点

(1) 最常见的主诉为呼吸困难。

(2) 其他症状:①胸痛;②咳嗽;③咯血;④晕厥。

(3) 临床特征:①呼吸急促;②心动过速;③低热;④缺氧;⑤颈静脉怒张;⑥与深静脉血栓相符合的检查结果,例如肢体肿胀。

3. 治疗措施

（1）一般治疗：绝对卧床休息，防止栓子脱落；取半卧位；严密监测生命体征及血气变化；根据患者缺氧严重程度选择适当的给氧方式，必要时行机械通气。

（2）溶栓治疗：根据医嘱给予溶栓剂，密切观察出血征象，严密监测血压。给药前宜留置外周静脉留置针，避免反复穿刺损伤血管。

（3）抗凝治疗：可有效防止血栓形成，常用药物包括低分子肝素、华法林。

（4）手术和介入治疗。

4. 干扰项处理

本案例家属为干扰项，应针对家属及患者做好有效的解释沟通，取得理解与配合。

十二、复盘

预留大约 60min 时间，可围绕以下问题进行复盘。

（1）临床判断相关：评估的结果告诉你什么？询问病史时应确定哪些肺栓塞的危险因素？患者出现晕厥可能是什么原因？你是怎么考虑的？

（2）教学目标相关：你觉得在此病例模拟过程中哪些目标实现了？哪些目标没有实现？原因是什么？

（3）开放性问题：你对此次模拟教学活动体验感觉怎么样？你觉得你哪些方面做得比较好？如果再做一次，哪些方面会做得不一样？

十三、学习行为评价

学习行为具体参照表 5-51 来进行评价。

表 5-51　学习行为评价表

行为类别	学习行为项目	完成		
		是	否	不完整
实施前阶段	①洗手、介绍自己			
	②确认患者身份			
实施阶段	①正确收集资料，有效评估			
	②有效实施面罩吸氧			
	③正确实施心电监护			
	④正确使用溶栓药物			
	⑤正确实施静脉采血			
	⑥正确实施快速血糖测定			
	⑦及时呼叫医生			
	⑧实施紧急处置			
	⑨正确实施心肺复苏			
	⑩正确实施电除颤			
	⑪正确执行口头医嘱			
	⑫正确实施静脉注射			
	⑬另建一路静脉通路			
	⑭有效安抚患者及家属			

行为类别	学习行为项目	完成		
		是	否	不完整
团队合作	①任务分配合理			
	②指令清晰、职责明确			
	③闭环式沟通			
	④互相尊重、知识共享			

学生自我反思：

案例二　支气管哮喘患者的护理

支气管哮喘简称哮喘，是由多种细胞和细胞组分参与的气道慢性炎症性疾病。气道慢性炎症、气道高反应、可逆性气流受限、气道重塑是其主要特征。临床上多表现为反复发作的喘息、气急、胸闷或咳嗽，常在夜间或凌晨发作或加重。病情加重时有窒息或心脏骤停风险。本情景模拟教学案例基于真实的临床情况，呈现的是一位重症持续性支气管哮喘的患者。护士必须快速识别重症支气管哮喘持续状态，并通过团队间的有效合作，及时、有效地给予正确的救治及护理措施。

一、适用对象

五年以内新入职护士。

二、模拟教学目标

1. 主要目标

（1）护士能识别支气管哮喘的病因和临床表现。

（2）护士能识别支气管哮喘重症持续状态的临床表现。

（3）护士能采取支气管哮喘持续状态时的紧急处置措施。

（4）正确实施操作：氧气吸入、心电监护、雾化吸入、静脉采血、动脉采血、静脉输液、皮下注射。

（5）展现职业素养和突发情况下的与患者、家属的沟通技巧。

2. 关键行为核查

（1）摆放合适体位并呼叫医生。

（2）迅速建立静脉通路。

（3）正确应用舒张支气管药物。

（4）予以连接心电监护。

（5）正确实施氧气吸入、雾化吸入、静脉采血、动脉采血、静脉输液及皮下注射。

（6）针对干扰项进行与患者及家属的有效沟通。

三、模拟教学流程及时间

（1）模拟情景场景布置：10min。

（2）模拟情景场所、仪器设备、物品介绍：10min。

（3）知识回顾：15min。

（4）提供案例信息，角色分工：10min。

（5）参与者准备：5min。

（6）模拟案例运行：25min。

（7）复盘：50min。

四、模拟教学前准备

已完成情景模拟的前期课程"内科护理学""急危重症护理学""护理学基础"等相关知识及技能的教学。在案例运行前复习支气管哮喘相关知识及技能。以提问结合思维导图的形式复习支气管哮喘的病因及临床表现，重症支气管哮喘持续状态的紧急救护措施。复习氧气吸入、心电监护、雾化吸入、静脉采血、动脉采血、静脉输液、皮下注射等操作技能步骤要点。

五、模拟教学前介绍

（1）环境、设备、用物介绍：向护士介绍模拟情景场所，模拟相关设备及模拟人的功能，用物的放置位置、作用及替代方法。

（2）模拟概述介绍：介绍模拟案例相关信息主要包括患者信息、疾病状态和进一步的情景发展、角色分工、复盘及评价方式、时间安排。强调本次学习目标及关注重点。

（3）心理安全：向护士说明模拟的学习环境是安全的，使护士心理放松，并给予护士鼓励与肯定。

六、模拟情景及角色分工

（1）情景模拟场所：呼吸与危重症医学科病房

（2）护士角色分工：护士 A、护士 B、护士 C，观察病情及初步判断，执行医嘱，与家属及患者沟通；观察员，其他护士观察，记录 3 名情景模拟护士的表现。

（3）教师角色分工：患者家属（必要时提醒病情变化）、医生。

七、模拟案例概述

患者，女性，62 岁，住院号×××××××。因反复咳嗽、咳痰、呼吸困难伴三凹征 4 年余加重 1 个月第 5 次入院。1 月前患者诉受凉后出现咳嗽、咳白色泡沫痰，量不多，呼吸困难伴三凹征，门诊予布地耐德（信必可）＋孟鲁司特＋西他沙星治疗，后症状好转。3 天前患者再次咳嗽、咳痰、呼吸困难伴三凹征，偶有黄脓痰，遂来院治疗。既往有过敏性鼻炎、支气管哮喘病史，曾行左上肺肺大疱切除术；右侧视网膜脱离行右眼玻璃体切除、硅油填充术。入院后完善相关检查，入院当日患者突发呼吸困难，伴三凹征，端坐位，大汗淋漓，血氧饱和度下降。入院第二日患者再次急性发作呼吸困难，自觉症状较前加重，家属十分焦虑。护士需根据病情变化完成相应护理工作。

八、患者资料（表 5-52）

表 5-52　患者个人资料

姓名：张某兰	性别：女
年龄：62 岁	住院号：××××××
语言：普通话	教育程度：高中
身高：164cm　体重：56kg	职业：农民
饮食习惯：饮食无特殊	社会经济背景：一般

既往史:左上肺肺大疱切除术后11年;右眼玻璃体切除、硅油填充术后8年;过敏性鼻炎、支气管哮喘病史4年,服用布地耐德(信必可)+孟鲁司特4年	现病史:咳嗽、咳痰、呼吸困难伴三凹征,偶有黄脓痰
家族史:否认家族性疾病史	过敏史:鲈鱼/鳕鱼/鲑鱼阳性,屋尘螨/粉尘螨阳性,芒果/菠萝/苹果/桃子/草莓阳性,皮肤曲霉菌阳性

九、设备及物品清单 (表 5-53)

表 5-53 设备及物品清单

项目名称	具体信息
设备信息	①普通预防设备:速干手消毒剂、手套 ②关键设备:中心供氧装置或氧气筒、雾化装置、心电监护仪、呼吸机
模拟人信息	SimMan模拟人,女性装扮,右手系有手腕带
操作用物清单	氧气吸入用物、心电监护用物、雾化吸入用物、静脉采血用物、动脉采血用物、静脉输液用物、皮下注射用物、气管插管用物
药物清单	①沙丁胺醇雾化溶液 2.5mg ②异丙托溴铵雾化溶液 0.5mg ③甲泼尼龙 50mg ④0.9%氯化钠注射液 50mL ⑤特布他林注射液 0.25mg
文件清单	①患者信息卡 ②输液卡 ③注射卡 ④吸氧卡 ⑤瓶签贴 ⑥记录单
医嘱单	①氧气吸入,5L/min ②持续心电监护 ③沙丁胺醇雾化溶液 10mg/h 持续雾化 ④异丙托溴铵雾化溶液 0.5mg 雾化吸入,20min 给药1次 ⑤急抽血查血常规、血气分析 ⑥0.9%氯化钠注射液 50mL+甲泼尼龙 50mg,静脉输液 ⑦特布他林注射液 0.25mg 皮下注射 ⑧记 24h 出入水量
重要实验室检查结果或辅助检查资料	①肺功能 ②血常规 ③血变应原 ④动脉血气分析

十、情景状态流程图

支气管哮喘重症持续患者的病情发展可参照图 5-18 的模式进行模拟，左侧方框为支气管哮喘患者的情景状态流程，中间对应方框为该患者相应情景下护士应呈现的反应及实施要点，右侧方框为此情景状态下完成相应处置时间。

情景状态流程	实施要点	时间分配
初始状况： 【参数设置】 （在进行心电监护后显示） 　T：36.7℃ 　HR：112 次/分 　R：33 次/分 　BP：144/90mmHg 　SPO_2：87%（未氧气吸入） 【模拟人反应】 　安静卧床、情绪稳定、咳嗽咳痰、气促 【可提供实验室检查结果】 　①肺功能：支气管舒张试验阳性，重度阻塞性通气功能障碍 　②血常规：嗜酸性粒细胞计数 $1.31×10^9$/L，嗜酸性粒细胞比值 18.9% 　③血变应原：总 IgE 阳性、鲈鱼/鳕鱼/鲑鱼（＋＋），屋尘螨/粉尘螨（＋＋），芒果/菠萝/苹果/桃子/草莓（＋＋），皮肤曲霉菌（＋） 　④动脉血气分析：pH 7.40，PaO_2 73mmHg，$PaCO_2$ 38mmHg	①确认患者身份 ②综合运用各种方法全面评估患者，系统收集病情资料并分析 ③治疗性沟通：询问发病经过及既往史，询问实验室检查结果，予以入院宣教 ④实施氧气吸入 ⑤实施心电监护	7min

情景状态流程	实施要点	时间分配
改变/事件(1)：入院当日下午患者突发呼吸困难，呼吸急促 【参数设置】 　T：36.8℃ 　HR：130 次/分 　R：38 次/分 　BP：150/100mmHg 　SPO_2：82% 【模拟人反应】 　主诉呼吸急促，听诊肺部弥漫性哮鸣音，情绪紧张	①体位摆放：端坐位 ②观察病情 ③治疗性沟通：包括通知医生、汇报病情、获取医嘱 ④遵医嘱实施雾化吸入（异丙托溴铵雾化溶液 0.5mg，20min 给药 1 次；沙丁胺醇雾化溶液 10mg/h 持续雾化） ⑤遵医嘱抽血查血常规、动脉血气分析 ⑥人文关怀、情绪安抚	10min

情景状态流程	实施要点	时间分配
改变/事件(2)：入院第2日晚患者再次突发呼吸困难，伴嗜睡、意识状态改变 **【参数设置】** 　T：36.8℃ 　HR：135次/分 　R：33次/分 　BP：141/90mmHg 　SPO_2：60% **【模拟人反应】** 　患者弯身伏卧在床，双眼闭合，对强烈刺激有呻吟反应。呼吸费力，呼吸有濒死感，听诊双肺弥漫性哮鸣音 **【可提供实验室检查结果】** 　①血常规：嗜酸性粒细胞计数 1.31×10^9/L，嗜酸性粒细胞比值18.9% 　②动脉血气分析：pH 7.60，PaO_2 35mmHg，$PaCO_2$ 20mmHg **【干扰项】** 　家属见状趴在患者身上嚎啕大哭，边哭边说："快点救救他！"	①意识改变的病情观察要点：瞳孔、面色、心率、呼吸、血压、末梢循环及进展判断 ②加快输液速度 ③保持呼吸道通畅 ④治疗性沟通：包括汇报病情、获取医嘱 ⑤遵医嘱予 0.9%氯化钠注射液50mL＋甲泼尼龙50mg，静脉输液 ⑥遵医嘱予特布他林注射液0.25mg皮下注射 ⑦协助医生行气管插管，呼吸机辅助呼吸 ⑧记24h出入水量 ⑨解释性沟通，解释病情发展原因，处理情况，安抚家属及患者	8min

图 5-18　情景状态流程图

十一、导师笔记

1. 病因

（1）遗传因素。

（2）环境因素：①变应性因素，如室内变应原、室外变应原、职业性因素、食物、药物；②非变应性因素，如大气污染、吸烟、运动、肥胖等。

2. 临床表现

（1）症状：发作性伴有哮鸣音的呼气性呼吸困难为其典型临床表现。其重要临床特征常表现为夜间及凌晨发作或加重。

（2）体征：双肺可闻及广泛哮鸣音、呼气音延长是其发作时的典型体征。

（3）并发症：可并发气胸、纵隔气肿、肺不张等。

3. 治疗措施

（1）一般急救：绝对卧床休息，端坐位，保持呼吸道通畅，氧气吸入、雾化吸入。

（2）快速舒张支气管：尽快建立有效的静脉输液通道，立即抽血查血气分析、血常规，肺部听诊。

（3）药物解痉：沙丁胺醇雾化溶液、异丙托溴铵雾化溶液、糖皮质激素、肾上腺素。

（4）气管插管或气管切开。

（5）有创呼吸机辅助呼吸。

4. 干扰项处理

本案例家属为干扰项，应针对家属及患者做好有效的解释沟通，取得理解与配合。

十二、复盘

预留大约 50min 时间，可围绕以下问题进行复盘。

（1）临床判断相关：该患者发生了什么？发生这种状况的原因是什么？哮喘急性发作的治疗药物有哪些？你认为哪一个步骤是最关键的？该患者的护理诊断有哪些？诊断依据是什么？

（2）教学目标相关：你觉得在此病例模拟过程中哪些目标实现了？哪些目标没有实现？原因是什么？

（3）开放性问题：你对此次模拟教学活动体验感觉怎么样？你觉得你哪些方面做得比较好？如果再做一次，哪些方面会做得不一样？通过此次模拟，最有收获的是什么？

十三、学习行为评价

学习行为具体参照表 5-54 来进行评价。

表 5-54　学习行为评价表

行为类别	学习行为项目	完成		
		是	否	不完整
实施前阶段	①洗手、介绍自己			
	②确认患者身份			
实施阶段	①正确收集资料，有效评估			
	②有效实施氧气吸入			
	③正确实施心电监护			
	④有效实施雾化吸入			
	⑤正确实施静脉采血及动脉采血			
	⑥及时呼叫医生			
	⑦实施紧急处置			
	⑧正确建立静脉通路			
	⑨正确实施皮下注射			
	⑩有效安抚患者及家属			
团队合作	①任务分配合理			
	②指令清晰、职责明确			
	③闭环式沟通			
	④互相尊重、知识共享			

护士自我反思：

案例三　胃癌患者的护理

胃癌是发生于胃黏膜上皮细胞的恶性肿瘤，主要是胃腺癌。胃癌占胃恶性肿瘤的95%以上，可发生于胃的各个部位，侵犯胃壁的不同深度和广度，是人类常见的恶性肿瘤，居全球肿瘤发病率第4位，癌症死亡率第2位。男女发病之比约2∶1，55～70岁为高发年龄段。胃癌大体分为早期胃癌、进展期胃癌。早期胃癌，70%以上无明显症状，随着病情发展，可逐渐出现非特异性的、酷似胃炎或胃溃疡的症状。进展期胃癌，上腹部疼痛，可急可缓，常伴食欲减退、逐渐消瘦，进食或服用抗酸药物不能缓解。本情景模拟教学案例基于真实的临床情况，呈现的是一位胃低分化腺癌并多次规律放化疗后的患者。既往有胃炎、十二指肠溃疡病史。学生必须快速识别胃癌的临床表现，并通过团队间的有效合作，及时、有效地给予正确的救治及护理措施。

一、适用对象

护理本科实习阶段学生。

二、模拟教学目标

1. 主要目标

（1）学生能识别胃癌的病因和临床表现。

（2）学生能识别胃癌的常见并发症：大出血、幽门或贲门梗阻、胃穿孔。

（3）学生能准确给予胃癌患者疼痛的护理措施及人文关怀。

（4）正确实施操作：生命体征测量、静脉输液、静脉注射、静脉采血、氧气吸入、心电监护、肌内注射。

（5）展现职业素养和突发情况下的与患者、家属的沟通技巧。

2. 关键行为核查

（1）正确判读电解质结果并告知医生。

（2）遵医嘱正确给药：静脉输液、肌内注射、静脉注射。

（3）正确使用精神二类麻醉药。

（4）予以连接氧气吸入、静脉采血、心电监护。

（5）针对病情向患者及家属予以有效沟通及心理护理。

三、模拟教学流程及时间

（1）模拟情景场景布置：10min。

（2）模拟情景场所、仪器设备、物品介绍：10min。

（3）知识回顾：15min。

（4）提供案例信息，角色分工：10min。

（5）参与者准备：5min。

（6）模拟案例运行：20min。

（7）复盘：40min。

四、模拟教学前准备

已完成情景模拟的前期课程"内科护理学""危急重症护理学""护理学基础"等相关知识及技能的教学。在案例运行前复习胃癌相关知识及技能。以提问结合思维导图的形式复习胃癌的病因、临床表现及常见并发症，复习疼痛的病情观察要点及疼痛的护理措施，重点复习疼痛时按需给药及三阶梯疗法原则。复习生命体征测量、静脉输液、静脉注射、肌内注射、静脉采血、心电监护、氧气吸入等操作技能步骤要点。

五、模拟教学前介绍

（1）环境、设备、用物介绍：向学生介绍模拟情景场所，模拟相关设备及模拟人的功能，用物的放置位置、作用及替代方法。

（2）模拟概述介绍：介绍模拟案例相关信息主要包括患者信息、疾病状态和进一步的情景发展、角色分工、复盘及评价方式、时间安排。强调本次学习目标及关注重点。

（3）心理安全：向学生说明模拟的学习环境是安全的，使学生心理放松，并给予学生鼓励与肯定。

六、模拟情景及角色分工

（1）情景模拟场所：消化内科病房。

（2）学生角色分工：护士A、护士B、护士C，观察病情及初步判断，执行医嘱，与家属及患者沟通；观察员，其他同学观察，记录3名情景模拟同学的表现。

（3）教师角色分工：患者家属（必要时提醒病情变化）、医生。

七、模拟案例概述

患者，女性，59岁，住院号×××××。因确诊胃癌4年余，患者无明显诱因反复出现腹痛、腹胀，呈阵发性并进行性加重，饥饿时加重，进食后缓解，伴头晕、四肢乏力。近1周来饥饿时常伴呕吐、嗳气，餐后即缓解，门诊收治消化内科病区。入院诊断为胃低分化腺癌放化疗后。既往有胃炎、十二指肠溃疡病史，20年前曾行剖宫产术。患者入院当天午餐后即出现呕吐，呕吐物为胃内容物，伴有剧烈腹痛、头晕、乏力等表现。护士需根据病情变化完成相应护理工作。

八、患者资料（表5-55）

表5-55　患者个人资料

姓名:张某		性别:女
年龄:59岁		住院号:×××××
语言:普通话		教育程度:初中
身高:163cm	体重:48kg	职业:农民
饮食习惯:喜食烟熏及腌制品		社会经济背景:一般

既往史:发现胃炎、十二指肠溃疡 10 年。20 年前曾行剖宫产术。	现病史:患者 4 年前确诊胃癌,已规律行放疗 50 次,已规律行化疗 16 次。
家族史:否认家族性疾病史	过敏史:无

九、设备及物品清单 (表 5-56)

表 5-56　设备及物品清单

项目名称	具体信息
设备信息	①普通预防设备:速干手消毒剂、手套 ②关键设备:中心供氧装置、心电监护仪
模拟人信息	SimMan 模拟人,女性装扮,右手系有手腕带
操作用物清单	生命体征测量用物、静脉输液用物、中心管道氧气吸入用物、心电监护用物、静脉采血用物、静脉注射药物、肌内注射药物
药物清单	①10％葡萄糖注射液 500mL ②10％氯化钾溶液 10mL ③曲马多注射液 100mg ④盐酸昂丹司琼注射液 8mg
文件清单	①患者信息卡 ②输液卡 ③注射卡 ④吸氧卡 ⑤瓶签贴 ⑥记录单
医嘱单	①生命体征测量 ②10％葡萄糖注射液 500mL＋10％氯化钾注射液 10mL,静脉滴注 ③曲马多注射液 100mg 肌内注射 ④盐酸昂丹司琼注射液 8mg 静脉注射 ⑤持续氧气吸入 2L/min ⑥持续心电监护 ⑦急抽血查血常规、肝肾功能、电解质 ⑧X 线检查
重要实验室检查结果或辅助检查资料	①血常规结果 1 份(门诊) ②电解质结果 1 份、肝肾功能结果 1 份(门诊) ③X 线检查结果

十、情景状态流程图

胃癌患者的病情发展可参照图 5-19 的模式进行模拟,左侧方框为胃癌患者的情景状态流程,中间对应方框为该患者相应情景下学生应呈现的反应及实施要点,右侧方框为此情景状态下完成相应处置时间。

情景状态流程	实施要点	时间分配
初始状况： **【参数设置】** （在进行生命体征测量后显示） 　T：36.3℃ 　HR：81 次/分 　R：18 次/分 　BP：124/77mmHg 　SPO_2：95% **【模拟人反应】** 　安静卧床、情绪稳定 **【可提供实验室检查结果】** 　①血常规 　WBC：$3.11×10^9$/L 　NEUT：$1.34×10^9$/L 　②肝肾功能 　总白蛋白：61.4g/L 　球蛋白：19.8g/L 　肌酐 41.1μmol/L 　③电解质：钾 3.05mmol/L	①确认患者身份 ②予以生命体征测量 ③综合运用各种方法全面评估者，系统收集病情资料并分析 ④治疗性沟通：询问发病经过及既往史，询问实验室检查结果，予以入院宣教 ⑤遵医嘱予 10% 葡萄糖注射液 500mL＋10% 氯化钾溶液 10mL，静脉滴注	8min

情景状态流程	实施要点	时间分配
改变/事件(1)： 患者剧烈呕吐，呕吐物为胃内容物 **【模拟人反应】** 　主诉气促、恶心、呕吐不适，呕出黄色胃内容物，情绪紧张	①体位摆放：头偏一侧 ②观察呕吐与进食情况，观察呕吐物的颜色、性状、量 ③治疗性沟通：包括通知医生、汇报病情、获取医嘱（氧气吸入、急抽血、盐酸昂丹司琼注射液 8mg 静脉注射） ④实施持续氧气吸入 ⑤静脉采血查血常规、电解质、肝肾功能 ⑥遵医嘱予以盐酸昂丹司琼注射液 8mg 静脉注射 ⑦人文关怀：擦拭嘴角、情绪安抚	6min

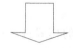

情景状态流程	实施要点	时间分配
改变/事件(2):30min 后患者诉剧烈腹痛,呈阵发性绞痛,未见呕血、黑便 【参数设置】 (在连接心电监护后显示) 　T:36.3℃ 　HR:112 次/分 　R:26 次/分 　BP:105/66mmHg 　SPO$_2$:96% 【模拟人反应】 　患者情绪激动,剧烈腹痛,呈阵发性绞痛 【可提供实验室检查结果】 　患者腹部平软,X 线腹部立位平片未见肠穿孔及肠梗阻 【干扰项】 　家属见状,十分焦急:"她疼得这么厉害,医生护士,麻烦你们快救救她!"	①疼痛的病情观察要点,患者疼痛的部位、性质、疼痛评分情况、是否伴有呕血、黑便、腹膜刺激征 ②治疗性沟通:包括汇报病情、获取医嘱(曲马多注射液 100mg 肌内注射、心电监护、X 线检查等) ③遵医嘱予以曲马多注射液 100mg 肌内注射(按精神二类药品规范使用) ④实施持续心电监护 ⑤询问 X 线检查结果 ⑥解释性沟通:解释病情发展原因,处理情况,安抚家属及患者	6min

图 5-19 情景状态流程图

十一、导师笔记

1. 病因

(1) 胃癌:胃癌是发生于胃黏膜上皮细胞的恶性肿瘤,主要是胃腺癌。

(2) 饮食因素:长期食用霉变食品、高盐饮食(咸菜)、烟熏及腌制品可增加胃癌发生的风险,牛奶、新鲜蔬菜、水果、维生素 C 可降低其发病率。

(3) 幽门螺杆菌感染。

(4) 遗传因素:胃癌有明显的家族集聚倾向,家族发病率高于人群 2~3 倍。

2. 临床表现

(1) 早期胃癌:70% 以上无明显症状,随着病情发展,可逐渐出现非特异性的、酷似胃炎或胃溃疡的症状。

(2) 进展期胃癌:上腹部疼痛,可急可缓,常伴食欲减退、逐渐消瘦,一般与进食和用药无明显关系。

(3) 胃癌并发幽门梗阻,可出现恶心、呕吐。

(4) 溃疡型胃癌出血,出现呕血、黑便。

(5) 胃癌转移至肝脏,出现右上腹疼痛。

(6) 进展期胃癌转移至身体其他脏器的症状:贲门癌累及食管下段,出现吞咽困难;转移至肺,出现咳嗽、咯血;累及胸膜可产生胸腔积液,出现呼吸困难;肿瘤侵及胸膜,出现背部放射性疼痛。

3. 治疗措施

(1) 内镜治疗:早期胃癌可在内镜下黏膜切除术或内镜黏膜下剥离术。

(2) 手术治疗:目前治疗胃癌的主要方法。

(3) 化学治疗:术前化疗可使肿瘤缩小,增加手术根治及治愈机会;术后辅助化疗包括静脉化疗、腹腔内化疗和淋巴靶向化疗等。

（4）其他治疗：放射治疗、生物免疫治疗、中药治疗、支持治疗、对症治疗。

4. 干扰项处理

本案例家属为干扰项，应针对家属及患者做好有效的解释沟通，取得理解与配合。

5. 疼痛三阶梯疗法原则

轻度疼痛，使用解热镇痛剂类（阿司匹林、吲哚美辛）；中度疼痛，使用弱阿片类（可待因、布桂嗪）；重度疼痛，使用强阿片类（吗啡、哌替啶），并严密观察患者呼吸、神志的改变。

十二、复盘

预留大约 40min 时间，可围绕以下问题进行复盘。

（1）临床判断相关：该患者胃癌发生的原因有哪些？这是属于哪种类型的胃癌？你认为哪一个步骤是最关键的？该患者的护理诊断有哪些？诊断依据是什么？该患者的护理措施有哪些？

（2）教学目标相关：你觉得在此病例模拟过程中哪些目标实现了？哪些目标没有实现？原因是什么？

（3）开放性问题：你对此次模拟教学活动体验感觉怎么样？你觉得你哪些方面做得比较好？如果再做一次，哪些方面会做得不一样？通过此次模拟，最有收获的是什么？

十三、学习行为评价

学习行为具体参照表 5-57 来进行评价。

表 5-57　学习行为评价表

行为类别	学习行为项目	完成		
		是	否	不完整
实施前阶段	①洗手、介绍自己			
	②确认患者身份			
实施阶段	①正确实施生命体征测量			
	②正确评估病情			
	③正确建立静脉通路			
	④正确收集资料，有效评估			
	⑤及时呼叫医生			
	⑥实施紧急处置			
	⑦有效实施氧气吸入			
	⑧正确实施静脉采血			
	⑨正确实施静脉注射			
	⑩正确实施肌内注射			
	⑪正确连接心电监护			
	⑫正确使用精神二类药品			
	⑬有效安抚患者及家属			

行为类别	学习行为项目	完成		
		是	否	不完整
团队合作	①任务分配合理			
	②指令清晰、职责明确			
	③闭环式沟通			
	④互相尊重、知识共享			

学生自我反思：

案例四　上消化道大出血患者的护理

上消化道出血是指十二指肠韧带以上的消化道，包括食管、胃、十二指肠等部位发生病变引起的出血。上消化道大出血一般指数小时内失血量超过1000mL或循环血容量的20％。其临床表现取决于出血病变的性质、部位、失血量与速度，急性大量出血多数表现为呕血，如出血速度快而出血量又多，呕血的颜色呈鲜红色。上消化道大出血常因失血量太大，出血不止或治疗不及时引起机体组织血液灌注减少和细胞缺氧，最终形成不可逆转的休克，导致死亡。上消化道出血是肝硬化合并食道胃底静脉曲张的常见并发症。本情景模拟教学案例基于真实的临床情况，呈现的是一位肝硬化并发上消化道大出血的患者。既往有乙肝、食管胃底静脉中度曲张病史。学生必须快速识别上消化道大出血，并通过团队间的有效合作，及时、有效地给予正确的救治及护理措施。

一、适用对象

护理本科实习阶段学生。

二、模拟教学目标

1. 主要目标

（1）学生能识别上消化道大出血的病因和临床表现。

（2）学生能识别低血容量性休克的临床表现。

（3）学生能采取上消化道大出血及发生低血容量性休克时的紧急处置措施。

（4）正确实施操作：生命体征测量、静脉输液、氧气吸入、心电监护、静脉采血（合血）、静脉注射。

（5）展现职业素养和突发情况下与患者、家属的沟通技巧。

2. 关键行为核查

（1）摆放合适体位并呼叫医生。

（2）迅速建立静脉通路并快速补液。

（3）正确推注止血药物。

（4）予以实施心电监护、氧气吸入、静脉采血（合血）。

（5）针对干扰项进行患者及家属的有效沟通。

三、模拟教学流程及时间

（1）模拟情景场景布置：10min。

（2）模拟情景场所、仪器设备、物品介绍：10min。

（3）知识回顾：15min。

（4）提供案例信息，角色分工：10min。

（5）参与者准备：5min。

（6）模拟案例运行：20min。

（7）复盘：40min。

四、模拟教学前准备

已完成情景模拟的前期课程"内科护理学""危急重症护理学""护理学基础"等相关知识及技能的教学。在案例运行前复习上消化道大出血相关知识及技能。以提问结合思维导图的形式复习上消化道大出血的病因及临床表现，低血容量性休克的紧急救护措施。复习生命体征测量、静脉输液、氧气吸入、心电监护、静脉采血（合血）、静脉注射等操作技能步骤要点。

五、模拟教学前介绍

（1）环境、设备、用物介绍：向学生介绍模拟情景场所，模拟相关设备及模拟人的功能，用物的放置位置、作用及替代方法。

（2）模拟概述介绍：介绍模拟案例相关信息主要包括患者信息、疾病状态和进一步的情景发展、角色分工、复盘及评价方式、时间安排。强调本次学习目标及关注重点。

（3）心理安全：向学生说明模拟的学习环境是安全的，使学生心理放松，并给予学生鼓励与肯定。

六、模拟情景及角色分工

（1）情景模拟场所：消化内科病房。

（2）学生角色分工：护士 A、护士 B、护士 C，观察病情及初步判断，执行医嘱，与家属及患者沟通；观察员，其他同学观察，记录 3 名情景模拟同学的表现。

（3）教师角色分工：患者家属（必要时提醒病情变化）、医生。

七、模拟案例概述

患者，男性，52 岁，住院号××××××。因肝硬化导致肝功能异常伴乏力、纳差、肝区不适 7 天，由门诊收治消化内科病区。既往有乙肝、食管胃底静脉中度曲张病史。患者入院当天中午吃完米饭后感胃及胸前区不适，随即呕出胃内容物伴鲜红色血性液体约 200mL。10min 后再次喷射性呕出鲜红色血性液体约 1000mL，面色苍白、皮肤湿冷、脉搏细速、四肢无力等低血容量性休克表现，家属见状嚎啕大哭。护士需根据病情变化完成相应护理工作。

八、患者资料（表 5-58）

表 5-58　患者个人资料

姓名:陈某	性别:男
年龄:52 岁	住院号:××××××
语言:普通话	教育程度:高中
身高:170cm　　体重:60kg	职业:农民
饮食习惯:饮食无特殊	社会经济背景:一般
既往史:发现乙肝 30 年,肝硬化病史 10 年,发现食管胃底静脉中度曲张 3 年,服用抗病毒药物阿德福韦酯 5 年,后因经济原因未再服药	现病史:肝硬化导致肝功能异常 7 天
家族史:否认家族性疾病史	过敏史:无

九、设备及物品清单（表 5-59）

表 5-59　设备及物品清单

项目名称	具体信息
设备信息	①普通预防设备：速干手消毒剂、手套 ②关键设备：中心供氧装置或氧气筒、心电监护仪
模拟人信息	SimMan 模拟人，男性装扮，右手系有手腕带
操作用物清单	生命体征测量用物、静脉输液用物、氧气吸入用物、心电监护用物、静脉采血（合血）用物、静脉注射药物
药物清单	①复方氯化钠注射液 500mL ②聚明胶肽溶液 500mL ③蛇毒血凝酶 2U ④0.9％氯化钠注射液 1 支/10mL
文件清单	①患者信息卡 ②输液卡 ③注射卡 ④吸氧卡 ⑤瓶签贴 ⑥记录单
医嘱单	①生命体征测量 ②复方氯化钠注射液 500mL 静脉输液 ③禁食禁饮 ④氧气吸入，2L/min ⑤持续心电监护测 BP、P、R、SPO_2，每小时一次 ⑥急抽血查血常规、合血 ⑦聚明胶肽溶液 500mL 另一路静脉输液 ⑧0.9％氯化钠注射液 10mL＋蛇毒血凝酶 2U 静脉注射 ⑨查大便常规 ⑩记 24h 出入水量
重要实验室检查结果或辅助检查资料	①血常规结果 2 份（门诊时、第一次呕血时） ②大便隐血试验结果

十、情景状态流程图

上消化道出血患者的病情发展可参照图 5-20 的模式进行模拟，左侧方框为上消化道出血患者的情景状态流程，中间对应方框为该患者相应情景下学生应呈现的反应及实施要点，右侧方框为此情景状态下完成相应处置时间。

情景状态流程	实施要点	时间分配
初始状况． 【参数设置】 　（在进行生命体征测量后显示） 　T:36.8℃ 　HR:85 次/分 　R:20 次/分 　BP:120/70mmHg 　SPO$_2$:98% 【模拟人反应】 　安静卧床、情绪稳定 【可提供实验室检查结果】 　血常规: 　WBC:4.5×10^9/L 　N:70.1% 　LYM%:29.1% 　RBC:4.21×10^{12}/L 　HGB:120g/L 　PLT:105×10^9/L 　MCV:80.2fl	①确认患者身份 ②予以生命体征测量 ③综合运用各种方法全面评估患者,系统收集病情资料并分析 ④治疗性沟通:询问发病经过及既往史,询问实验室检查结果,予以入院宣教 ⑤遵医嘱予复方氯化钠注射液 500mL 静脉输液	8min

情景状态流程	实施要点	时间分配
改变/事件（1）:呕出胃内容物伴鲜红色血性液体 200mL 【参数设置】 　T:36.8℃ 　HR:95 次/分 　R:24 次/分 　BP:112/62mmHg 　SPO$_2$:97% 【模拟人反应】 　主诉胃及胸前区不适,呕出胃内容物,伴嘴唇口角有血性液体流出,情绪紧张	①体位摆放:头偏一侧 ②观察病情 ③治疗性沟通:包括通知医生、汇报病情、获取医嘱(氧气吸入、心电监护、急抽血查血常规、合血并告知患者禁食禁饮等) ④实施氧气吸入 ⑤实施心电监护 ⑥急抽血查血常规、合血 ⑦查大便常规 ⑧人文关怀:擦拭口角、情绪安抚	6min

图 5-20

情景状态流程	实施要点	时间分配
改变/事件(2):10min后再次呕血,出现休克表现 **【参数设置】** 　T:36.8℃ 　HR:126次/分 　R:28次/分 　BP:86/55mmHg 　SPO$_2$:95% **【模拟人反应】** 　喷射性呕出鲜红色血性液体约1000mL,脉搏细速、四肢无力,观察可见面色苍白、皮肤湿冷 **【可提供实验室检查结果】** 　①血常规 　WBC:4.2×10^9/L 　N:70.1% 　LYM%:29.1% 　RBC:4.0×10^{12}/L 　HGB:112g/L 　PLT:105×10^9/L 　MCV:80.2fl 　② 大便常规:黑色,潜血阳性 **【干扰项】** 　家属见状趴在患者身上嚎啕大哭,边哭边说:"这是怎么了啊?入院的时候还好好的,现在怎么就呕血不停呢?医生护士,你们快救救他!"	①休克的病情观察要点:意识、面色、心率、血压、尿量、末梢循环及进展判断 ②加快输液速度 ③抗休克体位:中凹卧位 ④治疗性沟通:包括汇报病情、获取医嘱(静脉输液、静脉注射) ⑤遵医嘱予聚明胶肽溶液500mL,另建一条静脉通路 ⑥ 遵医嘱予 0.9%氯化钠注射液10mL+蛇毒血凝酶2U静脉注射 ⑦记24h出入水量 ⑧解释性沟通:解释病情发展原因,处理情况,安抚家属及患者	6min

图5-20　情景状态流程图

十一、导师笔记

1. 病因

（1）上消化道疾病:食管疾病、胃十二指肠疾病。

（2）食管胃底静脉曲张:肝硬化导致的上消化道出血是因为肝脏硬化,使门静脉血液回流到肝脏受阻,引起门静脉高压,继而引起门静脉各个属支静脉压力增高,其中包括食管胃底静脉,从而出现静脉曲张,曲张的静脉破裂导致出血。食管胃底静脉曲张破裂出血是肝硬化的常见并发症,约见于50%肝硬化患者。食管胃底静脉曲张出血的年发生率为5%～15%,即便应用了当前推荐的治疗,患者6周内病死率仍高达15%～20%。

（3）上消化道邻近器官或组织的疾病:如胆道出血、胰腺疾病累及十二指肠等。

（4）全身性疾病:白血病、血小板减少性紫癜、血友病、弥漫性血管内凝血等。

2. 临床表现

（1）呕血与黑便。

（2）失血性周围循环衰竭。

（3）发热:多在出血发生24h内出现低热。

3. 治疗措施

（1）一般急救:绝对卧床休息,头高足高位,头偏一侧,保持呼吸道通畅,禁食禁饮。

（2）快速补充血容量:尽快建立有效的静脉输液通道,立即查患者血型和交叉配血。

（3）积极止血:药物止血、气囊填塞、内镜治疗、手术治疗、介入治疗。

4. 干扰项处理

本案例家属为干扰项，应针对家属及患者做好有效的解释沟通，取得理解与配合。

十二、复盘

预留大约 40min 时间，可围绕以下问题进行复盘。

（1）临床判断相关：该患者发生了什么？发生这种状况的原因是什么？这是属于哪种类型的消化道出血？与其他类型的消化道出血有何不同？你认为哪一个步骤是最关键的？该患者的护理诊断有哪些？诊断依据是什么？

（2）教学目标相关：你觉得在此病例模拟过程中哪些目标实现了？哪些目标没有实现？原因是什么？

（3）开放性问题：你对此次模拟教学活动体验感觉怎么样？你觉得你哪些方面做得比较好？如果再做一次，哪些方面会做得不一样？通过此次模拟，最有收获的是什么？

十三、学习行为评价

学习行为具体参照表 5-60 来进行评价。

表 5-60　学习行为评价表

行为类别	学习行为项目	完成		
		是	否	不完整
实施前阶段	①洗手、介绍自己			
	②确认患者身份			
实施阶段	①正确实施生命体征测量			
	②正确建立静脉通路			
	③正确收集资料，有效评估			
	④及时呼叫医生			
	⑤实施紧急处置			
	⑥有效实施氧气吸入			
	⑦正确实施心电监护			
	⑧正确实施静脉采血			
	⑨另建静脉通路			
	⑩正确使用止血药物			
	⑪有效安抚患者及家属			
团队合作	①任务分配合理			
	②指令清晰、职责明确			
	③闭环式沟通			
	④互相尊重、知识共享			

学生自我反思：

案例五　原发免疫性血小板减少症患者的护理

原发免疫性血小板减少症（ITP）是一种由于血小板和自身抗体相结合，进而导致血小板遭到进行性的破坏，而出现以血小板持续性减少为表现的自身免疫性疾病。育龄期的妇女和儿童是 ITP 的主要患病群体，常以自发性的皮肤、黏膜、内脏出血以及血小板计数减少、骨髓巨核细胞发育和成熟障碍等为特征。ITP 患者可因消化道出血、颅内出血等严重并发症而导致死亡。本情景模拟教学案例基于真实的临床情况，呈现的是一位新入院的 ITP 需要输血的患者。学生必须对患者的出血倾向及输血治疗潜在风险作出快速判断，并通过团队合作，及时、有效地给予正确的救治及护理措施。

一、适用对象

护理本科实习阶段学生。

二、模拟教学目标

1. 主要目标

（1）学生能识别 ITP 的主要临床表现及潜在风险。

（2）学生能识别输血不良反应的临床表现并采取紧急处置措施。

（3）正确实施操作：心电监护、氧气吸入、静脉采血、静脉输液、口腔护理、会阴护理、静脉输血、静脉注射。

（4）展现职业素养及与新入院患者、家属的沟通技巧。

2. 关键行为核查

（1）入院处置及宣教。

（2）正确执行血小板输注。

（3）针对干扰项进行患者及家属的有效沟通。

（4）正确判断输血反应。

（5）输血不良反应的正确处理：暂停输注血小板，更换输血器，0.9％氯化钠注射液维持静脉通道。

（6）正确注射抗过敏药物：地塞米松。

（7）病情观察及生命体征测量。

（8）展现职业素养和突发情况下的与患者、家属的沟通技巧。

三、模拟教学流程及时间

（1）模拟情景场景布置：10min。

（2）模拟情景场所、仪器设备、物品介绍：10min。

（3）知识回顾：15min。

（4）提供案例信息，角色分工：10min。

（5）参与者准备：5min。

（6）模拟案例运行：28min。

（7）复盘：60min。

四、模拟教学前准备

已完成情景模拟的前期课程"内科护理学""妇产科护理学""护理学基础"等相关知识及技能的教学。在案例运行前复习 ITP 相关知识。以提问结合思维导图的形式复习 ITP 的病因、临床表现以及常见输血不良反应的紧急处置措施。复习心电监护、氧气吸入、静脉采血、静脉输液、口腔护理、会阴护理、静脉输血、静脉注射等操作技能步骤要点。

五、模拟教学前介绍

（1）环境、设备、用物介绍：向学生介绍模拟情景场所，模拟相关设备及模拟人的功能，用物的放置位置、作用及替代方法。

（2）模拟概述介绍：介绍模拟案例相关信息主要包括患者信息、疾病状态和进一步的情景发展、角色分工、复盘及评价方式、时间安排。强调本次学习目标及关注重点。

（3）心理安全：向学生说明模拟的学习环境是安全的，使学生心理放松，并给予学生鼓励与肯定。

六、模拟情景及角色分工

（1）情景模拟场所：血液内科病房。

（2）学生角色分工：护士 A、护士 B、护士 C，观察病情及初步判断，执行医嘱，与家属及患者沟通；观察员，其他同学观察，记录 3 名情景模拟同学的表现。

（3）教师角色分工：患者家属（必要时提醒病情变化）、医生。

七、模拟案例概述

患者，女性，42 岁，住院号×××××。患者诉 6 年前因阴道流血不止查血常规发现血小板减少，PLT 2×10^9/L，伴头晕、乏力，诊断为"原发免疫性血小板减少症"。予静脉输注血小板、地塞米松及口服环孢素等治疗后病情好转出院，后自行停药。今日因"17 天前无明显诱因出现阴道流血不止，四肢皮肤瘀点瘀斑，偶有牙龈出血，诉乏力、头晕"收治血液内科病区。护士请根据病情变化及医嘱完成相应护理工作。

八、患者资料（表 5-61）

表 5-61 患者个人资料

姓名:刘某	性别:女
年龄:42 岁	住院号:××××××
语言:普通话	教育程度:专科
身高:160cm　　体重:50kg	职业:公司职员
饮食习惯:饮食无特殊	社会经济背景:一般
既往史:6 年前因阴道流血不止查血常规发现血小板减少,为 2×10^9/L,伴头晕、乏力,于外院诊断为"原发性免疫性血小板减少症",予输注血小板、地塞米松,口服环孢素、达那唑等治疗后病情好转出院,后自行停药	现病史:17 天前无明显诱因出现阴道流血不止,四肢皮肤瘀点瘀斑,偶有牙龈出血,诉乏力、头晕
家族史:否认家族性疾病史	过敏史:无

九、设备及物品清单（表 5-62）

表 5-62　设备及物品清单

项目名称	具体信息
设备信息	①普通预防设备：速干手消毒剂、手套、口罩 ②关键设备：中心供氧装置或氧气筒、心电监护仪
模拟人信息	SimMan 模拟人，女性装扮，右手系有手腕带
操作用物清单	心电监护用物、氧气吸入用物、静脉采血用物、静脉输液用物、口腔护理用物、会阴护理用物、静脉输血用物、静脉注射用物
药物清单	①复方氯化钠注射液 500mL ②地塞米松磷酸钠注射液 5mg ③0.9％氯化钠注射液 100mL ④机采血小板 1 个治疗量
文件清单	①患者信息卡 ②输液卡 ③输血报告单 ④瓶签贴 ⑤记录单 ⑥吸氧卡 ⑦输血及血液制品治疗同意书 ⑧血型检查报告
医嘱单	①持续心电监护 ②氧气吸入 ③静脉采血：血常规、输血前检查、交叉合血 ④绝对卧床休息 ⑤软食 ⑥复方氯化钠注射液 500mL 静脉输液 ⑦口腔护理 ⑧会阴护理 ⑨输机采血小板 1 个治疗量＋0.9％氯化钠注射液 100mL，静脉输注 ⑩地塞米松磷酸钠注射液 5mg 静脉注射
重要实验室检查结果或辅助检查资料	①血常规结果 1 份 ②输血报告单

十、情景状态流程图

ITP 患者的病情发展可参照图 5-21 的模式进行模拟，左侧方框为 ITP 患者的情景状态流程，中间对应方框为该患者相应情景下学生应呈现的反应及实施要点，右侧方框为此情景状态下完成相应处置时间。

情景状态流程	实施要点	时间分配
初始状况: 【参数设置】 (在完成心电监护后显示) 　T:36.8℃ 　HR:102 次/分 　R:20 次/分 　BP:110/62mmHg 　SPO_2:94% 【模拟人反应】 　安静卧床、阴道流血、情绪稳定 【提示卡】 (若护士不能正确完成输血前检查与交叉配血标本采集时提供)	①确认患者身份 ②综合运用各种方法全面评估患者,系统收集病情资料并分析 ③治疗性沟通:询问发病经过及既往史,询问实验室检查结果,予以入院宣教 ④通知医生,获取医嘱(心电监护、氧气吸入、静脉采血) ⑤遵医嘱予以心电监护 ⑥遵医嘱予以氧气吸入 2L/min ⑦静脉采血:血常规、输血前检查、交叉配血(输血前检查与交叉配血标本分次采集) ⑧绝对卧床休息	8min

⬇

情景状态流程	实施要点	时间分配
改变/事件(1):患者主诉口腔内有血腥味,难以忍受,会阴处有不断流血 【参数设置】 　T:36.8℃ 　HR:113 次/分 　R:22 次/分 　BP:100/60mmHg 　SPO_2:98% 【模拟人反应】 　表情痛苦 【干扰项】 　患者不习惯绝对卧床及会阴护理,坚持要去卫生间自己解决	①观察病情、生命体征监测 ②治疗性沟通,包括通知医生、汇报病情、获取医嘱(口腔护理、会阴护理、复方氯化钠注射液 500mL 静脉输液) ③予以复方氯化钠注射液 500mL 静脉输液 ④口腔护理 ⑤会阴护理 ⑥人文关怀:病情解释,情绪安抚,保护好患者隐私	8min

⬇

情景状态流程	实施要点	时间分配
改变/事件(2):患者抽血结果回报,患者现生命体征平稳 【可提供实验室检查结果】 ①血常规 　WBC:4.5×10^9/L 　RBC:4.21×10^{12}/L 　HGB:120g/L 　PLT:4×10^9/L ②输血报告单:患者血型 A 型 Rh(+),交叉配合试验结果为"配合",无凝集、无溶血	①治疗性沟通:通知医生,汇报病情,获取医嘱(血小板输注) ②输血前生命体征测量,判断有无输血的禁忌 ③询问血型、输血史、输血不良反应史,予以输血目的、配合事项及不良反应监测的宣教 ④遵医嘱予以机采血小板 1 个治疗量输注、0.9%氯化钠注射液 100mL,输血前冲管,输血速度≤2mL/min ⑤观察病情,输血 15min 再次生命体征测量,无异常加快输血速度,控制血小板在 1~2h 内输完	6min

⬇

图 5-21

情景状态流程	实施要点	时间分配
改变/事件(3)：患者输注血小板30min后，突发全身皮疹伴瘙痒 **【参数设置】** T：36.8℃ HR：112次/分 R：22次/分 BP：95/60mmHg SPO_2：96% **【模拟人反应】** 全身皮疹，情绪紧张	①暂停血小板输注，更换输血器，0.9%氯化钠注射液维持静脉通路(保留原输血器及血袋送检) ②观察病情，生命体征监测 ③通知医生、汇报病情、获取医嘱(地塞米松磷酸钠注射液5mg静脉注射) ④抗过敏治疗：地塞米松磷酸钠注射液5mg静脉注射 ⑤输血过敏反应的病情观察要点：皮肤、黏膜、呼吸、血压、意识 ⑥解释性沟通：向患者解释输血不良反应发生的原因，处理情况，安抚患者及家属情绪，告知病情变化及时呼叫医务人员 ⑦填写不良事件分析表，上报不良事件	6min

图 5-21　情景状态流程图

十一、导师笔记

1. 病因

原发免疫性血小板减少症是一种以血小板减少为特征，没有其他病因存在的疾病，属于一种排他性诊断。

2. 临床表现

(1) 全身皮肤黏膜紫癜。

(2) 口腔牙龈、鼻腔出血、阴道出血。

(3) 乏力。

3. 治疗措施

(1) 对于PLT≥$30×10^9$/L，无出血表现且不从事增加出血危险的工作或活动的成人ITP患者以观察和随访为主。

(2) 若有出血症状，应积极治疗，包括输注血小板、止血药等对症处理；静脉用丙种球蛋白和（或）糖皮质激素。

(3) 脾切除手术。

(4) 免疫抑制剂：利妥昔单抗、环孢素、环磷酰胺、长春新碱等。

(5) 血小板生成素受体激动剂：罗米司亭、艾曲泊帕。

4. 干扰项处理

本案例患者绝对卧床执行不佳为干扰项，应针对患者做好有效的解释沟通，取得理解与配合。

十二、复盘

预留大约60min时间，可围绕以下问题进行复盘。

(1) 临床判断相关：该患者输血过程发生了什么？发生这种状况的原因是什么？输血最严重的并发症有哪些？该如何预防？你认为哪一个步骤是最关键的？该患者的护理诊断有哪些？诊断依据是什么？

(2) 教学目标相关：你觉得在此病例模拟过程中哪些目标实现了？哪些目标没有实现？

原因是什么？

（3）开放性问题：你对此次模拟教学活动体验感觉怎么样？你觉得你哪些方面做得比较好？如果再做一次，哪些方面会做得不一样？通过此次模拟，最有收获的是什么？

十三、学习行为评价

学习行为具体参照表 5-63 来进行评价。

表 5-63　学习行为评价表

行为类别	学习行为项目	完成		
		是	否	不完整
实施前阶段	①洗手、介绍自己			
	②确认患者身份			
实施阶段	①收集资料,有效评估			
	②正确实施入院健康宣教			
	③正确实施心电监护			
	④正确实施氧气吸入			
	⑤正确进行静脉采血			
	⑥准确实施静脉输液			
	⑦正确实施口腔护理			
	⑧正确实施会阴护理			
	⑨正确进行静脉输血			
	⑩正确实施紧急处理			
	⑪及时呼叫医生			
	⑫更换输血器,0.9%氯化钠注射液维持通路			
	⑬正确静脉注射抗过敏药物			
	⑭保护患者隐私			
	⑮有效安抚患者及家属			
团队合作	①任务分配合理			
	②指令清晰、职责明确			
	③闭环式沟通			
	④互相尊重、知识共享			

学生自我反思：

案例六　急性白血病患者的护理

急性白血病是造血干细胞的恶性克隆性疾病，临床表现为贫血、感染、出血及白血病细胞浸润症状。化疗是临床治疗急性白血病的主要手段之一，骨髓抑制是多种化疗药物共有的不良反应，主要表现为全血细胞的减少，严重的骨髓抑制可导致患者出现粒细胞缺乏（中性粒细胞绝对值低于 $0.5×10^9/L$），继而并发严重感染甚至脓毒症、脓毒性休克。脓毒症是指因感染引起的宿主反应失调导致的危及生命的器官功能障碍。脓毒性休克定义为脓毒症合并严重的循环、细胞和代谢紊乱，其死亡风险较单纯脓毒症更高。本情景模拟教学案例基于真实的临床情况，呈现的是一位急性髓系白血病化疗后并发脓毒性休克的患者，患者处于化疗后骨髓抑制期，粒细胞缺乏，有 3 天高热史。护士必须快速识别脓毒性休克，并通过团队间的有效合作，及时、有效地给予正确的救治及护理措施。

一、适用对象

一年以内新入职护士。

二、模拟教学目标

1. 主要目标

（1）护士能识别骨髓抑制的病因和临床表现。

（2）护士能识别脓毒性休克的临床表现。

（3）护士能采取脓毒性休克时的紧急处置措施。

（4）正确实施操作：心电监护、静脉采血、口服药物、静脉输液、氧气吸入、动脉采血、注射泵的使用。

（5）展现职业素养和突发情况下的与患者、家属的沟通技巧。

2. 关键行为核查表

（1）摆放合适体位并呼叫医生，监测生命体征。

（2）迅速建立多条静脉通路并快速补液，予面罩吸氧。

（3）予以静脉采血（血培养）、动脉采血（血气分析）。

（4）予抗感染、升压治疗（静脉输液、注射泵的使用）。

（5）针对干扰项进行患者及家属的有效沟通。

三、模拟教学流程及时间

（1）模拟情景场景布置：10min。

（2）模拟情景场所、仪器设备、物品介绍：10min。

（3）知识回顾：15min。

（4）提供案例信息，角色分工：10min。

（5）参与者准备：5min。

（6）模拟案例运行：20min。

（7）复盘：40min。

四、模拟教学前准备

已完成情景模拟的前期课程"内科护理学""危急重症护理学""护理学基础"等相关知识及技能的教学。在案例运行前复习急性白血病、脓毒症、脓毒性休克相关知识及技能。以提问结合思维导图的形式复习急性白血病的临床表现及化疗并发症，脓毒性休克的紧急救护措施。复习心电监护、静脉采血、口服药物、静脉输液、氧气吸入、动脉采血、注射泵的使用等操作技能步骤要点。

五、模拟教学前介绍

（1）环境、设备、用物介绍：向护士介绍模拟情景场所，模拟相关设备及模拟人的功能，用物的放置位置、作用及替代方法。

（2）模拟概述介绍：介绍模拟案例相关信息主要包括患者信息、疾病状态和进一步的情景发展、角色分工、复盘及评价方式、时间安排。强调本次学习目标及关注重点。

（3）心理安全：向护士说明模拟的学习环境是安全的，使其心理放松，并给予护士鼓励与肯定。

六、模拟情景及角色分工

（1）情景模拟场所：血液内科病房。

（2）护士角色分工：护士 A、护士 B、护士 C，观察病情及初步判断，执行医嘱，与家属及患者沟通；观察员，其他护士观察，记录 3 名情景模拟护士的表现。

（3）教师角色分工：患者家属（必要时提醒病情变化）、医生。

七、模拟案例概述

患者，女性，58 岁，住院号××××××。因"乏力、咽痛 1 个月余，发现全血细胞减少 1 天"由门诊收治血液内科病区。入院后经骨髓涂片检查，确诊急性髓系白血病 M2型，予 DA 方案（去甲氧柔红霉素＋阿糖胞苷）化疗，现处于化疗后骨髓抑制期，近 3 天反复出现畏寒、寒战、发热，今日 10：40 测量体温 40.3℃，口服布洛芬混悬液 10mL 退热后，大汗淋漓，湿透 3 套衣物。4h 后发现患者开始昏睡、面色苍白、口唇发绀、皮肤湿冷，家属在旁不知所措。护士需根据病情变化完成相应护理工作。

八、患者资料（表 5-64）

表 5-64　患者个人资料

姓名:刘某	性别:女
年龄:58 岁	住院号:××××××
语言:普通话	教育程度:初中
身高:150cm　　体重:45kg	职业:家庭妇女
饮食习惯:饮食无特殊	社会经济背景:一般
既往史:无	现病史:乏力、咽痛 1 个月余,发现全血细胞减少 1 天
家族史:否认家族性疾病史	过敏史:无

九、设备及物品清单（表 5-65）

表 5-65　设备及物品清单

项目名称	具体信息
设备信息	①普通预防设备：速干手消毒剂、手套、口罩 ②关键设备：中心供氧装置或氧气筒、心电监护仪、注射泵
模拟人信息	SimMan 模拟人，女性装扮，右手系有手腕带
操作用物清单	心电监护用物、静脉采血用物、静脉输液用物、氧气吸入用物（鼻导管、面罩）、动脉采血用物、注射泵的使用用物
药物清单	①复方氯化钠注射液 1000mL ②布洛芬混悬液 1 瓶/100mL ③0.9％氯化钠注射液 50mL ④重酒石酸去甲肾上腺素注射液 14mg
文件清单	①患者信息卡 ②口服给药卡 ③输液卡 ④吸氧卡 ⑤瓶签贴 ⑥记录单
医嘱单	①急抽血查血常规、肝肾功能电解质、血清乳酸、降钙素原、C-反应蛋白、血培养 ②心电监护 ③布洛芬混悬液 10mL 口服 ④复方氯化钠注射液 1000mL 静脉输液 ⑤氧气吸入（鼻导管、面罩） ⑥急抽动脉血行动脉血气分析 ⑦0.9％氯化钠注射液 43mL＋重酒石酸去甲肾上腺素注射液 14mg，以 1mL/h 持续注射泵入 ⑧记 24h 出入水量
重要实验室检查结果或辅助检查资料	血常规结果 1 份（发热当天）

十、情景状态流程图

脓毒性休克患者的病情发展可参照图 5-22 的模式进行模拟，左侧方框为脓毒性休克患者的情景状态流程，中间对应方框为该患者相应情景下学生应呈现的反应及实施要点，右侧方框为此情景状态下完成相应处置时间。

情景状态流程	实施要点	时间分配
初始状况： 【参数设置】 (在进行心电监护后显示) 　T:40.3℃ 　HR:122 次/分 　R:26 次/分 　BP:105/60mmHg 　SPO_2:95% 【模拟人反应】 　畏寒、寒战,后体温升高,面色潮红,情绪紧张 【可提供实验室检查结果】 　血常规： 　WBC:0.32×10⁹/L 　N:0.03×10⁹/L 　RBC:0.5×10¹²/L 　HGB:68g/L 　PLT:32×10⁹/L	①确认患者身份 ②综合运用各种方法全面评估患者,系统收集病情资料并分析 ③治疗性沟通：询问发病经过及既往史,通知医生,汇报病情,获取医嘱(心电监护、急抽血、口服给药) ④予上心电监护,监测患者生命体征 ⑤急抽血查血常规、肝肾功能、电解质、血清乳酸、降钙素原、C反应蛋白、血培养等 ⑥协助患者口服布洛芬混悬液 10mL ⑦指导患者多饮温开水	6min

情景状态流程	实施要点	时间分配
改变/事件(1):1h 后大汗淋漓,血压、血氧饱和度下降,患者躁动不安,出现休克表现 【参数设置】 　T:37.5℃ 　HR:118 次/分 　R:24 次/分 　BP:86/58mmHg 　SPO_2:92% 【模拟人反应】 　患者躁动不安,大汗淋漓	①体位摆放：中凹卧位 ②观察病情 ③治疗性沟通：包括通知医生、汇报病情、获取医嘱(静脉输液、氧气吸入) ④遵医嘱予复方氯化钠注射液 1000mL,静脉输液 ⑤调节输液速度 80 滴/分 ⑥遵医嘱鼻导管吸氧,调节氧流量 3~4L/min ⑦人文关怀,擦干皮肤,更换病服 ⑧记 24h 出入水量	6min

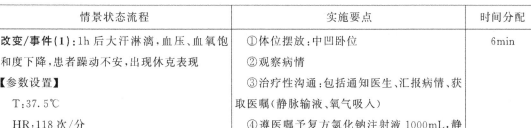

图 5-22

情景状态流程	实施要点	时间分配
改变/事件(2):4h后患者开始昏睡,血氧饱和度继续下降,少尿 **【参数设置】** T:36.8℃ HR:126次/分 R:28次/分 BP:76/45mmHg SPO$_2$:85% **【模拟人反应】** 脉搏细速、四肢无力,观察可见面色苍白、口唇发绀,皮肤湿冷 **【可提供实验室检查结果】** 血清乳酸:2.2mmo/L **【干扰项】** 家属在旁不知所措,无法做出决策	①休克的病情观察要点:意识、面色、心率、血压、尿量、末梢循环及进展判断 ②治疗性沟通:包括呼叫医生及护士、准备抢救车、汇报病情、获取医嘱(动脉采血、重酒石酸去甲肾上腺素注射泵泵入) ③遵医嘱改用面罩吸氧,调节氧流量6L/min ④动脉采血行血气分析 ⑤另建一条静脉通路,遵医嘱予0.9%氯化钠注射液43mL+重酒石酸去甲肾上腺素注射液14mg,以1mL/h持续注射泵泵入 ⑥解释性沟通:解释病情发展原因,建议转ICU治疗,安抚家属及患者 ⑦预防药物外渗	8min

图 5-22　情景状态流程图

十一、导师笔记

1. 急性白血病并发脓毒性休克的主要病因

感染是脓毒症主要的发病原因,常见的致病菌是革兰氏阴性杆菌、凝固酶阴性葡萄球菌、金黄色葡萄球菌、肠球菌,约有30%的脓毒症患者无法找到原发感染灶。白血病化疗后易并发骨髓抑制,通常化疗后7～10天骨髓抑制最为严重,患者出现粒细胞缺乏,继发感染引起脓毒症,血液科常见的感染致病菌有肺炎克雷伯菌、铜绿假单胞菌、大肠埃希菌、白色念珠菌等。

2. 临床表现

(1) 发热:T≥38℃。

(2) 呼吸加快:≥22次/分。

(3) 低血压:平均动脉压[=(收缩压+2×舒张压)/3]<70mmHg。

(4) 意识改变。

(5) 少尿。

(6) 充分液体复苏后仍需血管活性药物维持平均动脉压≥65mmHg且血乳酸浓度>2mmol/L。

3. 治疗措施

(1) 一般急救:心电监护、氧气吸入、中凹卧位。

(2) 快速补充血容量:尽快建立有效的静脉输液通路,晶体扩容。

(3) 原发感染病灶祛除/抗菌药物的使用:结合临床进行感染分析控制,存在外科相关病灶时积极采取清创、引流、切除等手术方式进行源头病菌控制,无法清除或无明显来源时积极使用广谱抗菌药物抗感染。

（4）升压药物使用：推荐起初 3～6h 按 30mL/kg 晶体液给予液体复苏后，使用血管升压药物达到复苏，目标血管升压药首选去甲肾上腺素。

4. 干扰项处理

本案例家属为干扰项，应针对家属及患者做好有效的解释沟通，取得理解与配合。

十二、复盘

预留大约 40min 时间，可围绕以下问题进行复盘。

（1）临床判断相关：该患者发生了什么？发生这种状况的原因是什么？这是属于哪种休克？与其他类型的休克有何不同？你认为哪一个步骤是最关键的？该患者的护理诊断有哪些？诊断依据是什么？

（2）教学目标相关：你觉得在此病例模拟过程中哪些目标实现了？哪些目标没有实现？原因是什么？

（3）开放性问题：你对此次模拟教学活动体验感觉怎么样？你觉得你哪些方面做得比较好？如果再做一次，哪些方面会做得不一样？通过此次模拟，最有收获的是什么？

十三、学习行为评价

学习行为具体参照表 5-66 来进行评价。

表 5-66　学习行为评价表

行为类别	学习行为项目	完成		
		是	否	不完整
实施前阶段	①洗手、介绍自己			
	②确认患者身份			
实施阶段	①正确实施心电监护			
	②正确实施静脉采血			
	③正确口服给药			
	④判断休克，汇报医生			
	⑤正确实施静脉输液			
	⑥有效实施氧气吸入			
	⑦正确实施血气分析			
	⑧另建静脉通路			
	⑨正确调节输液速度			
	⑩正确使用注射泵			
	⑪更换病服			
	⑫有效安抚患者及家属			

行为类别	学习行为项目	完成		
		是	否	不完整
团队合作	①任务分配合理			
	②指令清晰、职责明确			
	③闭环式沟通			
	④互相尊重、知识共享			

护士自我反思：

案例七 糖尿病患者的护理

糖尿病是由遗传和环境因素共同作用而引起的一组以慢性高血糖为特征的代谢性疾病。随着病程延长，可出现眼、肾、神经、心脏、血管等多系统损害，重症或应激时还可发生酮症酸中毒等急性代谢紊乱。低血糖症是一组多种病因引起的静脉血浆葡萄糖浓度过低，临床上以交感神经兴奋和脑细胞缺糖为主要特点的综合征，一般以静脉血糖浓度低于2.8mmol/L作为低血糖的标准。低血糖严重时若波及延脑可进入昏迷状态，表现为意识持续的中断或完全丧失。导致低血糖昏迷的主要原因为药源性低血糖，一旦确定患者发生低血糖，应尽快补充糖分，解除脑细胞缺糖症状。对于糖尿病患者，健康教育是所有治疗的中心，胰岛素是应用最广泛的药物。本情景模拟教学案例基于真实的临床情况，呈现的是一位糖尿病患者住院期间发生低血糖昏迷，既往有高血压、高脂血症。学生必须正确掌握糖尿病相关知识，重视糖尿病健康教育；对低血糖昏迷能够迅速作出判断、快速识别，并通过团队间的有效合作，及时、有效地给予正确的救治及护理措施。

一、适用对象

护理本科实习阶段学生。

二、模拟教学目标

1. 主要目标

（1）学生能正确观察病情，准确测量患者血糖。

（2）学生能掌握血糖异常后护理措施，正确实施健康宣教。

（3）学生能识别低血糖危险因素，掌握低血糖发生的原因。

（4）学生能识别低血糖的临床表现。

（5）学生能正确实施低血糖的急救处理。

（6）正确实施操作：生命体征测量、血糖监测、皮下注射、心电监护、氧气吸入、静脉注射、静脉输液、输液泵的使用。

（7）展现职业素养和突发情况下的与患者、家属的沟通技巧。

2. 关键行为核查

（1）正确评估患者血糖情况。

（2）正确监测末梢血糖。

（3）掌握患者血糖升高后的护理措施，正确执行胰岛素皮下注射。

（4）判断患者意识并呼叫医生。

（5）向医生汇报病情，获取医嘱。

（6）正确执行静脉注射50％葡萄糖注射液。

（7）予以心电监护、氧气吸入、静脉输液及输液泵的使用。

（8）能够观察患者情绪变化，进行有效沟通。

三、模拟教学流程及时间

(1) 模拟情景场景布置：10min。

(2) 模拟情景场所、仪器设备、物品介绍：10min。

(3) 知识回顾：15min。

(4) 提供案例信息，角色分工：10min。

(5) 参与者准备：5min。

(6) 模拟案例运行：25min。

(7) 复盘：50min。

四、模拟教学前准备

已完成情景模拟的前期课程"内科护理学"中糖尿病相关知识、"护理学基础"中测血糖、注射胰岛素等操作技能及注意事项的教学。在案例运行前以思维导图形式复习糖尿病相关知识及技能。以提问结合思维导图的形式复习低血糖的病因及临床表现、低血糖昏迷的急救措施。复习生命体征测量、血糖监测、皮下注射、心电监护、氧气吸入、静脉注射、静脉输液、输液泵的使用等操作技能步骤要点。

五、模拟教学前介绍

(1) 环境、设备、用物介绍：向学生介绍模拟情景场所，模拟相关设备及模拟人的功能，用物的放置位置、作用及替代方法。

(2) 模拟概述介绍：介绍模拟案例相关信息主要包括患者信息、疾病状态和进一步的情景发展、角色分工、复盘及评价方式、时间安排。强调本次学习目标及关注重点。

(3) 心理安全：向学生说明模拟的学习环境是安全的，使学生心理放松，并给予学生鼓励与肯定。

六、模拟情景及角色分工

(1) 情景模拟场所：内分泌科病房。

(2) 学生角色分工：护士 A、护士 B、护士 C，观察病情及初步判断，执行医嘱，与家属及患者沟通；观察员，其他同学观察，记录 3 名情景模拟同学的表现。

(3) 教师角色分工：患者家属（必要时提醒病情变化）、医生。

七、模拟案例概述

患者，男性，66 岁，住院号×××××。因口干、多饮、多尿伴体重下降 10 天，为求进一步治疗收治内分泌科病房。既往有高血压、高脂血症。入院后遵医嘱予以监测空腹及三餐后 2h 血糖，患者当日晚餐后 2h 血糖为 23.5mmol/L，立即予以胰岛素 6U 皮下注射。第二日上午，患者行腹部 B 超检查返回病房后，出现面色苍白、大汗、四肢冰冷、心慌，家属见状立即按呼叫器，查体温 36.7℃，脉搏 84 次/分，呼吸 20 次/分，血压 105/60mmHg，随机血糖 1.7mmol/L，随之患者呼之不应。值班护士需根据病情变化完成相应护理工作。

八、患者资料（表5-67）

表5-67 患者个人资料

姓名：王某	性别：男
年龄：66岁	住院号：××××××
语言：普通话	教育程度：大学
身高：173cm 体重：83kg	职业：退休教师
饮食习惯：饮食无特殊	社会经济背景：一般
既往史：2型糖尿病、高血压、高脂血症	现病史：口干、多饮、多尿伴体重下降10天
家族史：否认家族性疾病史	过敏史：无

九、设备及物品清单（表5-68）

表5-68 设备及物品清单

项目名称	具体信息
设备信息	①普通预防设备：速干手消毒剂、手套 ②关键设备：血糖仪、中心供氧装置、心电监护仪、输液泵
模拟人信息	SimMan模拟人，男性装扮，右手系有手腕带
操作用物清单	生命体征测量用物、血糖监测用物、皮下注射用物、心电监护用物、氧气吸入用物、静脉注射用物、静脉输液用物、输液泵的使用用物
药物清单	①50%葡萄糖注射液2支/10mL ②5%葡萄糖注射液250mL ③0.9%氯化钠注射液50mL ④盐酸多巴胺注射液2mL ⑤胰岛素6U
文件清单	①患者信息卡 ②输液卡 ③执行单 ④吸氧卡 ⑤瓶签贴 ⑥医嘱单 ⑦血糖记录单 ⑧护理记录单
医嘱单	①生命体征测量 ②监测空腹及三餐后2h血糖 ③胰岛素6U皮下注射 ④糖尿病饮食 ⑤50%葡萄糖注射液20mL静脉注射 ⑥心电监护 ⑦氧气吸入2L/min ⑧5%葡萄糖注射液250mL静脉输液 ⑨0.9%氯化钠注射液50mL＋盐酸多巴胺注射液2mL，以10mL/h速度泵入 ⑩尿常规
重要实验室检查结果或辅助检查资料	①血常规、血脂结果（入科时已查） ②代谢功能全套（血糖、肝肾功能、电解质）结果（入科时已查） ③尿常规

十、情景状态流程图

糖尿病患者的病情发展可参照图 5-23 的模式进行模拟，左侧方框为糖尿病患者的情景状态流程，中间对应方框为该患者相应情景下学生应呈现的反应及实施要点，右侧方框为此情景状态下完成相应处置时间。

情景状态流程	实施要点	时间分配
初始状况： 【参数设置】 　①（在进行生命体征测量后显示） 　T:36.6℃ 　HR:88 次/分 　R:20 次/分 　BP:125/80mmHg 　SPO_2:98% 　②（血糖监测后显示） 　餐后 2h 血糖 23.5mmol/L 【模拟人反应】 　安静卧床、情绪稳定 【可提供实验室检查结果】 　WBC:$4.5×10^9$/L 　空腹血糖:8.2mmol/L 　尿糖:阳性 【干扰项】 　患者:"护士，扎手指太疼了，可以不监测了吗？这个血糖值没那么严重？"	①确认患者身份 ②予以生命体征测量 ③综合运用各种方法全面评估患者，系统收集病情资料并分析 ④治疗性沟通：询问现病史及既往史，询问实验室检查结果，予以入院宣教 ⑤遵医嘱监测餐后 2h 血糖 ⑥通知医生、汇报病情、获取医嘱（胰岛素 6U 皮下注射） ⑦遵医嘱予胰岛素 6U 皮下注射 ⑧人文关怀：情绪安抚、健康教育 ⑨治疗性沟通：糖尿病相关知识健康宣教，饮食指导（糖尿病饮食）	8min

情景状态流程	实施要点	时间分配
改变/事件(1)：第二日上午，患者行腹部 B 超检查返回病房后，突然出现面色苍白、大汗、四肢冰冷、心慌，家属见状立即按呼叫器，护士来到患者床旁发现患者呼之不应，随机血糖 1.7mmol/L 【参数设置】 （在完成心电监护后显示） 　T:36.7℃ 　HR:84 次/分 　R:20 次/分 　BP:105/60mmHg 　SPO_2:95% 【模拟人反应】 　面色苍白、四肢冰冷、意识昏迷 【干扰项】 　家属见状情绪激动，询问："我父亲到底怎么了？"并不愿配合离开床旁	①观察病情 ②治疗性沟通：包括通知医生、汇报病情、获取医嘱（心电监护、氧气吸入、50%葡萄糖注射液 20mL 静脉注射） ③遵医嘱予以心电监护 ④遵医嘱予以氧气吸入 ⑤遵医嘱予 50%葡萄糖注射液 20mL 静脉注射 ⑥解释性沟通：解释病情发展原因，处理情况，安抚家属及患者 ⑦人文关怀：保暖	8min

情景状态流程	实施要点	时间分配
改变/事件（2）：心电监护仪报警，患者血压下降 【参数设置】 　T：36.7℃ 　HR：94 次/分 　R：22 次/分 　BP：82/51mmHg 　SPO$_2$：97% 【模拟人反应】 　面色苍白、皮肤湿冷 【可提供实验室检查结果】 　血浆葡萄糖：2.4mmol/L	①病情观察要点：意识、面色、心率、血压、尿量、血糖及进展判断 ②动态监测患者血糖情况 ③治疗性沟通：包括汇报病情、获取医嘱（5%葡萄糖注射液 250mL 静脉输液、多巴胺泵入） ④遵医嘱予 5%葡萄糖注射液 250mL 静脉输液 ⑤遵医嘱予 0.9%氯化钠注射液 50mL＋盐酸多巴胺注射液 2mL，以 10mL/h 速度泵入	9min

图 5-23　情景状态流程图

十一、导师笔记

1. 糖尿病病因

（1）遗传因素和环境因素。

（2）低血糖诱因：①使用外源性胰岛素或胰岛素促泌剂；②未按时进食或进食过少；③运动量增加；④酒精摄入，尤其是空腹饮酒；⑤胰岛素瘤等疾病；⑥胃肠外营养治疗等。

2. 低血糖临床表现

（1）低血糖临床表现呈发作性，发生低血糖后，可表现为无先兆症状的低血糖昏迷。持续 6h 以上的严重低血糖常导致永久性脑损伤。

（2）交感神经兴奋：多有肌肉颤抖、心悸、出汗、饥饿感、软弱无力、紧张、焦虑、流涎、面色苍白、心率加快、四肢冰冷等。

（3）中枢神经症状：初期为精神不集中、思维和语言迟钝、头晕、嗜睡、视物不清、步态不稳，后可有幻觉、躁动、易怒、性格改变、认知障碍，严重时发生抽搐、昏迷。

3. 治疗措施

（1）运动治疗、药物治疗、提供饮食资料。

（2）怀疑低血糖时立即测定血糖水平以明确诊断，无法测定血糖时暂按低血糖处理。

（3）意识清楚者，口服 15～20g 糖类食品，每 15min 监测血糖一次。

（4）意识障碍者给予 50%葡萄糖液 20～40mL 静脉注射，每 15min 监测血糖一次。

（5）若低血糖已纠正，则了解发生低血糖的原因，调整用药，注意低血糖易诱发心脑血管疾病，对患者实施糖尿病教育，携带糖尿病急救卡。

（6）若低血糖未纠正，再次静脉注射 5%或 10%葡萄糖，意识恢复后至少监测血糖 24～48h。

4. 干扰项处理

本案例患者和家属各有干扰项，应针对患者做好糖尿病健康教育，针对家属做好有效的解释沟通，取得理解与配合。

十二、复盘

预留大约 50min 时间，可围绕以下问题进行复盘。

（1）临床判断相关：该患者治疗过程中发生了什么？发生这种状况的原因是什么？低血糖临床表现有哪些？与糖尿病急性并发症有何不同？针对患者"呼之不应"，你会有哪些方面的思维？你认为哪一个步骤是最关键的？该患者的护理诊断有哪些？诊断依据是什么？

（2）教学目标相关：你觉得在此病例模拟过程中哪些目标实现了？哪些目标没有实现？原因是什么？

（3）开放性问题：你对此次模拟教学活动体验感觉怎么样？你觉得你哪些方面做得比较好？如果再做一次，哪些方面会做得不一样？通过此次模拟，最有收获的是什么？

十三、学习行为评价

学习行为具体参照表 5-69 来进行评价。

表 5-69　学习行为评价表

行为类别	学习行为项目	完成		
		是	否	不完整
实施前阶段	①洗手、介绍自己			
	②确认患者身份			
实施阶段	①正确实施生命体征测量			
	②正确实施血糖监测			
	③及时呼叫医生			
	④正确实施胰岛素皮下注射			
	⑤正确实施健康宣教			
	⑥及时通知医生、获得医嘱			
	⑦正确评估患者病情变化			
	⑧正确实施紧急处理			
	⑨正确实施静脉注射			
	⑩正确实施心电监护			
	⑪正确实施氧气吸入			
	⑫正确实施静脉输液			
	⑬正确使用输液泵输液			
	⑭有效安抚患者及家属			
团队合作	①任务分配合理			
	②指令清晰、职责明确			
	③闭环式沟通			
	④互相尊重、知识共享			

学生自我反思：

案例八 脑梗死并发颅内压增高患者的护理

脑梗死又称缺血性脑卒中，指各种原因引起的脑部血液供应障碍，使局部脑组织发生不可逆性损害，导致脑组织缺血、缺氧性坏死。引起脑梗死的主要原因是供应脑部血液的颅内或颅外动脉发生闭塞性病变而未能得到及时、充分的侧支循环供血，使局部脑组织发生缺血、缺氧现象。临床上最常见的有脑血栓形成和脑栓塞。本情景模拟教学案例呈现的是一位脑梗死患者，突发颅内压增高情况，病情稳定后，出现呛咳严重的症状，提示洼田饮水试验5级。既往有高血压20年，多饮多尿11年，护士必须快速识别颅内压增高等临床表现，并通过团队间的有效合作，及时、有效地给予正确的救治及护理措施。

一、适用对象

一年以内新入职护士。

二、模拟教学目标

1. 主要目标

（1）护士能识别脑梗死的病因和临床表现。

（2）护士能识别颅内压增高的临床表现。

（3）护士能判断洼田饮水试验不同分级的临床表现。

（4）护士能熟知颅内压增高的应急预案和处理流程。

（5）正确实施操作：心电监护、神经系统体格检查、静脉采血、吸痰、氧气吸入、静脉输液、血糖监测、皮下注射、鼻饲。

（6）展现职业素养和突发情况下的与患者、家属的沟通技巧。

2. 关键行为核查

（1）入院处置流程，立即上心电监护、神经系统体格检查、静脉采血。

（2）摆放合适体位并告知医生。

（3）正确静脉输注降颅压药物。

（4）保持呼吸道通畅，予以氧气吸入。

（5）在患者呛咳严重的情况下正确输注鼻饲营养液。

（6）正确皮下注射抗凝药。

三、模拟教学流程及时间

（1）模拟情景场景布置：10min。

（2）模拟情景场所、仪器设备、物品介绍：5min。

（3）知识回顾：10min。

（4）提供案例信息，角色分工：5min。

（5）参与者准备：5min。

（6）模拟案例运行：25min。

（7）复盘：50min。

四、模拟教学前准备

已完成情景模拟的前期课程"内科护理学""外科护理学""急危重症护理学""护理学基础"等相关知识及技能的教学。在案例运行前复习脑梗死相关知识及技能。以提问结合思维导图的形式复习脑梗死的病因及临床表现，颅内压升高的紧急救护措施及洼田饮水试验相关知识。复习心电监护、神经系统体格检查、静脉采血、吸痰、氧气吸入、静脉输液、血糖监测、皮下注射、鼻饲等操作技能步骤要点。

五、模拟教学前介绍

（1）环境、设备、用物介绍：向护士介绍模拟情景场所，模拟相关设备及模拟人的功能，用物的放置位置、作用及替代方法。

（2）模拟概述介绍：介绍模拟案例相关信息主要包括患者信息、疾病状态和进一步的情景发展、角色分工、复盘及评价方式、时间安排。强调本次学习目标及关注重点。

（3）心理安全：向护士说明模拟的学习环境是安全的，使护士心理放松，并给予护士鼓励与肯定。

六、模拟情景及角色分工

（1）情景模拟场所：神经病学科重症监护室。

（2）护士角色分工：护士A、护士B、护士C，观察病情及初步判断，执行医嘱，与家属及患者沟通；观察员，其他护士观察，记录3名情景模拟护士的表现。

（3）教师角色分工：患者家属（必要时提醒病情变化）、医生。

七、模拟案例概述

患者，男性，71岁，住院号××××××。因左侧肢体乏力伴吞咽功能障碍24h入住神经病学科重症监护室。既往有高血压20年，多饮多尿11年，未曾服用降糖药物。患者突发头痛，喷射性呕吐，双侧瞳孔不等大，左侧瞳孔直径2mm、右侧3mm，呼吸急促，血氧饱和度88%。病情稳定后，评估患者洼田饮水试验5级，医嘱给出营养方案及进一步治疗措施。护士需根据病情变化完成相应护理工作。

八、患者资料（表5-70）

表5-70　患者个人资料

姓名：黎某	性别：男
年龄：71岁	住院号：××××××
语言：普通话	教育程度：小学
身高：168cm　　体重：62kg	职业：农民
饮食习惯：饮食喜咸，吸烟	社会经济背景：一般
既往史：高血压20年，多饮多尿11年，未曾服用降糖药物	现病史：左侧肢体乏力伴吞咽功能障碍24h
家族史：否认家族性疾病史	过敏史：无

九、设备及物品清单（表5-71）

表 5-71 设备及物品清单

项目名称	具体信息
设备信息	①普通预防设备:速干手消毒剂、手套 ②关键设备:中心供氧装置或氧气筒、中心负压装置、心电监护仪、血糖仪
模拟人信息	标准化患者一名(置于初始场景)、静脉采血模型手臂(置于初始场景)、全身多功能模拟人两名(分别置于改变事件1、改变事件2)
操作用物清单	心电监护用物、神经系统体格检查用物、静脉采血用物、静脉输液用物、吸痰用物、氧气吸入用物、血糖监测用物、鼻饲用物、皮下注射用物
药物清单	①甘露醇 250mL ②低分子肝素钙 5000U ③肠内营养剂(安素)6 勺
文件清单	①患者信息卡 ②医嘱单 ③治疗单 ④吸氧卡 ⑤输液卡 ⑥瓶签贴 ⑦护理记录单 ⑧检验申请单(电解质、凝血功能、血常规)
医嘱单	①持续心电监护 ②神经系统体格检查 ③静脉采血:电解质、凝血功能、血常规 ④吸痰 ⑤氧气吸入,2L/min ⑥甘露醇 125mL 静脉滴注 ⑦血糖监测 ⑧低分子肝素钙 5000U 皮下注射 ⑨温开水 200mL＋安素 6 勺,鼻饲
重要实验室检查结果或辅助检查资料	凝血功能结果 1 份(皮下注射抗凝剂前)

十、情景状态流程图

脑梗死患者的病情发展可参照图 5-24 的模式进行模拟，左侧方框为脑梗死患者的情景状态流程，中间对应方框为该患者相应情景下学生应呈现的反应及实施要点，右侧方框为此情景状态下完成相应处置时间。

情景状态流程	实施要点	时间分配
初始状况： 患者已由平车转移到床上，并予以床栏保护 【参数设置】 （在进行心电监护后显示） HR：102 次/分 R：18 次/分 BP：153/94mmHg SPO_2：96% 【标准化患者反应】 安静卧床、情绪稳定、神志清楚、左侧肢体乏力	①确认患者身份 ②立即上心电监护，监测生命体征 ③神经系统体格检查 ④综合运用各种方法全面评估患者，系统收集病情资料包括判断患者神志、瞳孔等，评估患者压疮、跌倒、血栓等风险并进行分析 ⑤治疗性沟通：通知医生，汇报病情，获取医嘱（静脉采血） ⑥遵医嘱静脉采血，查看实验室检查结果 ⑦入院宣教：告知患者绝对卧床休息，保持良好的心理状态，生命体征平稳时，可进行早期康复治疗，进行肢体被动或主动运动 ⑧正确书写护理记录单	8min

情景状态流程	实施要点	时间分配
改变/事件(1)：患者发生颅内压增高 【参数设置】 HR：115 次/分 R：26 次/分 BP：172/101mmHg SPO_2：88% 【标准化患者反应】 患者卧床，突发头痛，喷射性呕吐，双侧瞳孔不等大，左侧瞳孔直径 2mm，右侧 3mm，神志嗜睡	①保持呼吸道通畅：将患者头偏向一侧 ②紧急吸痰防止呼吸道窒息 ③正确判断病情，并立即通知医生，密切观察患者生命体征、神志、瞳孔变化 ④治疗性沟通：汇报病情，获取医嘱（氧气吸入、甘露醇静脉滴注等） ⑤遵医嘱予以氧气吸入 3L/min，监测血氧饱和度 ⑥建立静脉通路，遵医嘱予以甘露醇125mL 快速静脉滴注，脱水降低颅内压 ⑦人文关怀：过程中保证患者安全，加固床栏；保持床单位清洁干燥；告知患者病情变化，予以心理安慰	8min

情景状态流程	实施要点	时间分配
改变/事件(2)：患者发生频繁呛咳，抽血结果显示 D-二聚体高 【参数设置】 HR：101 次/分 R：20 次/分 BP：142/86mmHg SPO_2：95% 【标准化患者反应】 神志清楚，端坐饮水，频繁呛咳（洼田饮水试验 5 级） 【可提供血糖结果】 （在测量完血糖后出示） 血糖：6.9mmol/L 【可提供实验室检查结果】 凝血功能：D-二聚体 10mg/L	①正确评估病情：评估患者吞咽功能、营养情况，评估患者血栓风险程度等 ②治疗性沟通：通知医生，汇报病情，获取医嘱（血糖测定、鼻饲、低分子肝素钙皮下注射） ③实施快速血糖测定 ④遵医嘱插胃管鼻饲温开水 200mL＋安素6 勺 ⑤遵医嘱予以皮下注射低分子肝素钙 5000U ⑥人文关怀：插胃管时动作轻柔，指导患者配合要点 ⑦鼻饲后取半坐卧位 ⑧糖尿病健康宣教：定期监测血糖；饮食指导；运动指导，控制体重；用药指导，遵医嘱服药，不可自行减药停药；注射胰岛素后及时进餐；糖尿病病情卡；低血糖识别；紧急处理	9min

图 5-24　情景状态流程图

十一、导师笔记

1. 病因

（1）脑血栓形成：脑动脉粥样硬化（是最常见和基本的病因）、脑动脉炎、弥漫性血管内凝血、颅内外夹层动脉瘤等。

（2）脑栓塞：心源性（是脑栓塞最常见病因，其中以心房颤动最常见）；非心源性（如动脉粥样硬化斑块脱落性栓塞、脂肪栓塞、空气栓塞、癌栓塞、感染性栓塞）。

2. 临床表现

（1）脑血栓：多见于50岁以上人群，安静或休息状态发病，起病缓慢，以偏瘫、失语、共济失调等局灶定位症状为主，部分患者可有头痛、呕吐、意识障碍等全脑症状。根据起病形式和病程可分为以下临床类型：完全型、进展型、缓慢进展型、可逆性缺血性神经功能缺失。

（2）脑栓塞：任何年龄均可发病，以活动中突然发病常见，起病急，是所有急性脑血管病中发病速度最快者。

3. 护理措施

（1）病情观察：密切观察患者神志、瞳孔变化，生命体征是否平稳；评估跌倒坠床、压疮、血栓风险；评估吞咽功能、有无营养障碍等。

（2）用药护理：遵医嘱正确用药，熟悉药物注意事项、不良反应和观察要点。

① 溶栓和抗凝药物：严格掌握药物剂量，监测出凝血时间和凝血酶原时间，观察有无黑便、牙龈出血等出血表现，密切观察症状和体征的变化。

② 甘露醇：选择较粗大的静脉给药，以保证药物能快速滴注（125mL 在 15～30min 内滴完），注意观察用药后患者的尿量和尿液颜色，准确记录 24h 出入量；定时复查尿常规、血生化和肾功能，观察有无急性肾损伤表现，观察有无低颅压综合征表现，与高颅压鉴别。

（3）基础生活护理：保持衣物、床单位清洁干燥，垫气垫床；抬高患肢并协助做被动运动，必要时对骶尾部等部位给予减压贴保护；协助患者取舒适体位，定时翻身、拍背；提供隐私方便的环境，协助患者大小便；注意口腔卫生，每天口腔护理 2～3 次，增加舒适感。

（4）安全运动护理：保护性床栏防止跌倒坠床，呼叫铃置于床头患者伸手可及处；选择合适的运动方式、持续时间、运动频率和进展速度。

（5）心理护理：因偏瘫、吞咽功能障碍等功能恢复速度慢、需时长，应关心、尊重患者，鼓励其表达自己的感受，解除思想顾虑，主动参与治疗、护理活动。

十二、复盘

预留大约 50min 时间，可围绕以下问题进行复盘。

（1）临床判断相关：该患者改变/事件（1）发生了什么？发生这种状况的原因是什么？若未改善其临床表现，可能会如何病情发展？改变/事件（1）中，你认为哪一个步骤是最关键的？该患者的护理诊断有哪些？诊断依据是什么？该患者改变/事件（2）发生了什么？发生这种状况的原因是什么？该患者健康宣教的要点有哪些？

（2）教学目标相关：你觉得在此病例模拟过程中哪些目标实现了？哪些目标没有实现？

原因是什么？

（3）开放性问题：你对此次模拟教学活动体验感觉怎么样？你觉得你哪些方面做得比较好？如果再做一次，哪些方面会做得不一样？通过此次模拟，最有收获的是什么？

十三、学习行为评价

学习行为具体参照表 5-72 来进行评价。

表 5-72　学习行为评价表

行为类别	学习行为项目	完成		
		是	否	不完整
实施前阶段	①洗手、介绍自己			
	②确认患者身份			
实施阶段	①正确实施心电监护			
	②正确行神经系统体格检查			
	③正确收集资料，静脉采血			
	④及时呼叫医生			
	⑤实施紧急吸痰			
	⑥正确输注降颅压药物			
	⑦有效实施氧气吸入			
	⑧正确血糖监测			
	⑨正确实施鼻饲			
	⑩正确使用抗凝药物			
	⑪有效安抚患者及家属			
团队合作	①任务分配合理			
	②指令清晰、职责明确			
	③闭环式沟通			
	④互相尊重、知识共享			

护士自我反思：

案例九　脑干出血患者的护理

脑出血是指原发性非外伤性脑实质内出血，也称自发性脑出血。占急性脑血管病的20％～30％。最常见的病因是高血压合并细、小动脉硬化。脑出血常见于50岁以上患者，多有高血压病史。在活动中或者情绪激动时突然起病，部分患者有剧烈头痛。发病后症状在数分钟至数小时内达到高峰。患者血压常明显升高，并出现头痛、呕吐、肢体瘫痪、意识障碍、脑膜刺激征和痫性发作等。临床表现的轻重主要取决于出血量和出血部位，脑疝是导致患者死亡的直接原因。本情景模拟教学案例基于真实的临床情况，呈现的是一位脑出血患者，既往有高血压、高血脂、冠心病病史。学生针对案例的进展快速做出判断，并通过团队间高效合作及时、有效地给予正确的救治。

一、适用对象

护理本科三年级学生。

二、模拟教学目标

1. 主要目标

（1）学生能知晓脑出血的病因和临床表现。

（2）学生能掌握脑出血治疗原则。

（3）学生能识别脑疝发生时典型症状。

（4）正确实施操作：氧气吸入、心电监护、输液泵的使用、静脉输液、吸痰、静脉注射、心肺复苏、电除颤。

（5）了解脑卒中绿色通道流程，展现职业素养和高度的责任心。

2. 关键行为核查表

（1）及时发现患者病情变化。

（2）摆放合适体位并呼叫医生。

（3）迅速建立静脉通路。

（4）持续心电监护、氧气吸入。

（5）正确使用降颅压药物。

（6）及时予以心肺复苏、电除颤。

（7）针对干扰项进行患者及家属的有效沟通。

三、模拟教学流程及时间

（1）模拟情景场景布置：10min。

（2）模拟情景场所、仪器设备、物品介绍：10min。

（3）知识回顾：15min。

（4）提供案例信息，角色分工：10min。

（5）参与者准备：5min。

（6）模拟案例运行：20min。

（7）复盘：40min。

四、模拟教学前准备

已完成情景模拟的前期课程"内科护理学""危急重症护理学""护理学基础"等相关知识及技能的教学。在案例运行前复习脑出血相关知识及技能。以提问结合思维导图的形式复习脑出血的病因及临床表现，脑疝的紧急救护措施。复习心电监护、氧气吸入、输液泵的使用、静脉输液、吸痰、静脉注射、心肺复苏、电除颤等操作技能步骤要点。

五、模拟教学前介绍

（1）环境、设备、用物介绍：向学生介绍模拟情景场所，模拟相关设备及模拟人的功能，用物的放置位置、作用及替代方法。

（2）模拟概述介绍：介绍模拟案例相关信息主要包括患者信息、疾病状态和进一步的情景发展、角色分工、复盘及评价方式、时间安排。强调本次学习目标及关注重点。

（3）心理安全：向学生说明模拟的学习环境是安全的，使学生心理放松，并给予学生鼓励与肯定。

六、模拟情景及角色分工

（1）情景模拟场所：神经内科病房。

（2）学生角色分工：护士 A、护士 B、护士 C，观察病情及初步判断，执行医嘱，与家属及患者沟通；观察员，其他同学观察，记录 3 名情景模拟同学的表现。

（3）教师角色分工：患者家属（必要时提醒病情变化）、医生。

七、模拟案例概述

患者，男性，69 岁，住院号××××××。因"头痛一天伴呕吐 4h"急诊平车入院，既往有高血压、高血脂、冠心病史，口服降压药 8 年，未规律服药，血压控制情况不佳。查体示患者神志清楚，痛苦面容，构音障碍。急诊 CT 示脑干出血。入院当天晚上患者突发喷射性呕吐，口鼻有大量呕吐物，之后家属发现患者呼之不应，护士床旁查看患者神志昏迷，瞳孔不等大。10min 后患者出现面色青紫。心电监护示，心率为 0 次/分，血氧测不到。请根据病情变化完成相应护理工作。

八、患者资料（表 5-73）

表 5-73　患者个人资料

姓名:李某	性别:男
年龄:69 岁	住院号:××××××
语言:普通话	教育程度:初中
身高:170cm　体重:65kg	职业:农民
饮食习惯:偏咸、重口味	社会经济背景:一般
既往史:既往有高血压 10 年,高血脂 8 年,冠心病 5 年,口服降压药 8 年,未规律服药。血压控制情况不佳	现病史:头痛一天伴呕吐 4h
家族史:父亲有高血压病史	过敏史:无

九、设备及物品清单（表5-74）

表5-74　设备及物品清单

项目名称	具体信息
设备信息	①普通预防设备：速干手消毒剂、手套 ②关键设备：中心供氧装置或氧气筒、心电监护仪、负压吸引装置、输液泵、呼吸球囊、除颤仪、抢救车
模拟人信息	SimMan 模拟人，男性装扮，右手系有手腕带
操作用物清单	氧气吸入用物、心电监护用物、静脉输液用物、吸痰用物、静脉注射用物、输液泵泵入用物、心肺复苏用物、除颤用物
药物清单	①甘露醇 250mL ②呋塞米注射液 20mg ③硝普钠 50mg ④0.9％氯化钠注射液 100mL
文件清单	①患者信息卡 ②输液卡 ③注射卡 ④吸氧卡 ⑤瓶签贴 ⑥记录单
医嘱单	①绝对卧床休息 ②氧气吸入，2L/min ③低盐低脂清淡饮食 ④心电监护 ⑤甘露醇 125mL 静脉滴注 ⑥吸痰 ⑦呋塞米注射液 20mg 静脉注射 ⑧0.9％氯化钠注射液 100mL＋硝普钠 50mg，输液泵静脉滴注（开始以 5mL/小时泵入） ⑨心肺复苏（口头医嘱） ⑩电除颤（口头医嘱）
重要实验室检查结果或辅助检查资料	急诊 CT 结果 1 份

十、情景状态流程图

　　脑出血患者的病情发展可参照图5-25的模式进行模拟，左侧方框为脑出血患者的情景状态流程，中间对应方框为该患者相应情景下学生应呈现的反应及实施要点，右侧方框为此情景状态下完成相应处置时间。

情景状态流程	实施要点	时间分配
初始状况： 【参数设置】 (在进行心电监护后显示) 　HR：85 次/分 　R：20 次/分 　BP：220/135mmHg 　SPO$_2$：98% 　神志：清醒 　瞳孔：等大等圆，直径 3mm 【模拟人反应】 　卧床，痛苦面容 【可提供影像学检查结果】 　急诊 CT 示：脑干出血	①确认患者身份 ②综合运用各种方法全面评估患者，询问发病经过及既往史，询问影像学结果 ③治疗性沟通：通知医生，汇报病情，获取医嘱(心电监护、氧气吸入、硝普钠输液泵泵入) ④遵医嘱予以心电监护 ⑤遵医嘱予以氧气吸入，2L/min ⑥遵医嘱予 0.9%氯化钠注射液 100mL＋硝普钠 50mg 静脉泵入(开始以 5mL/小时泵入，根据患者血压变化动态调节，血压控制在140/90mmHg) ⑦绝对卧床休息 ⑧人文关怀，病情安抚	8min

情景状态流程	实施要点	时间分配
改变/事件(1)：患者喷射性呕吐，口鼻有大量分泌物，呼之不应，瞳孔不等大 【参数设置】 (心电监护显示) 　HR：95 次/分 　R：24 次/分 　BP：198/106mmHg 　SPO$_2$：91% 　神志：昏迷 　瞳孔：左侧迟钝，直径 5mm；右侧灵敏，直径 3mm 【模拟人反应】 　口鼻有大量分泌物，呼之不应，瞳孔不等大	①体位摆放：头偏一侧 ②观察病情，准确判断 ③治疗性沟通：及时通知医生、汇报病情、获取医嘱(静脉输液、吸痰、静脉注射等) ④遵医嘱予甘露醇 125mL 快速静脉滴注 ⑤实施吸痰 ⑥遵医嘱予呋塞米注射液 20mg 静脉推注 ⑦人文关怀，清理呕吐物，擦拭嘴角，安抚家属	7min

情景状态流程	实施要点	时间分配
改变/事件(2)：10min 后患者出现面色青紫，心电监护示：心率为 0 次/分，血氧、血压测不到 【参数设置】 (心电监护显示) 　HR：0 次/分 　R：0 次/分 　BP：测不到 　SPO$_2$：测不到 　神志：昏迷 　瞳孔：双侧瞳孔对光消失，直径 5mm 【模拟人反应】 　患者面色青紫，皮肤湿冷，瞳孔散大 【干扰项】 　家属见状趴在患者身上嚎啕大哭，边哭边说："这是怎么了啊？入院的时候还好好的，现在怎么就这样了，医生护士，你们快救救他！"	①患者平卧硬板床 ②保持呼吸道通畅 ③立即实施心肺复苏 ④呼吸球囊辅助呼吸 ⑤尽早电除颤 ⑥解释性沟通：解释病情发展，处理情况，安抚家属	5min

图 5-25　情景状态流程图

十一、导师笔记

1. 病因

（1）高血压、动脉粥样硬化。

（2）先天性脑血管畸形或者动脉瘤。

（3）血液病、抗凝或溶栓治疗。

（4）脑外伤、淀粉样血管病等。

2. 临床表现

脑出血多在活动中或情绪激动时突然起病，少数在安静状态下发病。患者一般无前驱症状，少数可有头晕、头痛及肢体无力等。发病后症状在数分钟至数小时内达到高峰。血压常明显升高，并出现头痛、呕吐、肢体瘫痪、意识障碍、脑膜刺激征和痫性发作等。临床表现的轻重主要取决于出血量和出血部位。

（1）基底节区出血

① 壳核出血：最常见，常有病灶对侧偏瘫、偏身感觉缺失和同向性偏盲，还可出现双眼球向病灶对侧同向凝视不能，优势半球受累可有失语。

② 丘脑出血：常有对侧偏瘫、偏身感觉障碍，通常感觉障碍重于运动障碍。深浅感觉均受累，而深感觉障碍更明显。可有特征性眼征，如上视不能或凝视鼻尖、眼球偏斜或分离性斜视、眼球会聚障碍和无反应性小瞳孔等。小量丘脑出血致丘脑中间腹侧核受累可出现运动性震颤和帕金森综合征样表现；累及丘脑底核或纹状体可呈偏身舞蹈-投掷样运动；优势侧丘脑出血可出现丘脑性失语、精神障碍、认知障碍和人格改变等。

③ 尾状核头出血：常有头痛、呕吐、颈强直、精神症状，神经系统功能缺损症状不多见。

（2）脑叶出血：如额叶出血可有偏瘫、尿便障碍、表达性失语、摸索和强握反射等；颞叶出血可有感觉性失语、精神症状、对侧上象限盲、癫痫；枕叶出血可有视野缺损；顶叶出血可有偏身感觉障碍、轻偏瘫、对侧下象限盲，非优势半球受累可有构象障碍。

（3）脑干出血

① 脑桥出血：大量出血（血肿＞5mL）累及双侧被盖部和基底部，常破入第四脑室，患者迅即出现昏迷、双侧针尖样瞳孔、呕吐咖啡样胃内容物、中枢性高热、中枢性呼吸障碍、眼球浮动、四肢瘫痪和去大脑强直发作等。小量出血可无意识障碍，表现为交叉性瘫痪和共济失调性偏瘫，两眼向病灶侧凝视麻痹或核间性眼肌麻痹。

② 中脑出血：少见，常有头痛、呕吐和意识障碍，轻症表现为一侧或双侧动眼神经不全麻痹、眼球不同轴、同侧肢体共济失调，也可表现为韦伯综合征或红核综合征；重症表现为深昏迷，四肢弛缓性瘫痪，可迅速死亡。

③ 延髓出血：更为少见，临床表现为突然意识障碍，影响生命体征，如呼吸、心率、血压改变，继而死亡。轻症患者可表现不典型的延髓背外侧综合征。

（4）小脑出血：常有头痛、呕吐，眩晕和共济失调明显，起病突然，可伴有枕部疼痛。出血量较少者，主要表现为小脑受损症状，如患侧共济失调、眼震和小脑语言等，多无瘫痪；出血量较多者，尤其是小脑蚓部出血，病情迅速进展，发病时或病后12～24h内出现昏迷及脑干受压征象，双侧瞳孔缩小至针尖样、呼吸不规则等。暴发型则常突然昏迷，在数小时内迅速死亡。

（5）脑室出血：常有头痛、呕吐，严重者出现意识障碍如深昏迷、脑膜刺激征、针尖样瞳孔、眼球分离斜视或浮动、四肢弛缓性瘫痪及去脑强直发作、高热、呼吸不规则、脉搏和血压不稳定等症状。

3. 治疗、护理措施

（1）患者卧床，保持安静。

（2）保持呼吸道通畅。

（3）严密观察生命体征及神志、瞳孔变化。

（4）稳定血压，控制血管源性脑水肿。

（5）预防应激性溃疡。

（6）保证营养和维持水、电解质平衡。

（7）防治并发症。

（8）必要时外科手术治疗。

4. 干扰项处理

本案例中家属为干扰项，与患者和家属做好有效的解释沟通，取得理解与配合。

十二、复盘

预留大约 40min 时间，可围绕以下问题进行复盘。

（1）临床判断相关：针对该患者诊断你觉得发生该疾病的高危因素有哪些？该疾病最严重并发症是什么？临床上如何有效观察患者的病情变化？该患者的护理诊断有哪些？诊断依据是什么？

（2）教学目标相关：你觉得在此病例模拟过程中哪些目标实现了？哪些目标没有实现？原因是什么？

（3）开放性问题：你对此次模拟教学活动体验感觉怎么样？你觉得你哪些方面做得比较好？如果再做一次，哪些方面会做得不一样？通过此次模拟，最有收获的是什么？

十三、学习行为评价

学习行为具体参照表 5-75 来进行评价。

表 5-75 学习行为评价表

行为类别	学习行为项目	完成		
		是	否	不完整
实施前阶段	①洗手、介绍自己			
	②确认患者身份			
实施阶段	①正确收集资料，有效评估			
	②正确实施心电监护			
	③有效实施氧气吸入			
	④正确建立静脉通路			
	⑤正确评估患者意识、瞳孔			
	⑥及时呼叫医生			
	⑦正确实施吸痰			
	⑧另建静脉通路			
	⑨正确使用降血压及降颅压药物			
	⑩及时心肺复苏			
	⑪电除颤			

行为类别	学习行为项目	完成		
		是	否	不完整
团队合作	①任务分配合理			
	②指令清晰、职责明确			
	③闭环式沟通			
	④互相尊重、知识共享			

学生自我反思：

案例十 癫痫患者的护理

　　癫痫是多种原因导致的脑部神经元高度同步化异常放电所致的临床综合征。根据大脑受累的部位和异常放电扩散的范围，发作可表现为不同程度的运动、感觉、意识、行为、自主神经障碍等。具有反复发作性、短暂性、刻板性、症状复杂性、病因多样性等特征。癫痫连续多次发作，2次发作期间患者意识不恢复或1次癫痫发作持续时间超过30min就可以称之为癫痫持续状态。若治疗不及时将导致病情加重或死亡。正确的处理不仅可挽救患者生命，还可为患者保留良好的生活治疗。本情景模拟教学案例基于真实的临床情况，呈现的是一位癫痫反复发作患者。护士必须快速识别癫痫发作，并通过团队间的有效合作，及时、有效地给予正确的救治及护理措施。

一、适用对象

　　一年以内新入职护士。

二、模拟教学目标

1. 主要目标

　　（1）知晓癫痫的概念、分类和临床表现。

　　（2）掌握癫痫大发作急救原则。

　　（3）掌握癫痫大发作并发症的预防：如跌倒坠床、窒息、外伤等。

　　（4）正确实施操作：生命体征测量、肌内注射、氧气吸入、心电监护、静脉注射、动脉采血、输液泵的使用、吸痰。

　　（5）考察护士对突发事件的应急能力，以及与患者、家属的沟通能力。

2. 关键行为核查

　　（1）摆放正确体位，保证患者安全并呼叫医生。

　　（2）迅速建立静脉通路。

　　（3）药物使用时的注意事项。

　　（4）正确实施心电监护、氧气吸入、静脉注射、输液泵输液、动脉采血、吸痰。

　　（5）针对干扰项进行患者及家属的有效沟通。

三、模拟教学流程及时间

　　（1）模拟情景场景布置：10min。

　　（2）模拟情景场所、仪器设备、物品介绍：10min。

　　（3）知识回顾：15min。

　　（4）提供案例信息，角色分工：10min。

　　（5）参与者准备：5min。

　　（6）模拟案例运行：20min。

　　（7）复盘：40min。

四、模拟教学前准备

已完成情景模拟的前期课程"内科护理学""危急重症护理学""护理学基础"等相关知识及技能的教学。在案例运行前复习癫痫相关知识及技能。以提问结合思维导图的形式复习癫痫的概念、分类及临床表现，癫痫大发作紧急救护措施。复习生命体征测量、肌内注射、氧气吸入、心电监护、静脉注射、动脉采血、输液泵的使用、吸痰等操作技能步骤要点。

五、模拟教学前介绍

（1）环境、设备、用物介绍：向护士介绍模拟情景场所，模拟相关设备及模拟人的功能，用物的放置位置、作用及替代方法。

（2）模拟概述介绍：介绍模拟案例相关信息主要包括患者信息、疾病状态和进一步的情景发展、角色分工、复盘及评价方式、时间安排。强调本次学习目标及关注重点。

（3）心理安全：向护士说明模拟的学习环境是安全的，使护士心理放松，并给予护士鼓励与肯定。

六、模拟情景及角色分工

（1）情景模拟场所：神经内科病房。

（2）护士角色分工：护士 A、护士 B、护士 C，观察病情及初步判断，执行医嘱，与家属及患者沟通；观察员，其他护士观察，记录 3 名情景模拟护士的表现。

（3）教师角色分工：患者家属（必要时提醒病情变化）、医生。

七、模拟案例概述

患者，男性，17 岁，住院号××××××。因癫痫步行入住神经内科病房。患者既往有颅脑外伤手术史，患者住院第二天与家属争吵后突发意识丧失，牙关紧闭，双眼上翻，双上肢屈曲，双下肢伸直，口角眼睑抽动，呼吸困难，口吐白色泡沫，小便失禁，家属大声呼喊救命。予以对症处理，症状缓解 10min 后患者再次出现上述症状，家属表示不理解，护士需根据病情变化完成相应护理工作。

八、患者资料（表 5-76）

表 5-76　患者个人资料

姓名:王某	性别:男
年龄:17 岁	住院号:××××××
语言:普通话	教育程度:高中
身高:170cm　　体重:60kg	职业:学生
饮食习惯:饮食无特殊	社会经济背景:一般

续表

既往史:3年前有脑外伤病史,服用抗癫痫药物2年余,近1月住校期间未规律服药	现病史:间断发作性意识丧失3年,近1月发作频繁
家族史:否认家族性疾病史	过敏史:无

九、设备及物品清单(表5-77)

表5-77 设备及物品清单

项目名称	具体信息
设备信息	①普通预防设备:速干手消毒剂、手套 ②关键设备:中心供氧装置或氧气筒、心电监护仪、负压吸引装置、输液泵
模拟人信息	SimMan模拟人,男性装扮,右手系有手腕带
操作用物清单	生命体征测量用物、肌内注射用物、氧气吸入用物、心电监护用物、静脉注射用物、静脉输液用物、动脉采血用物、吸痰用物
药物清单	①苯巴比妥钠注射液100mg ②地西泮注射液6支/10mg ③5%葡萄糖250mL
文件清单	①患者信息卡 ②输液卡 ③注射卡 ④吸氧卡 ⑤瓶签贴 ⑥记录单
医嘱单	①生命体征测量 ②苯巴比妥钠100mg肌内注射 ③氧气吸入,3L/min ④持续心电监护 ⑤地西泮10mg静脉注射 ⑥5%葡萄糖250mL+地西泮50mg,以3mL/h静脉泵入 ⑦动脉采血 ⑧吸痰
重要实验室检查结果或辅助检查资料	脑电图

十、情景状态流程图

　　癫痫患者的病情发展可参照图5-26的模式进行模拟,左侧方框为癫痫患者的情景状态流程,中间对应方框为该患者相应情景下学生应呈现的反应及实施要点,右侧方框为此情景状态下完成相应处置时间。

情景状态流程	实施要点	时间分配
初始状况： 【参数设置】 （在进行生命体征测量后显示） 　T:36.8℃ 　HR:85 次/分 　R:20 次/分 　BP:110/65mmHg 　SPO_2:98% 【模拟人反应】 　安静卧床、情绪稳定 【可提供检查结果】 　脑电图示:轻度异常动态脑电图和脑电地形图	①确认患者身份 ②予以生命体征测量 ③综合运用各种方法全面评估患者,收集病情资料并分析 ④给予安全护理措施 ⑤治疗性沟通:询问发病经过及既往史,予以入院宣教 ⑥遵医嘱予以苯巴比妥钠 100mg 肌内注射	6min

⬇

情景状态流程	实施要点	时间分配
改变/事件(1):与患者家属争吵后出现癫痫大发作,医护合作抢救患者 【参数设置】 （进行心电监护后显示） 　HR:115 次/分 　R:15 次/分 　BP:142/82mmHg 　SPO_2:88% 【模拟人反应】 　患者意识丧失,双眼上翻,牙关紧闭,双上肢屈曲,双下肢伸直,口角眼睑抽动,呼吸困难	①体位摆放:头偏一侧,解开衣领,保持呼吸道通畅 ②观察病情,保护患者安全 ③治疗性沟通:包括通知医生、汇报病情、获取医嘱(氧气吸入、心电监护、静脉注射) ④遵医嘱予以氧气吸入 3L/min ⑤遵医嘱予以心电监护 ⑥建立静脉通道,医嘱予以地西泮 10mg 静脉注射 ⑦人文关怀:安抚患者家属	6min

⬇

情景状态流程	实施要点	时间分配
改变/事件(2):10min 后再次出现癫痫发作 【参数设置】 （心电监护显示） 　HR:126 次/分 　R:28 次/分 　BP:138/90mmHg 　SPO_2:80% 【模拟人反应】 　患者意识丧失,双眼上翻,牙关紧闭,双上肢屈曲,双下肢伸直,呼吸困难,口角有白色泡沫溢出,小便失禁。 【干扰项】 　家属见状趴在患者身上嚎啕大哭,边哭边说:"怎么办啊,又发病了? 医生护士,你们快帮帮他!"	①保护患者安全,同时呼叫医生 ②防止舌咬伤,保持呼吸道通畅 ③负压吸引清除口鼻分泌物 ④治疗性沟通:包括汇报病情、获取医嘱(地西泮泵入、动脉采血) ⑤遵医嘱予以 5%葡萄糖 250mL＋地西泮 50mg,以 3mL/h 静脉泵入 ⑥遵医嘱动脉采血 ⑦解释性沟通:解释病情发展原因,处理情况,安抚患者家属,更换清洁衣物	8min

图 5-26　情景状态流程图

十一、导师笔记

1. 病因

（1）症状性癫痫：由各种明确的中枢神经系统结构损伤或功能异常所致，如脑外伤、脑血管病、脑肿瘤、药物、毒物等。

（2）特发性癫痫：病因不明，可能与遗传因素密切相关，常在某一特定的年龄段起病，具有特征性临床及脑电图表现。如家族性颞叶癫痫。

（3）隐源性癫痫：临床表现提示为症状性癫痫，但现有的检查手段不能发现明确病因。

2. 临床表现

患者常表现为意识丧失、全身骨骼肌持续性的收缩、眼球上翻或凝视、牙关紧闭和舌咬伤、呼吸停止、唾液和其他分泌物增多、二便失禁等。

3. 治疗、护理措施

（1）一般护理：保持患者居住环境安静，光线柔和。避免情绪激动，充足的睡眠。饮食宜清淡，避免辛辣刺激。

（2）癫痫发作时处理

① 保证患者安全，防舌咬伤、防跌倒坠床。

② 及时清理口鼻分泌物，保持呼吸道通畅。

③ 尽快建立有效的静脉输液通道，遵医嘱用药，控制抽搐。

④ 监测患者生命体征变化。

（3）发作间歇期护理

① 留有专人陪护，拉好床栏。

② 床旁桌上不放置热水瓶、刀、玻璃杯等危险物品。

③ 掌握患者发作类型及规律，预见性判断患者有无风险并采取安全保护措施。

④ 患者沐浴、如厕，需有专人看管，严禁患者内锁卫生间门。

⑤ 告知患者遵医嘱坚持长期正确服药，切忌突然停药、减药或自行换药。

4. 干扰项处理

本案例家属为干扰项，应针对家属及患者做好有效的解释沟通，取得理解与配合。

十二、复盘

预留大约40min时间，可围绕以下问题进行复盘。

（1）临床判断相关：该患者发生了什么？如何识别癫痫大发作？当患者癫痫发作时你应该做什么？如何预防舌咬伤？该患者的护理诊断有哪些？诊断依据是什么？

（2）教学目标相关：你觉得在此病例模拟过程中哪些目标实现了？哪些目标没有实现？原因是什么？

（3）开放性问题：你对此次模拟教学活动体验感觉怎么样？你觉得你哪些方面做得比较好？如果再做一次，哪些方面会做得不一样？通过此次模拟，最有收获的是什么？

十三、学习行为评价

学习行为具体参照表5-78来进行评价。

表 5-78 学习行为评价表

行为类别	学习行为项目	完成		
		是	否	不完整
实施前阶段	①洗手、介绍自己			
	②确认患者身份			
实施阶段	①正确实施生命体征测量			
	②正确收集资料,有效评估			
	③实施肌内注射			
	④及时呼叫医生			
	⑤实施紧急处置			
	⑥正确实施氧气吸入			
	⑦正确实施心电监护			
	⑧正确使用镇静药、抗癫痫药物			
	⑨正确使用输液泵进行输液			
	⑩正确实施动脉采血			
	⑪及时进行负压吸痰			
	⑫有效安抚患者及家属			
团队合作	①任务分配合理			
	②指令清晰、职责明确			
	③闭环式沟通			
	④互相尊重、知识共享			

护士自我反思:

第三节　儿科护理学案例

案例一　新生儿颅内出血的护理

　　颅内出血是新生儿时期常见病，可分为不同类型，最具特征性的出血类型为早产儿脑室周围-脑室内出血，也可发生硬脑膜下出血、蛛网膜下腔出血、脑实质出血、小脑及丘脑、基底核等部位出血，其临床表现与出血部位及出血量有关。严重颅内出血可引起小儿远期神经系统后遗症。本情景模拟教学案例基于真实的临床情况，呈现的是孕 39 周、出生后第 22 天出现吐奶伴脑性尖叫的颅内出血患儿。学生必须快速识别新生儿颅内出血，并通过团队间的有效合作，及时、有效地给予正确的救治及护理措施。

一、适用对象

　　护理本科实习阶段学生。

二、模拟教学目标

1. 主要目标
（1）学生能识别新生儿颅内出血的病因。
（2）学生能识别新生儿颅内出血的临床表现。
（3）学生能执行新生儿颅内出血的紧急处置措施。
（4）正确实施操作：生命体征测量、注射泵的使用、心电监护、静脉注射、肌内注射、氧气吸入、动脉采血、血糖监测。
（5）展现职业素养和突发情况下与患儿家属的沟通技巧。

2. 关键行为核查
（1）保暖（辐射台）。
（2）严密观察病情。
（3）保持安静，抬高头部，集中操作，减少刺激。
（4）予以实施心电监护、氧气吸入、动脉采血。
（5）正确给予止惊药物。
（6）迅速建立静脉通路。
（7）进行患儿家属的有效沟通及安抚。

三、模拟教学流程及时间

（1）模拟情景场景布置：10min。
（2）模拟情景场所、仪器设备、物品介绍：10min。
（3）知识回顾：15min。
（4）提供案例信息，角色分工：10min。
（5）参与者准备：5min。

（6）模拟案例运行：20min。

（7）复盘：40min。

四、模拟教学前准备

已完成情景模拟的前期课程"儿科护理学""危急重症护理学""护理学基础"等相关知识及技能的教学。在案例运行前复习新生儿颅内出血的相关知识及技能。以提问结合思维导图的形式复习新生儿颅内出血的病因及临床表现，新生儿颅内出血的紧急救护措施。复习生命体征测量、注射泵的使用、心电监护、静脉注射、肌内注射、氧气吸入、动脉采血、血糖监测等操作技能步骤要点。

五、模拟教学前介绍

（1）环境、设备、用物介绍：向学生介绍模拟情景场所，模拟相关设备及模拟人的功能，用物的放置位置、作用及替代方法。

（2）模拟概述介绍：介绍模拟案例相关信息主要包括患者信息、疾病状态和进一步的情景发展、角色分工、复盘及评价方式、时间安排。强调本次学习目标及关注重点。

（3）心理安全：向学生说明模拟的学习环境是安全的，使学生心理放松，并给予学生鼓励与肯定。

六、模拟情景及角色分工

（1）情景模拟场所：新生儿科病房。

（2）学生角色分工：护士 A、护士 B、护士 C，观察病情及初步判断，执行医嘱，与家属及患者沟通；观察员，其他同学观察，记录 3 名情景模拟同学的表现。

（3）教师角色分工：患者家属（必要时提醒病情变化）、医生。

七、模拟案例概述

患儿，女，22 天，住院号××××××。因发现吐奶伴脑性尖叫 22h 抱送入院。患儿为 G1P1，胎龄 39 周，出生体重 3.25kg，顺产出生，羊水清亮，脐带绕颈一周，胎盘正常，Apgar 评分 1min10 分，5min10 分。患儿呈足月儿外貌，一般反应差（镇静后），神志清楚，皮肤黄染，TCB 225μmol/L，双肺呼吸音粗，未闻及干湿啰音，四肢肌张力低下。家属情绪紧张，难以接受患儿病情。护士需根据病情变化完成相应护理工作。

八、患者资料（表 5-79）

表 5-79　患者个人资料

姓名:张某毛	性别:女
年龄:22 天	住院号:××××××
胎龄:39 周	胎次/产次:G1P1
出生方式:顺产	出生体重:3.25kg
饮食:母乳或配方奶混合喂养	社会经济背景:一般

既往史:无	现病史:吐奶伴脑性尖叫
家族史:否认家族性疾病史	过敏史:无

九、设备及物品清单（表 5-80）

表 5-80　设备及物品清单

项目名称	具体信息
设备信息	①普通预防设备:速干手消毒剂、手套 ②关键设备:中心供氧装置或氧气筒、心电监护仪、远红外辐射台、注射泵
模拟人信息	SimMan 模拟人,女性婴儿装扮,右手系有手腕带
操作用物清单	生命体征测量用物、静脉注射用物、心电监护用物、肌内注射用物、氧气吸入用物、动脉采血用物、血糖监测用物、注射泵用物
药物清单	①苯巴比妥钠注射液(1mL:100mg)1 支 ②酚磺乙胺注射液(2mL:0.5g)1 支 ③0.9%氯化钠注射液 10mL/支 ④呋塞米注射液 20mg ⑤50%葡萄糖注射液 10mL ⑥小儿氨基酸注射液 20mL ⑦灭菌注射用水 20mL
文件清单	①患者信息卡 ②输液卡 ③瓶签贴 ④注射卡 ⑤吸氧卡 ⑥记录单
医嘱单	①生命体征测量 ②50%葡萄糖注射液 10mL＋小儿氨基酸注射液 20mL＋灭菌注射用水 20mL 以 8mL/h 持续微量泵泵入 ③持续心电监护 ④酚磺乙胺注射液 0.03g 静脉注射 ⑤苯巴比妥钠注射液 36mg 肌内注射 ⑥呋塞米 2mg 静脉注射(已执行) ⑦氧气吸入 0.5L/min ⑧急抽动脉血行血气分析 ⑨血糖监测 ⑩记 24h 尿量 ⑪床旁头颅 B 超

项目名称	具体信息
重要实验室检查结果或辅助检查资料	动脉血气分析结果

十、情景状态流程图

　　新生儿颅内出血患儿的病情发展可参照图 5-27 的模式进行模拟，左侧方框为新生儿颅内出血患儿的情景状态流程，中间对应方框为该患儿相应情景下学生应呈现的反应及实施要点，右侧方框为此情景状态下完成相应处置时间。

情景状态流程	实施要点	时间分配
初始状况： 【参数设置】 （在进行生命体征测量后显示） 　T：36.5℃ 　HR：130 次/分 　R：40 次/分 　BP：68/39mmHg 　SPO_2：94% 【模拟人反应】 　四肢肌张力低下，反应差	①确认患者身份 ②生命体征测量 ③建立静脉通路，静脉泵入 50% 葡萄糖注射液 10mL＋小儿氨基酸 20mL＋灭菌注射用水 20mL，泵速 8mL/h ④综合运用各种方法全面评估患儿，系统收集病情资料并分析 ⑤治疗性沟通：了解患儿母亲孕期身体状况及出生经过，询问实验室检查结果，予以入院宣教及安抚家属	8min

情景状态流程	实施要点	时间分配
改变/事件(1)：四肢划动，右侧肢体明显，似划船样动作，无呕吐，无脑性尖叫 【参数设置】 　T：36.6℃ 　HR：148 次/分 　R：44 次/分 　BP：65/35mmHg 　SPO_2：95% 【模拟人反应】 　四肢肌张力高	①维持正常体温：置远红外辐射台保温 ②抬高床头 30° ③头偏向一侧，保持呼吸道通畅 ④通知医生，汇报病情，获取医嘱（心电监护、酚磺乙胺注射液静脉注射、苯巴比妥钠注射液肌内注射、呋塞米注射液静脉注射） ⑤遵医嘱上心电监护 ⑥止血：遵医嘱予酚磺乙胺注射液 0.03g 静脉注射 ⑦控制惊厥：遵医嘱予苯巴比妥钠注射液 36mg 肌内注射 ⑧降颅压：呋塞米注射液 2mg 静脉注射（已执行）	6min

图 5-27

情景状态流程	实施要点	时间分配
改变/事件(2):2h后患儿再次出现四肢划动,伴血氧饱和度下降至85% 【参数设置】 　T:36.8℃ 　HR:154 次/分 　R:48 次/分 　BP:76/42mmHg 　SPO₂:85% 【模拟人反应】 　唇周发绀,肌张力高 【可提供实验室检查结果】 　动脉血气分析: 　pH:7.395 　PCO₂:38.9mmHg 　PO₂:91.5mmHg 　Hb:11.5g/dL 　Hct:35.4% 　SaO₂:97.6% 　HCO₃⁻:23.3mmol/L 　SBE:−0.9mmol/L 　ABE:−0.8mmol/L 　K⁺:4.4mmol/L 　Na⁺:145mmol/L 　CL⁻:111mmol/L 　Glu:6.8mmol/L 　Bil:173μmol/L 【干扰项】 　家属在病房外嚎啕大哭,边哭边说:"我的宝宝怎么了啊?医生护士,你们快救救他!"	①治疗性沟通:包括汇报病情、获取医嘱(氧气吸入、血气分析、血糖监测) ②维护良好的通气、换气功能,遵医嘱予氧气吸入 0.5L/min ③动脉采血行血气分析 ④监测血糖,维持血糖在正常水平 ⑤保持绝对安静 ⑥解释性沟通:解释病情发展原因,处理情况,安抚家属	6min

图 5-27　情景状态流程图

十一、导师笔记

1. 病因

（1）产伤性颅内出血：分娩过程中胎头所受压力过大、局部压力不均或头颅在短时间内变形过速者均可导致大脑镰、小脑幕撕裂而致硬脑膜下出血；脑表面静脉撕裂常伴蛛网膜下腔出血。

（2）缺氧缺血性颅内出血

① 缺氧和酸中毒直接损伤毛细血管内皮细胞，使其通透性增加或破裂出血。

② 缺氧和酸中毒损伤脑血管自主调节功能，形成压力被动性脑血流，当体循环压力升

高时，脑血流量增加而致毛细血管破裂。血压下降时，脑血流量减少而致缺血性改变，缺血坏死区内可有出血灶。

③≤32周早产儿在大脑侧脑室和第四脑室周围的室管膜下以及小脑软脑膜下的外颗粒层均留存有胚胎生发层基质，该组织是一个未成熟的毛细血管网，其血管壁仅有一层内皮细胞，缺乏胶原组织支撑，小毛细血管脆弱，当动脉压突然升高时即可导致毛细血管破裂出血，室管膜下血液向内可穿破室管膜引起脑室内出血，脑室周围纤溶系统活跃，向外可扩散到白质致脑实质出血。

（3）其他：不适当地输注高渗液体、频繁吸引和气胸等均可使血压急剧上升引致脑血流变化而造成颅内出血。新生儿肝功能不成熟，凝血因子不足，也是引起出血的一个原因。此外，一些出血性疾病也可引起新生儿颅内出血。

2. 新生儿颅内出血的常见症状

（1）意识形态改变：如激惹、过度兴奋或表情淡漠、嗜睡、昏迷等。

（2）眼症状：如凝视、斜视、眼球上转困难、眼震颤等。

（3）颅内压增高表现：如脑性尖叫、前囟隆起、惊厥等。

（4）呼吸改变：出现呼吸增快、减慢、不规则或暂停。

（5）肌张力改变：早期肌张力增高，以后减低。

（6）瞳孔：不对称，对光反应差。

（7）其他：黄疸和贫血。

3. 治疗措施

（1）止血。

（2）镇静、止惊。

（3）降低颅内压。

（4）应用脑代谢激活剂。

（5）外科处理。

4. 预防措施

（1）防止早产。

（2）稳定脑血流。

（3）不推荐常规使用药物预防。

5. 干扰项处理

本案例家属为干扰项，应针对家属做好有效的解释沟通，取得理解与配合。

十二、复盘

预留大约40min时间，可围绕以下问题进行复盘。

（1）临床判断相关：该患儿发生了什么？发生这种状况的原因是什么？新生儿颅内出血的病因有哪些？新生儿颅内出血有哪些常见症状？新生儿颅内出血根据出血部位不同，可分为哪几类？常见护理问题及护理措施有哪些？新生儿颅内出血的预防该从何时做起？预防措施？

（2）教学目标相关：你觉得在此病例模拟过程中哪些目标实现了？哪些目标没有实现？原因是什么？

（3）开放性问题：你对此次模拟教学活动体验感觉怎么样？你觉得你哪些方面做得比较

好？如果再做一次，哪些方面会做得不一样？通过此次模拟，最有收获的是什么？

十三、学习行为评价

学习行为具体参照表 5-81 来进行评价。

表 5-81　学习行为评价表

行为类别	学习行为项目	完成		
		是	否	不完整
实施前阶段	①洗手、介绍自己			
	②确认患者身份			
实施阶段	①正确实施生命体征测量			
	②正确建立静脉通路			
	③正确收集资料,有效评估			
	④及时呼叫医生			
	⑤实施紧急处置			
	⑥正确实施心电监护			
	⑦正确使用止血、止惊、降颅压药物			
	⑧有效实施氧气吸入			
	⑨正确实施动脉采血			
	⑩正确实施血糖监测			
	⑪保持绝对安静			
	⑫有效安抚家属			
团队合作	①任务分配合理			
	②指令清晰、职责明确			
	③闭环式沟通			
	④互相尊重、知识共享			

学生自我反思：

案例二　支气管肺炎患儿的护理

支气管肺炎是指不同病原体或其他因素所引起的肺部炎症，以 2 岁以下儿童最常见。起病急，以冬春寒冷季节及气候骤变时多见。临床上以发热、咳嗽、气促、呼吸困难和肺部固定湿啰音为主要表现。严重者出现循环、神经系统、消化系统的相应症状。本情景模拟教学案例基于真实的临床情况，呈现的是一位支气管肺炎皮试过程中发生过敏性休克的患儿。学生必须快速识别过敏性休克，并通过团队间的有效合作，及时、有效地给予正确的救治及护理措施。

一、适用对象

护理本科三年级学生。

二、模拟教学目标

1. 主要目标

（1）学生能识别支气管肺炎的病因和临床表现。

（2）学生能识别过敏性休克的临床表现。

（3）学生能采取支气管肺炎及发生过敏性休克时的紧急处置措施。

（4）正确实施操作：心电监护、雾化吸入、静脉采血、吸痰、皮内注射、皮下注射、氧气吸入、静脉输液。

（5）展现职业素养和突发情况下与患儿、家属的沟通技巧。

2. 关键行为核查

（1）摆放合适体位并呼叫医生。

（2）立即皮下注射 0.1％盐酸肾上腺素。

（3）迅速建立静脉通路并快速补液。

（4）予以心电监护、氧气吸入。

（5）与家属进行有效沟通。

三、模拟教学流程及时间

（1）模拟情景场景布置：10min。

（2）模拟情景场所、仪器设备、物品介绍：10min。

（3）知识回顾：15min。

（4）提供案例信息，角色分工：10min。

（5）参与者准备：5min。

（6）模拟案例运行：24min。

（7）复盘：60min。

四、模拟教学前准备

已完成情景模拟的前期课程"内科护理学""儿科护理学""护理学基础"等相关知识及技能的教学。在案例运行前复习支气管肺炎及过敏性休克相关知识及技能。以提问结合思维导图的形式复习支气管肺炎的病因及临床表现，过敏性休克的紧急救护措施。复习心电监护、雾化吸入、静脉采血、吸痰、皮内注射、皮下注射、氧气吸入、静脉输液等操作技能步骤要点。

五、模拟教学前介绍

（1）环境、设备、用物介绍：向学生介绍模拟情景场所，模拟相关设备及模拟人的功能，用物的放置位置、作用及替代方法。

（2）模拟概述介绍：介绍模拟案例相关信息主要包括患者信息、疾病状态和进一步的情景发展、角色分工、复盘及评价方式、时间安排。强调本次学习目标及关注重点。

（3）心理安全：向学生说明模拟的学习环境是安全的，使学生心理放松，并给予学生鼓励与肯定。

六、模拟情景及角色分工

（1）情景模拟场所：儿科病房。

（2）学生角色分工：护士A、护士B、护士C，观察病情及初步判断，执行医嘱，与家属及患者沟通；观察员，其他同学观察，记录3名情景模拟同学的表现。

（3）教师角色分工：患者家属（必要时提醒病情变化）、医生。

七、模拟案例概述

患儿，男性，9个月，住院号××××××。因发热、咳嗽4天，气促1天入院。患儿6天前无明显诱因出现发热、咳嗽，咳嗽呈阵发性，有痰不易咳出，伴有流涕、鼻塞。1天后患儿咳嗽加重，伴有喘憋，痰液不易咳出，留取痰培养后检测出肺炎链球菌，医生开医嘱予以青霉素皮试，皮试过程中患儿出现喉头水肿，面色苍白，出冷汗。护士需根据病情变化完成相应护理工作。

八、患儿资料（表5-82）

表5-82　患儿个人资料

姓名:王某项	性别:男
年龄:9个月	住院号:××××××
身长:72cm　　体重:9kg	接种史:疫苗已按时接种
饮食:已添加辅食	社会经济背景:一般
既往史:新生儿期有湿疹史	现病史:因发热、咳嗽4天,气促1天入院
家族史:无	过敏史:无

九、设备及物品清单（表 5-83）

表 5-83　设备及物品清单

项目名称	具体信息
设备信息	①普通预防设备:速干手消毒剂、手套 ②关键设备:中心供氧装置或氧气筒、压缩雾化机、中心或移动式吸痰装置、心电监护仪、抢救盒
模拟人信息	SimMan 模拟人,男性装扮,右手系有手腕带
操作用物清单	心电监护用物、雾化吸入用物、静脉采血用物、吸痰用物、皮内注射用物、皮下注射用物、静脉输液用物、氧气吸入用物
药物清单	①10%葡萄糖注射液 500mL ②注射用青霉素钠 80 万 U ③0.1%盐酸肾上腺素注射液 1mL ④0.9%氯化钠注射液 1 支/10mL ⑤吸入用乙酰半胱氨酸溶液 300mg ⑥吸入用硫酸特布他林混悬液 5mg ⑦吸入用布地奈德混悬液 1mg
文件清单	①患者信息卡 ②输液卡 ③注射卡 ④吸氧卡 ⑤瓶签贴 ⑥记录单 ⑦采血条码
医嘱单	①持续心电监护 ②吸入用乙酰半胱氨酸溶液 150mg＋吸入用硫酸特布他林混悬液 2.5mg＋吸入用布地奈德混悬液 0.5mg,雾化吸入 ③急抽血查血常规、电解质 ④吸痰 ⑤青霉素皮试 ⑥0.1%盐酸肾上腺素 0.25mg 皮下注射 ⑦氧气吸入,0.5L/min ⑧10%葡萄糖注射液 200mL 静脉滴注 ⑨查大便常规 ⑩记 24h 出入水量
重要实验室检查结果或辅助检查资料	①检验结果 ②痰培养结果

十、情景状态流程图

支气管肺炎患儿的病情发展可参照图 5-28 的模式进行模拟,左侧方框为支气管肺炎患儿的情景状态流程,中间对应方框为该患者相应情景下学生应呈现的反应及实施要点,右侧方框为此情景状态下完成相应处置时间。

情景状态流程	实施要点	时间分配

初始状况：
【参数设置】
（在进行心电监护后显示）
  T：37.9℃
  HR：140 次/分
  R：40 次/分
  BP：70/41mmHg
  SPO$_2$：98%
【模拟人反应】
  安静卧床、情绪稳定
	①确认患者身份
	②综合运用各种方法全面评估患者，系统收集病情资料并分析
	③治疗性沟通：向家属询问发病经过及既往史，询问实验室检查结果，予以入院宣教
	④通知医生，汇报病情，获取医嘱（心电监护、静脉采血、雾化吸入）
	⑤遵医嘱予以心电监护
	⑥遵医嘱急抽血查电解质、血常规
	⑦遵医嘱予吸入用乙酰半胱氨酸溶液 150mg＋吸入用硫酸特布他林混悬液 2.5mg＋吸入用布地奈德混悬液 0.5mg，雾化吸入
		8min

情景状态流程	实施要点	时间分配

改变/事件(1)：1 天后患儿咳嗽加重，痰液不易咳出
【参数设置】
  T：38.2℃
  HR：155 次/分
  R：49 次/分
  BP：73/42mmHg
  SPO$_2$：92%
【检验结果】
①痰培养发现有肺炎链球菌
②血常规结果提示 WBC $16.8×10^9$/L
【模拟人反应】
  发出咳嗽、呻吟等声音
	①体位摆放：头偏一侧
	②观察病情
	③治疗性沟通：包括通知医生、汇报病情、获取医嘱（吸痰、青霉素皮试）
	④根据患儿情况予以吸痰
	⑤遵医嘱予以青霉素皮内注射
	⑥留取痰培养
	⑦人文关怀：有效安抚
		8min

情景状态流程	实施要点	时间分配

改变/事件(2)：青霉素皮试时患儿出现喉头水肿，面色苍白，出冷汗
【参数设置】
  T：37.2℃
  HR：116 次/分
  R：37 次/分
  BP：58/40mmHg
  SPO$_2$：88%
【模拟人反应】
  当护士将皮试液推注患儿体内时，模拟人出现发绀、脉搏细数等过敏性休克表现
	①过敏性休克的病情观察要点：意识、面色、心率、血压、尿量、末梢循环及进展判断
	②立即使患儿平卧
	③0.1%盐酸肾上腺素 0.25mg 皮下注射
	④氧气吸入，0.5L/min
	⑤10%葡萄糖注射液 200mL 静脉滴注
	⑥记 24h 出入水量
	⑦解释性沟通：解释病情发展原因，处理情况，安抚家属及患者
		8min

图 5-28　情景状态流程图

十一、导师笔记

1. 病因

（1）病毒：呼吸道合胞病毒、人鼻病毒、副流感病毒。

（2）细菌：肺炎链球菌、流感嗜血杆菌、金黄色葡萄球菌、表皮葡萄球菌。

2. 临床表现

（1）呼吸系统：发热，咳嗽，气促，肺部固定的中、细湿啰音。

（2）循环系统：轻度可使心率增快；重症肺炎可合并心肌炎、心力衰竭。

（3）神经系统：轻度精神萎靡，重者可合并脑水肿症状。

（4）消化系统：轻者食欲减退，重者出现中毒性肠麻痹。

（5）弥散性血管内凝血。

3. 治疗措施

（1）控制感染：根据病原菌选用敏感药物；早期治疗；联合用药；选用渗入下呼吸道浓度高的药物；足量、足疗程。

（2）对症治疗：根据患儿出现的症状采取相应的处理措施。

（3）其他：积极防治并发症。

4. 过敏性休克的急救

（1）立即停药，患者就地平卧，进行抢救。

（2）立即皮下注射 0.1‰盐酸肾上腺素 0.5～1mL，患儿酌减。

（3）维持呼吸，给予氧气吸入。

（4）抗过敏，根据医嘱给予地塞米松或抗组胺类药物。

（5）补充血容量。

（6）纠正酸中毒。

（7）密切观察患者病情变化。

十二、复盘

预留大约 60min 时间，可围绕以下问题进行复盘。

（1）临床判断相关：该患儿发生了什么？发生这种状况的原因是什么？这是属于哪种类型的休克？与其他类型的休克有何不同？你认为哪一个步骤是最关键的？该患儿的护理诊断有哪些？诊断依据是什么？

（2）教学目标相关：你觉得在此病例模拟过程中哪些目标实现了？哪些目标没有实现？原因是什么？

（3）开放性问题：你对此次模拟教学活动体验感觉怎么样？你觉得你哪些方面做得比较好？如果再做一次，哪些方面会做得不一样？通过此次模拟，最有收获的是什么？

十三、学习行为评价

学习行为具体参照表 5-84 来进行评价。

表 5-84　学习行为评价表

行为类别	学习行为项目	完成		
		是	否	不完整
实施前阶段	①洗手、介绍自己			
	②确认患者身份			
实施阶段	①持续心电监护			
	②正确实施雾化吸入			
	③正确收集资料,有效评估			
	④正确实施静脉采血			
	⑤有效吸痰			
	⑥正确进行皮内注射			
	⑦正确判断病情变化			
	⑧实施紧急处置			
	⑨建立静脉通路			
	⑩正确进行皮下注射			
	⑪有效进行氧气吸入			
	⑫有效安抚患儿及家属			
团队合作	①任务分配合理			
	②指令清晰、职责明确			
	③闭环式沟通			
	④互相尊重、知识共享			

学生自我反思:

案例三　先天性心脏病患儿的护理

先天性心脏病指胎儿时期心脏血管发育异常所导致的畸形，是儿童最常见的心脏病。先天性心脏病患儿轻者无症状，重者可有活动后呼吸困难、晕厥、发绀等，甚至心功能不全，年长儿可有生长发育迟缓。常见的先天性心脏病包括室间隔缺损、房间隔缺损、动脉导管未闭、法洛四联症和肺动脉瓣狭窄等。先天性心脏病常因其病情严重和复杂畸形导致患儿出现严重并发症，甚至出现死亡。本情景模拟教学案例基于真实的临床情况，呈现的是一位先天性心脏病合并支气管肺炎并发心力衰竭的患儿。护士必须快速识别心力衰竭，并通过团队间的有效合作，及时、有效地给予正确的救治及护理措施。

一、适用对象

一年以内新入职护士。

二、模拟教学目标

1. 主要目标

（1）护士能识别小儿先天性心脏病合并支气管肺炎的病因和临床表现。

（2）护士能识别心力衰竭的临床表现。

（3）护士能采取心力衰竭的紧急处置措施。

（4）正确实施操作：输液泵的使用、心电监护、氧气吸入、吸痰、动脉采血、鼻饲、静脉注射。

（5）展现职业素养和突发情况下的与患者、家属的沟通技巧。

2. 关键行为核查

（1）发现呛咳，将患者头偏向一侧并呼叫医生。

（2）迅速吸痰清理呼吸道、氧气吸入。

（3）予以心电监护、正确推注药物。

（4）正确留置胃管、鼻饲药物。

（5）正确实施动脉采血。

（6）针对干扰项进行患者及家属的有效沟通。

三、模拟教学流程及时间

（1）模拟情景场景布置：10min。

（2）模拟情景场所、仪器设备、物品介绍：10min。

（3）知识回顾：15min。

（4）提供案例信息，角色分工：10min。

（5）参与者准备：5min。

（6）模拟案例运行：25min。

（7）复盘：60min。

四、模拟教学前准备

已完成情景模拟的前期课程"儿科护理学""内科护理学""危急重症护理学""护理学基础"等相关知识及技能的教学。在案例运行前复习小儿先天性心脏病合并支气管肺炎及心力衰竭的相关知识及技能。以提问结合思维导图的形式复习先天性心脏病合并支气管肺炎的病因及临床表现，出现心力衰竭的紧急救护措施。复习输液泵的使用、心电监护、氧气吸入、吸痰、动脉采血、鼻饲、静脉注射等操作技能步骤要点。

五、模拟教学前介绍

（1）环境、设备、用物介绍：向护士介绍模拟情景场所，模拟相关设备及模拟人的功能，用物的放置位置、作用及替代方法。

（2）模拟概述介绍：介绍模拟案例相关信息，主要包括患者信息、疾病状态和进一步的情景发展、角色分工、复盘及评价方式、时间安排。强调本次学习目标及关注重点。

（3）心理安全：向护士说明模拟的学习环境是安全的，使护士心理放松，并给予护士鼓励与肯定。

六、模拟情景及角色分工

（1）情景模拟场所：儿童心血管专科病房。

（2）护士角色分工：护士 A、护士 B、护士 C，观察病情及初步判断，执行医嘱，与家属及患者沟通；观察员，其他护士观察，记录 3 名情景模拟护士的表现。

（3）教师角色分工：患者家属（必要时提醒病情变化）、医生。

七、模拟案例概述

患儿，男性，8 个月 13 天，住院号×××××。因咳嗽、咳痰 20 余天，呼吸困难、气促 3 天，发现心脏扩大 3 天，发热 1 天就诊于儿科急诊。儿科急诊拟诊断为"1. 先天性心脏病；2. 急性支气管肺炎"收治儿童心血管病区。入院后体查，可见明显吸气三凹征，双肺呼吸音粗，可闻及少许湿啰音，未闻及胸膜摩擦音。心尖搏动点位于第 4 肋间左锁骨中线外 1cm，心界向左扩大，安静状态下心率 171 次/分，律齐，胸骨左缘第 3～4 肋间可闻及（2～3）/6 级收缩期吹风样杂音。既往体质欠佳，为第 1 胎第 1 产，无产伤窒息史。患儿入院当天进食牛奶后出现剧烈呛咳。入院第 2 天 04：30 患儿突然出现哭闹不安、难以安抚、四肢湿冷等表现，心电监护示：心率 180 次/分，呼吸 63 次/分，SPO_2 95％。家属不知所措并大发雷霆，表示在医院越治越差。护士需根据病情变化完成相应护理工作。

八、患儿资料（表 5-85）

表 5-85　患儿个人资料

姓名：吕某	性别：男
年龄：8 个月 13 天	住院号：××××××
身高：72cm	体重：8kg
饮食习惯：配方奶喂养	社会经济背景：一般
既往史：既往体质欠佳	现病史：20 余天前无明显诱因出现发热，伴咳嗽、咳白色黏液痰。至当地医院就诊，病情好转。10 天前无明显诱因出现双下肢水肿，至当地医院就诊后水肿消退，出院时仍有咳嗽。3 天前患儿出现哭闹不安、面色苍白、呼吸困难、气促，至当地妇幼保健院就诊，心脏彩超检查发现心脏扩大。1 天前患儿再次出现发热，仍有气促，遂就诊上级医院
家族史：否认家族性疾病史	过敏史：无

九、设备及物品清单（表 5-86）

表 5-86　设备及物品清单

项目名称	具体信息
设备信息	①普通预防设备：速干手消毒剂、手套 ②关键设备：中心供氧装置或氧气筒、中心负压吸引或电动吸引器、心电监护仪、输液泵
模拟人信息	SimMan 模拟人，儿童装扮，右手系有手腕带
操作用物清单	静脉输液用物、心电监护用物、氧气吸入用物、吸痰用物、动脉采血用物、鼻饲用物、静脉注射用物
药物清单	①0.9％氯化钠注射液 50mL ②0.9％氯化钠注射液 1 支/10mL ③注射用美罗培南 250mg ④呋塞米注射液 20mg ⑤水合氯醛口服溶液 1 瓶/10mL ⑥10％氯化钠 2 支/10mL
文件清单	①患者信息卡 ②输液卡 ③注射卡 ④吸氧卡 ⑤瓶签贴 ⑥胃管标识 ⑦记录单
医嘱单	①0.9％氯化钠注射液 20mL＋美罗培南 160mg，20mL/h 输液泵输注 ②氧气吸入，0.5L/min ③持续心电监护 ④吸痰 ⑤留置胃管 ⑥急抽动脉血行血气分析 ⑦水合氯醛口服溶液 4mL 鼻饲、10％氯化钠注射液 15mL 鼻饲 ⑧0.9％氯化钠注射液 5mL＋呋塞米注射液 7mg，静脉推注 ⑨记 24h 出入水量

项目名称	具体信息
重要实验室检查结果 或辅助检查资料	血气分析结果 2 份(入院时、入院后第 2 天)

十、情景状态流程图

先天性心脏病患儿合并肺炎心力衰竭的病情发展可参照图 5-29 的模式进行模拟,左侧方框为先天性心脏病患儿合并肺炎心力衰竭患儿的情景状态流程,中间对应方框为该患儿相应情景下学生应呈现的反应及实施要点,右侧方框为此情景状态下完成相应处置时间。

情景状态流程	实施要点	时间分配

初始状况:
【参数设置】
(在进行心电监护后显示)
  T:38.6℃
  HR:171 次/分
  R:51 次/分
  BP:96/51mmHg
  SPO$_2$:97%
【模拟人反应】
  位于患儿妈妈怀抱,精神欠佳,无哭闹
【可提供实验室检查结果】
  血气分析:
  pH:7.34
  PO$_2$:67mmHg
  PCO$_2$:46mmHg
  SO$_2$:94%
  Na$^+$:133mmol/L
  K$^+$:4.5mmol/L
	①确认患儿身份
	②综合运用各种方法全面评估患儿,系统收集病情资料并分析
	③治疗性沟通:询问家属发病经过及既往史,询问实验室检查结果,予以入院宣教
	④遵医嘱予以 0.9%氯化钠注射液 20mL+美罗培南 160mg,20mL/h 输液泵泵入
	⑤遵医嘱予以心电监护
	⑥遵医嘱予以氧气吸入
		9min

情景状态流程	实施要点	时间分配

改变/事件(1):喂配方奶时突然出现剧烈呛咳
【参数设置】
  T:37.2℃
  HR:188 次/分
  R:58 次/分
  SPO$_2$:92%
【模拟人反应】
  剧烈呛咳,喘憋,有呕吐并伴嘴唇有奶性液体流出,家属情绪紧张
	①体位摆放:头偏一侧
	②吸痰
	③调高氧流量 2L/min
	④观察病情
	⑤治疗性沟通:包括通知医生、汇报病情、获取医嘱(留置胃管)
	⑥留置胃管
	⑦人文关怀:擦拭嘴角、家属情绪安抚
		8min

情景状态流程	实施要点	时间分配
改变/事件（2）：入院第 2 天 04:30,患儿突然出现哭闹不安,难以安抚,四肢湿冷 **【参数设置】** 　T:36.8℃ 　HR:180 次/分 　R:63 次/分 　BP:92/50mmHg 　SPO$_2$:95% **【模拟人反应】** 　哭闹不安,难以安抚,四肢湿冷等表现 **【可提供实验室检查结果】** 　血气分析: 　PH:7.44 　PO$_2$:85mmHg 　PCO$_2$:50mmHg 　SO$_2$:97% 　Na$^+$:129mmol/L 　K$^+$:4.6mmol/L(在行动脉采血后出示) **【干扰项】** 　家属见状焦急万分,拉着护士的手说:"护士小姐,我老来得子,孩子请你们一定要帮我救救他啊!"	①心力衰竭的病情观察要点:意识、面色、心率、尿量、末梢循环及进展判断 ②摆体位:头高足低半卧位(母亲怀抱) ③治疗性沟通:包括汇报病情,获取医嘱(血气分析、水合氯醛鼻饲、呋塞米静脉推注、10%氯化钠注射液鼻饲) ④遵医嘱予以动脉采血行血气分析 ⑤遵医嘱予以水合氯醛口服溶液 4mL 鼻饲 ⑥遵医嘱予以 0.9%氯化钠注射液 5mL+呋塞米注射液 7mg 静脉注射 ⑦遵医嘱予以 10%氯化钠注射液 15mL 鼻饲 ⑧记 24h 出入水量 ⑨解释性沟通:解释病情发展原因,处理情况,安抚家属	8min

图 5-29　情景状态流程图

十一、导师笔记

1. 病因

（1）宫内感染：风疹病毒、柯萨奇病毒、流行性感冒、流行性腮腺炎等。

（2）母体营养障碍：维生素缺乏（如叶酸）、患有代谢性疾病、孕期使用药物、妊娠早期饮酒、吸毒、食用锂盐等。

（3）遗传因素：染色体异常或多基因突变。

（4）环境因素：母体居住于高海拔、低氧浓度的地区，易发生动脉导管未闭。

2. 临床表现

（1）活动后呼吸困难、心悸、多汗、面色苍白。

（2）胸廓畸形、生长发育迟缓。

（3）心界扩大，心脏听诊杂音。

（4）合并肺部感染时，可有发热、咳嗽、咳痰。

（5）合并心衰时，有面色发绀、呼吸增快、尿量突然减少。

3. 治疗措施

（1）一般急救：立即给氧，进行心电监护，协助患儿取头高足低位，头偏向一侧，避免窒息。

（2）改善心肌功能，缓解心脏负担：尽快建立有效的静脉通路，遵医嘱静脉给予利尿剂、强心剂。

（3）控制合并症状：遵医嘱给予抗生素进行肺部感染治疗。

4. 干扰项处理

本案例家属为干扰项，应针对家属及患者做好有效的解释沟通，安抚家属情绪，取得理解配合。

十二、复盘

预留大约 60min 时间，可围绕以下问题进行复盘。

（1）临床判断相关：该患儿发生了什么？发生这种状况的判断依据是什么？对于该患儿你认为哪一个步骤是最关键的？心衰时常用的药物种类及注意事项有哪些？该患者的护理诊断有哪些？诊断依据是什么？

（2）教学目标相关：你觉得在此病例模拟过程中哪些目标实现了？哪些目标没有实现？原因是什么？

（3）开放性问题：你对此次模拟教学活动体验感觉怎么样？你觉得你哪些方面做得比较好？如果再做一次，哪些方面会做得不一样？通过此次模拟，最有收获的是什么？

十三、学习行为评价

学习行为具体参照表 5-87 来进行评价。

表 5-87 学习行为评价表

行为类别	学习行为项目	完成		
		是	否	不完整
实施前阶段	①洗手、介绍自己			
	②确认患者身份			
实施阶段	①正确建立静脉通路并使用输液泵输液			
	②正确收集资料,有效评估			
	③正确实施心电监护			
	④有效实施吸氧			
	⑤及时呼叫医生			
	⑥实施紧急处置			
	⑦正确实施吸痰			
	⑧正确实施动脉采血			
	⑨正确留置胃管、鼻饲			
	⑩正确静脉注射治疗药物			
	⑪有效安抚患者及家属			
团队合作	①任务分配合理			
	②指令清晰、职责明确			
	③闭环式沟通			
	④互相尊重、知识共享			

护士自我反思：

第四节　妇产科护理学案例

案例一　输卵管妊娠破裂患者的护理

输卵管妊娠破裂常见于妊娠6周左右的输卵管峡部妊娠。绝大多数输卵管妊娠破裂为自发性，也可由性交、盆腔双合诊引发。由于输卵管肌层血管丰富，可在短时间内发生大量腹腔内出血，导致患者出现休克、腹痛剧烈，危及生命，也可因反复出血在盆腔和腹腔内形成积血和血肿。本情景模拟教学案例基于真实的临床情况，呈现的是一位输卵管妊娠破裂的患者，既往有输卵管妊娠流产病史。学生必须快速识别低血容量性休克和输卵管妊娠破裂症状，并通过团队间的有效合作，及时、有效地给予正确的救治及护理措施。

一、适用对象

护理本科三年级学生。

二、模拟教学目标

1. 主要目标

（1）学生能识别输卵管妊娠破裂的病因和临床表现。

（2）学生能阐述输卵管妊娠破裂患者的护理流程。

（3）学生能采取输卵管妊娠破裂出血及发生低血容量性休克时的紧急处置措施。

（4）正确实施操作：生命体征测量、氧气吸入、静脉输液、静脉采血（合血）、会阴冲洗、心电监护、留置导尿。

（5）展现职业素养和突发情况下的与患者、家属的人际沟通技巧。

2. 关键行为核查

（1）摆放合适体位，准确测量生命体征，呼叫医生。

（2）迅速建立静脉通路并快速补液。

（3）根据医嘱进行静脉采血（合血）。

（4）予以会阴冲洗、留置导尿等术前准备。

（5）针对干扰项对患者及家属进行有效沟通。

三、模拟教学流程及时间

（1）模拟情景场景布置：10min。

（2）模拟情景场所、仪器设备、物品介绍：10min。

（3）知识回顾：15min。

（4）提供案例信息，角色分工：10min。

（5）参与者准备：5min。

（6）模拟案例运行：25min。

（7）复盘：50min。

四、模拟教学前准备

已完成情景模拟的前期课程"妇产科护理学""急危重症护理学""护理学基础"等相关知识及技能的教学。在案例运行前以提问结合思维导图的形式复习输卵管妊娠破裂的相关知识及技能。以知识点回顾的提问形式复习输卵管妊娠破裂的病因及临床表现、低血容量性休克的紧急救护措施。复习生命体征测量、氧气吸入、静脉输液、静脉采血（合血）、会阴冲洗、心电监护、留置导尿等操作技能步骤要点。

五、模拟教学前介绍

（1）环境、设备、用物介绍：向学生介绍模拟情景场所，模拟相关设备及模拟人的功能，用物的放置位置、作用及替代方法。

（2）模拟概述介绍：介绍模拟案例相关信息主要包括患者信息、疾病状态和进一步的情景发展、角色分工、复盘及评价方式、时间安排。强调本次学习目标及关注重点。

（3）心理安全：向学生说明模拟的学习环境是安全的，使学生心理放松，并给予学生鼓励与肯定。

六、模拟情景及角色分工

（1）情景模拟场所：妇科病房。

（2）学生角色分工：护士 A、护士 B、护士 C，观察病情及初步判断，执行医嘱，与家属及患者沟通；观察员，其他同学观察，记录 3 名情景模拟同学的表现。

（3）教师角色分工：患者家属（必要时提醒病情变化）、医生。

七、模拟案例概述

患者，女性，32 岁，住院号×××××××。因停经 46 天，阴道不规则出血 4 天，左下腹疼痛 1 天，由门诊收治妇科病区。既往有左侧输卵管妊娠流产病史。患者月经初潮 13 岁，月经周期 28 日左右，经期 6 日，经量中等，末次月经为 2022 年 9 月 4 日。婚育史为 G2P0A1。入院时患者神志清楚，左下腹有压痛、反跳痛。腹部 B 超提示宫腔内未探及孕囊；妇科检查示宫颈有抬举痛及摇摆痛，左附件区压痛明显，后穹隆穿刺抽出暗红色不凝固血液。入院 1h 后，腹痛加剧，患者呈痛苦面容，出现面色苍白、皮肤湿冷、脉搏细速、四肢无力等低血容量性休克表现，全腹弥漫性压痛。患者因疼痛剧烈，拒绝进行妇科检查。家属见状十分紧张，焦急地反复向护士询问患者情况。护士需根据病情变化完成相应护理工作。

八、患者资料（表 5-88）

表 5-88　患者个人资料

姓名:刘某	性别:女
年龄:32 岁	住院号:××××××
语言:普通话	教育程度:本科
身高:160m　　体重:52kg	职业:教师

饮食习惯:饮食无特殊	婚姻状况:已婚
社会经济背景:一般	过敏史:无
既往史:2020年3月5日,曾因输卵管妊娠流产入我院治疗,出院后未按要求进行复查	现病史:停经46天,阴道不规则出血4天,左下腹疼痛1天
家族史:否认家族性疾病史	

九、设备及物品清单（表 5-89）

表 5-89　设备及物品清单

项目名称	具体信息
设备信息	①普通预防设备:速干手消毒剂、手套 ②关键设备:中心供氧装置或氧气筒、心电监护仪
模拟人信息	SimMan 模拟人,女性装扮,右手系有手腕带
操作用物清单	生命体征测量用物、氧气吸入用物、静脉输液用物、静脉采血（合血）用物、会阴冲洗用物、心电监护用物、留置导尿用物
药物清单	①复方氯化钠注射液 500mL ②聚明胶肽注射液 500mL
文件清单	①患者信息卡 ②输液卡 ③执行单 ④吸氧卡 ⑤瓶签贴 ⑥记录单
医嘱单	①生命体征测量 ②氧气吸入,2L/min ③禁食禁饮 ④复方氯化钠注射液 500mL 静脉输液 ⑤急抽血查血常规、HCG、合血 ⑥会阴冲洗 ⑦聚明胶肽注射液 500mL 另一路静脉输液 ⑧持续心电监护 ⑨留置导尿
重要实验室检查结果或辅助检查资料	①血常规结果 2 份（门诊时、发生休克时） ②后穹隆穿刺抽出不凝固血液 5mL

十、情景状态流程图

输卵管妊娠破裂患者的病情发展可参照图 5-30 的模式进行模拟,左侧方框为输卵管妊娠破裂患者的情景状态流程,中间对应方框为该患者相应情景下学生应呈现的反应及实施要点,右侧方框为此情景状态下完成相应处置时间。

情景状态流程	实施要点	时间分配
初始状况： **【参数设置】** （在进行生命体征测量后显示） 　　T：37.1℃ 　　HR：92 次/分 　　R：20 次/分 　　BP：96/65mmHg 　　SPO_2：96% **【模拟人反应】** 　　安静卧床、情绪稳定、配合查体 **【可提供实验室检查结果】**血常规： 　　WBC：$4.6×10^9$/L 　　RBC：$4.2×10^{12}$/L 　　HGB：100g/L 　　PLT：$105×10^9$/L 　　HCG：3600U/L	①确认患者身份 ②予以生命体征测量 ③予以氧气吸入 ④综合运用各种方法全面评估患者，系统收集病情资料并分析 ⑤治疗性沟通：询问发病经过及既往史，询问实验室检查结果，予以入院宣教	8min

情景状态流程	实施要点	时间分配
改变/事件(1)：患者在病床上翻身时突感左下腹撕裂样疼痛，左侧下腹压痛、反跳痛明显 **【参数设置】** 　　T：37.3℃ 　　HR：110 次/分 　　R：24 次/分 　　BP：90/60mmHg 　　SPO_2：96% **【模拟人反应】** 　　主诉左下腹撕裂样疼痛并逐渐加重，肛门坠胀感，阴道少量流血，情绪紧张	①体位摆放：半坐卧位 ②密切观察病情 ③治疗性沟通：包括通知医生、汇报病情、获取医嘱（禁食禁饮、静脉输液、急抽血查血常规、HCG，合血，会阴冲洗） ④告知患者禁食禁饮等 ⑤遵医嘱予复方氯化钠注射液 500mL 静脉输液 ⑥急抽血查血常规、HCG、合血 ⑦实施会阴冲洗 ⑧人文关怀、情绪安抚	8min

情景状态流程	实施要点	时间分配
改变/事件(2)：10min 后患者诉全腹剧烈疼痛,出现休克表现 **【参数设置】** 　T:36.5℃ 　HR:124 次/分 　R:28 次/分 　BP:81/52mmHg 　SPO$_2$:95% **【模拟人反应】** 　身体蜷缩双手按住下腹部、四肢无力、烦躁不安、面色苍白、皮肤湿冷,拒绝配合检查 **【可提供实验室检查结果】** 　①血常规 　WBC:4.7×10^9/L 　RBC:4.0×10^{12}/L 　HGB:80g/L 　PLT:105×10^9/L 　②阴道后穹窿穿刺:抽出暗红色不凝固血液 5mL **【干扰项】** 　家属见状不断焦急询问护士:"她怎么啦?她快受不了了,你们赶紧处理呀! 能不能先给她打止痛针? 医生护士,你们快救救她!"	①休克的病情观察要点:意识、血色、心率、血压、尿量、末梢循环及进展判断 　②加快输液速度 　③抗休克体位:中凹卧位(头及躯干抬高10°~15°,下肢抬高 20°~30°) 　④治疗性沟通:包括汇报病情、获取医嘱(静脉输液、心电监护、留置导尿) 　⑤遵医嘱聚明胶肽注射液 500mL,另建一路静脉通路输注 　⑥遵医嘱予以心电监护 　⑦遵医嘱予以留置导尿 　⑧术前健康宣教 　⑨解释性沟通:解释病情发展原因、处理情况,安抚家属及患者	9min

图 5-30　情景状态流程图

十一、导师笔记

1. 病因

(1) 输卵管炎症:是输卵管妊娠的主要病因,分为输卵管黏膜炎和输卵管周围炎。

(2) 输卵管妊娠史或手术史。

(3) 输卵管发育不良或功能异常:输卵管过长、肌层发育差、黏膜纤毛缺失、输卵管蠕动、纤毛活动异常等都可引起输卵管妊娠。

(4) 辅助生殖技术、避孕失败、子宫肌瘤、卵巢肿瘤等也增加输卵管妊娠的可能性。

2. 临床表现

(1) 停经。

(2) 腹痛。

(3) 阴道流血。

(4) 晕厥与休克。

(5) 腹部包块。

3. 治疗措施

(1) 一般急救:绝对卧床休息,采取中凹卧位,保持呼吸道通畅,禁食禁饮。

（2）快速补充血容量：尽快建立有效的静脉输液通道，立即抽血做血型鉴定和交叉配血。

（3）手术治疗、药物治疗。

4. 干扰项处理

本案例家属为干扰项，应针对家属及患者做好有效的解释沟通，取得理解与配合。

十二、复盘

预留大约 50min 时间，可围绕以下问题进行复盘。

（1）临床判断相关：该患者发生了什么？发生这种状况的原因是什么？该病最典型的临床表现是什么？该疾病需要与哪些疾病相鉴别？你认为救治时哪一个步骤是最关键的？该患者的护理诊断有哪些？诊断依据是什么？

（2）教学目标相关：你觉得在此病例模拟过程中实现了哪些目标？哪些目标没有实现？原因是什么？

（3）开放性问题：你对此次模拟教学活动体验如何？你觉得你哪些方面做得比较好？如果再做一次，哪些方面会做得不一样？通过此次模拟，最有收获的是什么？你觉得此次模拟教学活动中还有哪些内容需要补充？

十三、学习行为评价

学习行为具体参照表 5-90 来进行评价。

表 5-90　学习行为评价表

行为类别	学习行为项目	完成		
		是	否	不完整
实施前阶段	①洗手、介绍自己			
	②确认患者身份			
实施阶段	①正确实施生命体征测量			
	②有效实施氧气吸入			
	③正确收集资料,有效评估			
	④及时呼叫医生			
	⑤正确摆放体位			
	⑥实施紧急处置			
	⑦正确建立静脉通路			
	⑧正确实施静脉采血			
	⑨正确进行会阴冲洗			
	⑩正确实施心电监护			
	⑪正确进行留置导尿			
	⑫另建通路静脉输液			
	⑬有效安抚患者及家属			
团队合作	①任务分配合理			
	②指令清晰、职责明确			
	③闭环式沟通			
	④互相尊重、知识共享			

学生自我反思：

案例二　产后出血患者的护理

产后出血是分娩期严重并发症，居我国产妇死亡原因第一位，发生率占分娩总数的2%～3%，可由某单一因素或多因素并存所致。主要临床表现为胎儿娩出后阴道流血量过多和（或）伴有因失血而引起的相应症状。其预后随失血量、失血速度及孕产妇的体质不同而异，短时间内大量失血可迅速发生休克，甚至死亡。本情景模拟教学案例基于真实的临床情况，呈现的是一位因子宫收缩乏力所致产后出血的患者，既往有子宫肌瘤剔除术史。护士必须快速识别产后出血、准确评估出血量，并通过团队间的有效合作，及时、有效地给予正确的救治及护理措施。

一、适用对象

一年以内新入职护士。

二、模拟教学目标

1. 主要目标

（1）护士能识别产后出血并掌握产后出血的病因和临床表现。

（2）护士能正确评估产后出血量。

（3）护士能识别低血容量性休克的临床表现。

（4）护士能采取产后出血及发生低血容量性休克时相对应的紧急处置措施。

（5）正确实施操作：心电监护、氧气吸入、胎心监护、子宫按摩、静脉采血（合血）、静脉输液、肌内注射、静脉注射。

（6）展现职业素养和突发情况下的与患者、家属的沟通技巧。

2. 关键行为核查表

（1）正确予以胎心监护。

（2）及时按摩子宫。

（3）摆放合适体位并呼叫医生。

（4）迅速建立静脉通路并快速补液。

（5）正确评估产后出血量。

（6）正确使用宫缩药物。

（7）予以心电监护、氧气吸入、静脉采血（合血）。

（8）针对干扰项进行患者及家属的有效沟通。

三、模拟教学流程及时间

（1）模拟情景场景布置：10min。

（2）模拟情景场所、仪器设备、物品介绍：10min。

（3）知识回顾：15min。

（4）提供案例信息，角色分工：10min。

（5）参与者准备：5min。

（6）模拟案例运行：25min。

（7）复盘：60min。

四、模拟教学前准备

已完成情景模拟的前期课程"妇产科护理学""急危重症护理学""护理学基础"等相关知识及技能的教学。在案例运行前复习产后出血相关知识及技能。以提问结合思维导图的形式复习产后出血的病因及临床表现、阴道出血量的评估、低血容量性休克的紧急救护措施。复习心电监护、氧气吸入、胎心监护、子宫按摩、静脉采血（合血）、静脉输液、肌内注射、静脉注射等操作技能步骤要点。

五、模拟教学前介绍

（1）环境、设备、用物介绍：向护士介绍模拟情景场所，模拟相关设备及模拟人的功能，用物的放置位置、作用及替代方法。

（2）模拟概述介绍：介绍模拟案例相关信息主要包括患者信息、疾病状态和进一步的情景发展、角色分工、复盘及评价方式、时间安排。强调本次学习目标及关注重点。

（3）心理安全：向护士说明模拟的学习环境是安全的，使护士心理放松，并给予护士鼓励与肯定。

六、模拟情景及角色分工

（1）情景模拟场所：产科病房。

（2）护士角色分工：护士 A、护士 B、护士 C，观察病情及初步判断，执行医嘱，与家属及患者沟通；观察员，其他护士观察，记录 3 名情景模拟护士的表现。

（3）教师角色分工：患者家属（必要时提醒病情变化）、医生。

七、模拟案例概述

患者，女，30 岁，住院号××××××。G1P0，因宫内孕 40 周，胎位 LOA，单活胎，腹痛 15h 伴阴道流液 2h 由急诊收治产科病区。既往有子宫肌瘤剔除术史。患者于当日 16：00 在会阴侧切下自然分娩一活女婴，胎盘娩出后阴道流出约 200mL 暗红色血液，检查胎盘缺失 2cm×2cm×2cm，助产士行宫腔探查，探出 1cm×1cm×1cm＋碎片状胎盘组织，胎膜娩出欠完整，感宫腔光滑，缝合伤口后送回产后留观室。总产程 22h，产妇分娩后精神疲惫。30min 后责任护士床旁按压产妇宫底，突然阴道流出约 600mL 暗红色血液，子宫软、轮廓不清；患者出现面色苍白、皮肤湿冷、脉搏细速、四肢无力等低血容量性休克表现，家属见状大声哭诉。护士需根据病情变化完成相应护理工作。

八、患者资料（表 5-91）

表 5-91　患者个人资料

姓名:李某	性别:女
年龄:30 岁	住院号:×××××
语言:普通话	教育程度:本科
身高:165cm　　体重:74kg	职业:职员
饮食习惯:饮食无特殊	社会经济背景:良好
既往史:2018 年在腹腔镜下行子宫肌瘤剔除术	现病史:G1P0,宫内孕 40 周,胎位 LOA,单活胎,腹痛 15h 伴阴道流液 2h
家族史:否认家族性疾病史	过敏史:无

九、设备及物品清单（表 5-92）

表 5-92　设备及物品清单

项目名称	具体信息
设备信息	①普通预防设备:速干手消毒剂、手套 ②关键设备:中心供氧装置或氧气筒、心电监护仪、胎心监护仪、电子秤
模拟人信息	SimMan 模拟人,女性装扮,右手系有手腕带
操作用物清单	心电监护用物、氧气吸入用物、胎心监护用物、静脉采血（合血）用物、静脉输液用物、肌内注射用物、静脉注射用物
药物清单	①复方氯化钠注射液 500mL ②缩宫素注射液 10U×2 支 ③麦角新碱 2mg ④卡贝缩宫素 100μg ⑤5% 葡萄糖注射液 500mL
文件清单	①患者信息卡 ②输液卡 ③注射卡 ④吸氧卡 ⑤瓶签贴 ⑥记录单 ⑦胎心监护单
医嘱单	①持续心电监护 ②氧气吸入,2L/min ③胎心监护 ④按摩子宫 ⑤急抽血查血常规、凝血功能、合血 ⑥复方氯化钠注射液 500mL＋缩宫素 20U 静脉输液 ⑦麦角新碱 2mg 肌内注射 ⑧5% 葡萄糖注射液 500mL 另一路静脉输液 ⑨卡贝缩宫素 100μg 静脉注射 ⑩记 24h 出入水量

项目名称	具体信息
重要实验室检查 结果或辅助检查资料	①产科彩色B超结果1份 ②血常规结果1份(按压宫底,阴道流血时)

十、情景状态流程图

产后出血患者的病情发展可参照图5-31的模式进行模拟,左侧方框为产后出血患者的情景状态流程,中间对应方框为该患者相应情景下学生应呈现的反应及实施要点,右侧方框为此情景状态下完成相应处置时间。

情景状态流程	实施要点	时间分配
初始状况: 【参数设置】 (直接送入产房,进行心电监护后显示) 　T:36.8℃ 　HR:88次/分 　R:20次/分 　BP:130/70mmHg 　SPO₂:98% 【模拟人反应】 　半卧位于产床、表情痛苦、情绪可控制 【可提供实验室检查结果】 　产科彩色B超:宫内单活胎、胎位LOA、双顶径92mm,头围33.62cm,腹围33.22cm,股骨长74mm,胎盘2级、附着于子宫后壁,羊水指数104mm	①确认患者身份 ②予以心电监护 ③实施氧气吸入 ④综合运用各种方法全面评估患者,系统收集病情资料并分析 ⑤治疗性沟通,询问孕产史、既往史及现病史,询问疼痛感受,予以产时宣教及鼓励 ⑥遵医嘱予以持续胎心监护	8min

情景状态流程	实施要点	时间分配
改变/事件(1):在会阴侧切下自然分娩一活女婴,胎盘娩出后,检查胎盘缺失2cm×2cm×2cm,助产士行宫腔探查,探出1cm×1cm×1cm碎片状胎盘组织,胎膜娩出欠完整 【参数设置】 　T:36.7℃ 　HR:96次/分 　R:20次/分 　BP:102/60mmHg 　SPO₂:98% 【模拟人反应】 　精神疲惫,阴道流出约200mL暗红色液,情绪紧张	①按摩子宫 ②观察病情,评估出血量(称重法) ③治疗性沟通:包括通知医生、汇报病情、获取医嘱(急抽血查血常规、凝血功能、合血、缩宫素静脉滴注、麦角新碱2mg肌内注射等) ④急抽血查血常规、凝血功能、合血 ⑤遵医嘱复方氯化钠注射液500mL+缩宫素20U快速静脉输液 ⑥遵医嘱麦角新碱2mg肌内注射 ⑦人文关怀:擦拭额头汗滴、清理产褥垫、情绪安抚	9min

情景状态流程	实施要点	时间分配
改变/事件(2)：送回产后留观室30min后，责任护士床旁按压宫底，子宫软、轮廓不清，出现休克表现 **【参数设置】** 　T：36.8℃ 　HR：110次/分 　R：24次/分 　BP：90/52mmHg 　SPO$_2$：95% **【模拟人反应】** 　阴道流出暗红色血液约600mL，脉搏细速、四肢无力，观察可见面色苍白、皮肤湿冷 **【可提供实验室检查结果】** 　血常规： 　WBC：4.2×10^9/L 　N：70.1% 　RBC：4.0×10^{12}/L 　HGB：100g/L 　PLT：105×10^9/L 　MCV：80.2fl **【干扰项】** 　家属见状，在患者床旁大声哭诉："这是怎么了？刚才出产房的时候还好好的，现在怎么就出血这么多？医生护士，你们一定要保证妈妈安全啊！"	①休克的病情观察要点：意识、面色、心率、血压、尿量、末梢循环及进展判断 ②加快输液速度 ③抗休克体位：中凹卧位（头及躯干抬高10°～15°，下肢抬高20°～30°） ④治疗性沟通：包括汇报病情、获取医嘱（静脉输液、卡贝缩宫素静脉注射） ⑤遵医嘱予5%葡萄糖注射液500mL另建一路静脉通路 ⑥遵医嘱卡贝缩宫素100μg静脉注射 ⑦记24h出入水量 ⑧解释性沟通：解释病情发展原因，处理情况，安抚家属及患者	8min

图 5-31　情景状态流程图

十一、导师笔记

1. 定义

产后出血是指在胎儿娩出后24h内，阴道分娩者出血量超过500mL或剖宫产者超过1000mL。

2. 病因

（1）子宫收缩乏力：产妇精神过度紧张、产程过长等。

（2）胎盘因素：胎盘滞留、胎盘植入、胎盘部分残留。

（3）软产道裂伤。

（4）凝血功能障碍：原发性血小板减少、白血病、重症肝炎、弥散性血管内凝血等。

3. 临床表现

（1）阴道流血量过多：不同原因所致产后出血的阴道流血特征会不同。

（2）失血性周围循环衰竭。

4. 出血量评估方法

称重法：失血量（mL）＝［胎儿娩出后所有敷料湿重（g）－胎儿娩出前所有敷料干重（g）］/1.05（血液比重g/mL）。此方法可较准确地评估出血量。

5. 治疗措施

（1）一般急救：卧床休息，取中凹卧位，保持呼吸道通畅并注意保暖。

（2）快速补充血容量：尽快建立有效的静脉输液通道，立即抽血做血型鉴定和交叉配血。

（3）积极止血：及时按摩子宫、应用宫缩剂、宫腔填塞、介入治疗、手术治疗。

6. 干扰项处理

本案例家属为干扰项，应针对家属及患者做好有效的解释沟通，取得理解与配合。

十二、复盘

预留大约 60min 时间，可围绕以下问题进行复盘。

（1）临床判断相关：该患者发生了什么？发生这种状况的主要原因是什么？如何评估产后出血量？你认为哪一个步骤是最关键的？该患者的护理诊断有哪些？诊断依据是什么？

（2）教学目标相关：你觉得在此病例模拟过程中哪些目标实现了？哪些目标没有实现？原因是什么？

（3）开放性问题：你对此次模拟教学活动体验感觉怎么样？你觉得你哪些方面做得比较好？如果再做一次，哪些方面会做得不一样？通过此次模拟，最有收获的是什么？

十三、学习行为评价

学习行为具体参照表 5-93 来进行评价。

表 5-93　学习行为评价表

行为类别	学习行为项目	完成		
		是	否	不完整
实施前阶段	①洗手、介绍自己			
	②确认患者身份			
实施阶段	①正确实施心电监护			
	②有效实施氧气吸入			
	③正确实施胎心监护			
	④正确收集资料，有效评估			
	⑤及时呼叫医生			
	⑥实施紧急处置			
	⑦及时按摩子宫			
	⑧正确实施静脉采血			
	⑨正确建立静脉通路			
	⑩正确实施肌内注射			
	⑪另建静脉通路			
	⑫正确使用缩宫剂			
	⑬有效安抚患者及家属			
团队合作	①任务分配合理			
	②指令清晰、职责明确			
	③闭环式沟通			
	④互相尊重、知识共享			

护士自我反思：

第五节　传染科护理学案例

案例一　病毒性肝炎患者的护理

病毒性肝炎是由多种肝病病毒引起的以肝脏损害为主的一组传染病。目前确定的肝炎病毒有甲型、乙型、丙型、丁型、戊型及庚型。各型病原不同，但临床表现基本相似，以疲乏、食欲减退、肝大、肝功能异常为主要表现，部分病例出现黄疸。慢性肝炎可发展为肝硬化和肝衰竭，严重者可因消化道出血、高蛋白饮食、感染、大量饮酒等引起肝性脑病。肝性脑病轻者临床表现仅为轻微智力损害，严重者可表现为意识障碍、行为失常和昏迷。肝性脑病的发病机制迄今尚未明确，目前仍以氨中毒学说为核心，一般认为是来自肠道、正常情况下能被肝有效代谢的毒性产物，未被肝解毒和清除便进入体循环，透过血脑屏障而至脑部，导致大脑功能紊乱。本情景模拟教学案例基于真实的临床情况，呈现的是一位乙型病毒性肝炎并发肝性脑病的患者，既往有乙肝病史。护士必须快速识别肝性脑病的临床表现，并通过团队间的有效合作，及时、有效地给予正确的救治及护理措施。

一、适用对象

入职三年以内护士。

二、模拟教学目标

1. 主要目标

（1）护士能识别病毒性肝炎的流行病学特点及临床表现。

（2）护士能识别肝性脑病的病因、临床表现及分期。

（3）护士能在肝性脑病不同阶段给予相应的护理措施。

（4）正确实施操作：氧气吸入、心电监护、静脉采血（合血）、静脉输液、保留灌肠、患者约束、肌内注射。

（5）展现职业素养和突发情况下的与患者、家属的沟通技巧。

2. 关键行为核查

（1）正确识别患者发生肝性脑病并呼叫医生。

（2）予以患者约束、防止跌倒/坠床，做好接触隔离。

（3）正确执行氧气吸入、心电监护、静脉采血（合血）、静脉输液、保留灌肠、肌内注射等操作。

（4）根据医嘱正确使用抗肝性脑病药物。

（5）针对干扰项进行患者及家属的有效沟通。

三、模拟教学流程及时间

（1）模拟情景场景布置：10min。

（2）模拟情景场所、仪器设备、物品介绍：10min。

（3）知识回顾：15min。

（4）提供案例信息，角色分工：10min。

（5）参与者准备：5min。

（6）模拟案例运行：22min。

（7）复盘：50min。

四、模拟教学前准备

已完成情景模拟的前期课程"内科护理学""传染病护理学""急危重症护理学""护理学基础"等相关知识及技能的教学。在案例运行前复习病毒性肝炎及肝性脑病知识及技能。以提问结合思维导图的形式复习肝性脑病的病因及临床表现，肝性脑病的护理措施。氧气吸入、心电监护、静脉采血（合血）、静脉输液、保留灌肠、患者约束、肌内注射等操作技能步骤要点。

五、模拟教学前介绍

（1）环境、设备、用物介绍：向护士介绍模拟情景场所，模拟相关设备及模拟人的功能，用物的放置位置、作用及替代方法。

（2）模拟概述介绍：介绍模拟案例相关信息主要包括患者信息、疾病状态和进一步的情景发展、角色分工、复盘及评价方式、时间安排。强调本次学习目标及关注重点。

（3）心理安全：向护士说明模拟的学习环境是安全的，使护士心理放松，并给予护士鼓励与肯定。

六、模拟情景及角色分工

（1）情景模拟场所：感染科病房。

（2）护士角色分工：护士A、护士B、护士C，观察病情及初步判断，执行医嘱，与家属及患者沟通；观察员，其他护士观察，记录3名情景模拟护士的表现。

（3）教师角色分工：患者家属（必要时提醒病情变化）、医生。

七、模拟案例概述

患者，男性，38岁，住院号×××××××。因反复恶心、呕吐、厌油半月，皮肤黄染加深1周，由门诊收治感染科病区。既往有乙肝病史20年。患者入院之后因病情重已下病危，予氧气吸入及心电监护。护士查房时发现患者神志淡漠，不能准确回答问题，查体不合作，认知力、计算力下降，家属见状情绪紧张。护士需根据病情变化完成相应护理工作。

八、患者资料（表5-94）

表5-94　患者个人资料

姓名:李某	性别:男
年龄:38岁	住院号:××××××
语言:普通话	教育程度:本科
身高:175cm　体重:85kg	职业:职员
饮食习惯:半月前大量饮酒	社会经济背景:良好
既往史:发现乙肝20年,1年前曾服用抗病毒药物恩替卡韦,服药半年后自行停药	现病史:反复恶心、呕吐、厌油半月,皮肤黄染加深1周
家族史:否认家族性疾病史	过敏史:无

九、设备及物品清单（表 5-95）

表 5-95　设备及物品清单

项目名称	具体信息
设备信息	①普通预防设备：速干手消毒剂、手套 ②关键设备：中心供氧装置或氧气筒、心电监护仪
模拟人信息	SimMan 模拟人，男性装扮，右手系有手腕带
操作用物清单	氧气吸入用物、心电监护用物、静脉采血用物、静脉输液用物、灌肠用物、约束用物、肌内注射用物
药物清单	①20％甘露醇注射液 250mL ②东莨菪碱注射液 5mg ③食醋 30mL ④0.9％氯化钠注射液 100mL
文件清单	①患者信息卡 ②输液卡 ③分类执行单 ④瓶签贴 ⑤吸氧卡 ⑥记录单
医嘱单	①病危 ②接触隔离 ③持续心电监护 ④氧气吸入，2L/min ⑤抽血查血常规、血氨、肝肾功能、凝血常规，合血 ⑥5％葡萄糖注射液 250mL＋门冬氨酸鸟氨酸 10g，缓慢静脉输液（已执行） ⑦复方氨基酸（15AA）250mL 静脉输液（已执行） ⑧20％甘露醇 125mL 快速静滴 ⑨0.9％氯化钠注射液 70mL＋食醋 30mL 保留灌肠 ⑩保护性约束 ⑪东莨菪碱注射液 5mg 肌内注射 ⑫禁食 ⑬记 24h 出入水量
重要实验室检查结果或辅助检查资料	①血常规、肝肾功能、血氨、凝血常规结果 2 份（入院时，发生神志改变时） ②乙肝两对半结果 ③头部 CT 结果

十、情景状态流程图

　　肝性脑病患者的病情发展可参照图 5-32 的模式进行模拟，左侧方框为肝性脑病患者的情景状态流程，中间对应方框为该患者相应情景下学生应呈现的反应及实施要点，右侧方框为此情景状态下完成相应处置时间。

情景状态流程	实施要点	时间分配
初始状况： **【参数设置】** 　T:36.6℃ 　HR:89 次/分 　R:20 次/分 　BP:135/79mmHg 　SPO_2:98% **【模拟人反应】** 　神志淡漠 **【可提供实验室检查结果】** 　①血常规 　PLT:$71×10^9$/L 　血氨:135.5μmol/L 　②肝功能 　AST:602.8U/L 　ALT:375.9U/L 　TBIL:222.9μmol/L 　③凝血常规 　PT:28.0s 　PTA:28% 　④乙肝两对半:HBeAg(＋)、HBVDNA(＋)	①确认患者身份 ②采取正确的防护措施 ③发现患者神志变化(临床分期) ④治疗性沟通:包括通知医生、汇报病情、获取医嘱(氧气吸入、心电监护、静脉采血) ⑤遵医嘱予以氧气吸入 2L/min ⑥遵医嘱予以心电监护 ⑦静脉采血查血常规、血氨、肝肾功能、凝血常规、合血等 ⑧保持大便通畅	8min

情景状态流程	实施要点	时间分配
改变/事件(1):患者神志模糊 **【模拟人反应】** 　患者应答不切题,定向力、计算力下降 **【可提供实验室检查结果】** 　①血常规 　PLT:$65×10^9$/L 　血氨:168.2μmol/L 　②肝功能 　AST:792.4U/L 　ALT:456.3U/L 　TBIL:268.5μmol/L 　③凝血常规:PT 36.6s,PTA 20% 　④头部 CT:提示脑水肿	①观察病情,及时发现神志改变,防止呛咳窒息 ②预防跌倒坠床,家属 24h 陪护,予以上床栏 ③20% 甘露醇 125mL 快速静脉输液 ④0.9% 氯化钠注射液 70mL＋食醋 30mL 保留灌肠 ⑤人文关怀:注意保护患者隐私	8min

情景状态流程	实施要点	时间分配
改变/事件(2):患者神志谵妄 【模拟人反应】 　患者开始躁动不安,胡言乱语,自行拆除心电监护、拒绝静脉输液 【干扰项】 　家属准备喂食患者午餐,为鱼汤,约500mL	①观察病情,及时发现神志改变,防止呛咳窒息 ②预防跌倒坠床,"三防三护"。"三防":防走失、防伤人、防自残。"三护":床档、约束带(家属签署知情同意后)、乒乓球手套(酌情) ③遵医嘱予以保护性约束(注意观察肢体末端血液循环) ④东莨菪碱注射液5mg肌内注射 ⑤禁食 ⑥记24h出入水量 ⑦解释性沟通:解释病情发展原因,处理情况,安抚家属及患者	6min

图 5-32　情景状态流程图

十一、导师笔记

1. 病毒性肝炎流行病学特点

(1) 传染源:主要是急、慢性期肝炎患者和隐性感染者。

(2) 传播途径:甲型肝炎、戊型肝炎主要经粪-口传播;乙型肝炎、丙型肝炎及丁型肝炎经体液血液传播,主要传播途径有血液、母婴、性生活传播。

(3) 易感人群:甲型肝炎抗 HAV 阴性者均易感,感染后免疫力持续终生;乙型病毒性肝炎 HBsAg 阴性者均易感,我国属于乙型肝炎高流行区,可通过接种乙肝疫苗后出现抗-HBs 获取免疫力;丙型病毒性肝炎各个年龄普遍易感,目前检测到的抗 HCV 并非保护性抗体;丁型病毒性肝炎人类普遍易感,目前未发现 HDV 保护性抗体;戊型病毒性肝炎感染后抗 HEV 多在短期内消失。

2. 病毒性肝炎的临床表现

(1) 急性肝炎:病程 2~4 个月,急性黄疸型肝炎和急性无黄疸型肝炎主要以消化道症状为主,如食欲减退、厌油、恶心、呕吐、腹胀等。

(2) 慢性肝炎:病程超过半年,根据病情轻重可分为轻度、中度及重度,反复出现消化道症状,肝功能持续异常,重度患者出现腹胀、蜘蛛痣、肝掌或肝脾大。

(3) 重型肝炎:肝衰竭患者黄疸迅速加深、出现出血倾向及腹水、中毒性鼓肠、精神-神经系统症状(肝性脑病)、肝肾综合征。

(4) 淤胆型肝炎:出现"三分离"特征,即黄疸深、但消化道症状轻,ALT 升高不明显;"梗阻性"特征,即在黄疸加深的同时,伴全身皮肤瘙痒,粪便颜色变浅或灰白色。

(5) 肝炎后肝硬化。

3. 肝性脑病诱因

肝性脑病最常见的诱发因素是感染(包括腹腔、肠道、尿路和呼吸道等感染,尤以腹腔感染最为重要)。其次是消化道出血、电解质和酸碱平衡紊乱、大量放腹水、高蛋白饮食、低血容量、利尿、腹泻、呕吐、便秘,以及使用苯二氮䓬类药物和麻醉药等。

227

4. 肝性脑病临床表现

（1）0期：没有能察觉的人格或行为变化，仅心理或智力测试时表现出轻微异常。

（2）1期：存在琐碎轻微临床征象，如轻微认知障碍，注意力弱，睡眠障碍，欣快或抑郁，扑翼样震颤可引出。

（3）2期：明显的行为和性格变化；嗜睡或冷漠，轻微时间定向力、计算力下降，言语不清，扑翼样震颤容易引出。

（4）3期：明显定向力障碍，行为异常，半昏迷到昏迷，有应答，扑翼样震颤通常无法引出，肌张力增高、腱反射亢进。

（5）4期：昏迷，对言语和外界刺激无反应，肌张力增高或中枢神经系统阳性体征。

5. 治疗措施

（1）一般治疗和支持疗法：卧床休息，保持内环境平衡，保持大便通畅，减少肠内氨源性毒物的生成和吸收，促进体内氨的代谢。

（2）护肝药物、抗病毒药物治疗。

（3）积极进行人工肝治疗。

（4）积极治疗并发症：出血防治、肝性脑病防治、继发感染防治、肝肾功能防治。

（5）中医中药、肝移植、干细胞治疗。

6. 干扰项处理

本案例家属为干扰项，应针对家属及患者做好有效的解释沟通，做好健康宣教，取得理解与配合。

十二、复盘

预留大约 50min 时间，可围绕以下问题进行复盘。

（1）临床判断相关：病毒性肝炎病原学监测的意义有哪些？该患者发生了什么？发生这种状况的原因是什么？如何识别患者神志发生了变化？这是属于肝性脑病临床表现第几期？你认为哪一个步骤是最关键的？肝性脑病患者灌肠溶液该怎么选择？该患者的护理诊断有哪些？诊断依据是什么？

（2）教学目标相关：你觉得在此病例模拟过程中哪些目标实现了？哪些目标没有实现？原因是什么？

（3）开放性问题：你对此次模拟教学活动体验感觉怎么样？你觉得你哪些方面做得比较好？如果再做一次，哪些方面会做得不一样？通过此次模拟，最有收获的是什么？

十三、学习行为评价

学习行为具体参照表 5-96 来进行评价。

表 5-96　学习行为评价表

行为类别	学习行为项目	完成		
		是	否	不完整
实施前阶段	①洗手、介绍自己			
	②确认患者身份			
	③采取正确的防护措施			

续表

行为类别	学习行为项目	完成		
		是	否	不完整
实施阶段	①正确收集资料,有效评估			
	②有效实施氧气吸入			
	③正确实施心电监护			
	④正确实施静脉采血			
	⑤正确建立静脉通路			
	⑥正确实施保留灌肠			
	⑦及时呼叫医生			
	⑧实施紧急处置			
	⑨及时正确地约束患者			
	⑩正确实施肌内注射			
	⑪正确使用抗肝性脑病药物			
	⑫有效安抚患者及家属			
团队合作	①任务分配合理			
	②指令清晰、职责明确			
	③闭环式沟通			
	④互相尊重、知识共享			

护士自我反思:

案例二　中毒型细菌性痢疾患儿的护理

细菌性痢疾简称菌痢，是由志贺菌属引起的一种肠道传染病，又称志贺菌病。是全球范围内引起人类腹泻的主要病因之一，是欠发达国家及发展中国家儿童感染性腹泻致死的主要病种。菌痢是《中华人民共和国传染病防治法》规定的乙类传染病。急性菌痢根据毒血症及临床症状严重程度可分为轻型、中型、重型和中毒型。而中毒型细菌性痢疾则是细菌性痢疾的危重型，起病急骤，表现为突发高热、反复惊厥、嗜睡、迅速发生休克及昏迷，病死率高。本情景模拟教学案例基于真实的临床情况，呈现的是一位中毒型细菌性痢疾并发感染性休克的患儿。护士必须快速识别感染性休克的临床表现，并通过团队间的有效合作，及时、有效地给予正确的救治及护理措施。

一、适用对象

一年以内新入职护士。

二、模拟教学目标

1. 主要目标

（1）护士能识别中毒型细菌性痢疾的病因和临床表现。

（2）护士能区分中毒型细菌性痢疾的分型。

（3）护士能识别患儿的休克类型。

（4）护士能采取患儿发生休克型中毒型菌痢时的紧急处置措施。

（5）正确实施操作：心电监护、皮内注射、肌内注射、氧气吸入、静脉输液、静脉采血（合血）、静脉输血。

（6）展现职业素养和突发情况下与患儿、家属的沟通技巧。

2. 关键行为核查

（1）做好自身防护。

（2）摆放合适体位并呼叫医生。

（3）迅速建立静脉通路并快速补液。

（4）予以实施心电监护、氧气吸入、静脉采血（合血）、静脉输血。

（5）针对干扰项进行患儿及家属的有效沟通。

三、模拟教学流程及时间

（1）模拟情景场景布置：10min。

（2）模拟情景场所、仪器设备、物品介绍：10min。

（3）知识回顾：15min。

（4）提供案例信息，角色分工：10min。

（5）参与者准备：5min。

（6）模拟案例运行：24min。

（7）复盘：60min。

四、模拟教学前准备

已完成情景模拟的前期课程"儿科护理学""内科护理学""护理学基础"等相关知识及技能的教学。在案例运行前复习中毒型细菌性痢疾相关知识及技能。以提问结合思维导图的形式复习中毒型细菌性痢疾的病因及临床表现，感染性休克的紧急救护措施。复习心电监护、皮内注射、肌内注射、氧气吸入、静脉输液、静脉采血（合血）、静脉输血等操作技能步骤要点。

五、模拟教学前介绍

（1）环境、设备、用物介绍：向护士介绍模拟情景场所，模拟相关设备及模拟人的功能，用物的放置位置、作用及替代方法。

（2）模拟概述介绍：介绍模拟案例相关信息主要包括患者信息、疾病状态和进一步的情景发展、角色分工、复盘及评价方式、时间安排。强调本次学习目标及关注重点。

（3）心理安全：向护士说明模拟的学习环境是安全的，使护士心理放松，并给予护士鼓励与肯定。

六、模拟情景及角色分工

（1）情景模拟场所：儿科病房。

（2）护士角色分工：护士 A、护士 B、护士 C，观察病情及初步判断，执行医嘱，与家属及患者沟通；观察员，其他护士观察，记录 3 名情景模拟护士的表现。

（3）教师角色分工：患者家属（必要时提醒病情变化）、医生。

七、模拟案例概述

患儿，男，5 岁，住院号×××××。因高热 2h 急诊入院。体查示 T 39.2℃，HR 126 次/分，R 32 次/分，BP 96/65mmHg，SPO_2 98%。患儿入院当天下午出现黏液脓血便，粪便培养发现痢疾杆菌。护士查房时发现患儿四肢冷，指甲发白，脉搏细速、四肢无力，HR 139 次/分，BP 84/62mmHg。2h 后发现心电监护仪报警，体温再次上升，血压下降，家属见状不知所措。护士需根据病情变化完成相应护理工作。

八、患儿资料（表 5-97)

表 5-97　患儿个人资料

姓名:王某	性别:男
年龄:5 岁	住院号:××××××
语言:普通话	教育程度:学前班
身高:102cm　　体重:23kg	职业:学龄前儿童
饮食习惯:饮食无特殊	社会经济背景:一般
既往史:无	现病史:高热 2h
接种史:疫苗均已按时接种	过敏史:无
家族史:否认家族性疾病史	

九、设备及物品清单 (表 5-98)

表 5-98　设备及物品清单

项目名称	具体信息
设备信息	①普通预防设备:速干手消毒剂、手套 ②特殊预防设备:隔离衣 ③关键设备:中心供氧装置或氧气筒、心电监护仪
模拟人信息	SimMan 模拟人,男性装扮,右手系有手腕带
操作用物清单	心电监护用物、皮内注射用物、肌内注射用物、氧气吸入用物、静脉输液用物、静脉采血(合血)用物、静脉输血用物
药物清单	①复方氨基比林注射液 2mL ②头孢噻肟钠 1.0g×2 支 ③0.9%氯化钠注射液 10mL/支 ④0.9%氯化钠注射液 100mL 2 瓶 ⑤0.9%氯化钠注射液 250mL ⑥悬浮红细胞 A 型血 1U
文件清单	①患者信息卡 ②输液卡 ③瓶签贴 ④检验申请单 ⑤采血条码 ⑥执行单 ⑦输血知情同意书 ⑧临床输血报告单 ⑨护理记录单 ⑩吸氧卡
医嘱单	①复方氨林巴比妥注射液 2mL 肌内注射 ②心电监护及测量体温 ③接触隔离 ④头孢噻肟钠皮试 ⑤0.9%氯化钠注射液 250mL 静脉输液 ⑥急抽血查血常规、合血 ⑦氧气吸入,1L/min ⑧输悬浮红细胞 A 型血 1U,0.9%氯化钠注射液 100mL 冲管 ⑨0.9%氯化钠注射液 100mL+头孢噻肟钠 0.5g,另一路静脉输液 ⑩大便培养(已执行) ⑪记 24h 出入水量
重要实验室检查结果或辅助检查资料	①检验结果 1 份 ②大便隐血试验结果

十、情景状态流程图

中毒型细菌性痢疾患儿的病情发展可参照图 5-33 的模式进行模拟,左侧方框为中毒型细菌性痢疾患儿的情景状态流程,中间对应方框为该患者相应情景下学生应呈现的反应及实施要点,右侧方框为此情景状态下完成相应处置时间。

情景状态流程	实施要点	时间分配
初始状况： 【情景设置】 　角落备有3件隔离衣，若学生准备穿隔离衣时给予提示卡：已穿好隔离衣 【参数设置】 　(在进行心电监护后显示) 　T:39.2℃ 　HR:126次/分 　R:32次/分 　BP:96/65mmHg 　SPO_2:98% 【模拟人反应】 　安静卧床、呼吸急促，情绪尚稳定 【检验结果】 　大便培养发现痢疾杆菌 【提示卡】 　头孢噻肟钠皮内注射阴性(查看皮试结果后出示)	①确认患儿身份 ②接触患儿前戴手套 ③综合运用各种方法全面评估患儿，系统收集病情资料并分析 ④治疗性沟通，询问发病经过及既往史，予以入院宣教 ⑤通知医生、汇报病情、获取医嘱(心电监护、头孢噻肟钠皮试、复方氨林巴比妥注射液肌内注射) ⑥遵医嘱予以心电监护 ⑦遵医嘱头孢噻肟钠皮内注射 ⑧遵医嘱复方氨林巴比妥注射液2mL肌内注射	8min

情景状态流程	实施要点	时间分配
改变/事件(1)：1h后发现患儿四肢冷、指甲发白、脉搏细速、四肢无力 【参数设置】 　T:37.9℃ 　HR:139次/分 　R:32次/分 　BP:84/62mmHg 　SPO_2:98% 【模拟人反应】 　主诉四肢冷，情绪紧张	①体位摆放：去枕平卧，头偏一侧 ②治疗性沟通：包括通知医生、汇报病情、获取医嘱(氧气吸入、静脉输液、静脉抽血) ③遵医嘱予以氧气吸入1L/min ④遵医嘱予0.9%氯化钠注射液100mL+头孢噻肟钠0.5g，另一路静脉输液 ⑤急抽血查血常规、合血 ⑥人文关怀：情绪安抚	8min

情景状态流程	实施要点	时间分配
改变/事件(2)：2h后发现心电监护仪报警，体温再次上升，血压下降，家属见状不知所措 【参数设置】 　T:38.7℃ 　HR:76次/分 　R:20次/分 　BP:80/48mmHg 　SPO_2:95% 【模拟人反应】 　身体滚烫、脉搏细速、四肢无力，观察可见面色苍白、皮肤湿冷 【可提供实验室检查结果】 　①血常规 　WBC:$13.2×10^9$/L 　RBC:$3.0×10^{12}$/L 　PLT:$105×10^9$/L 　②交叉配血结果 　ABO血型:A型 　RH(D)血型:阳性 【干扰项】 　家属情绪崩溃，不知所措	①休克的病情观察要点：意识、面色、心率、血压、尿量、末梢循环及进展判断 ②加快输液速度 ③治疗性沟通，包括汇报病情、获取医嘱(静脉输液、输悬浮红细胞) ④遵医嘱予以0.9%氯化钠注射液250mL另建一路静脉输液 ⑤输悬浮红细胞A型血1U,0.9%氯化钠注射液100mL冲管 ⑥记24h出入水量 ⑦解释性沟通：解释病情发展原因，处理情况，安抚家属及患者	8min

图5-33　情景状态流程图

十一、导师笔记

1. 病原及流行病学

本病的病原体为痢疾杆菌，属肠杆菌的志贺菌属。志贺菌属分为痢疾志贺菌、福氏志贺菌、鲍氏志贺菌、宋内志贺菌，我国以福氏志贺菌感染多见。急性慢性痢疾患者及带菌者是主要传染源，主要通过粪-口途径传播。一般流行于夏秋季，多见于 2～7 岁体格健壮的儿童。

2. 临床表现

（1）高热，有严重的全身毒血症状。

（2）肠道症状较轻。

（3）精神萎靡、频发惊厥，迅速发生循环和（或）呼吸衰竭。

3. 治疗措施

（1）降温止惊：可采用物理、药物、亚冬眠疗法。

（2）控制感染：通常选用两种痢疾杆菌敏感的抗生素进行静脉滴注，如阿米卡星、第三代头孢菌素。

（3）抗休克治疗：扩充血容量，纠正酸中毒，维持水电解质平衡；在充分扩容的基础上应用血管活性物质；可及早应用糖皮质激素。

（4）防治脑水肿和呼吸衰竭：保持呼吸道通畅，吸氧。首选 20％甘露醇降低颅内压，可短期静脉滴注地塞米松。若出现呼吸衰竭应及早使用呼吸机。

4. 干扰项处理

本案例家属为干扰项，应针对家属及患者做好有效的解释沟通，取得理解与配合。

十二、复盘

预留大约 60min 时间，可围绕以下问题进行复盘。

（1）临床判断相关：该患者发生了什么？发生这种状况的原因是什么？这是属于哪种类型的休克？与其他类型的休克有何不同？你认为哪一个步骤是最关键的？该患者的护理诊断有哪些？诊断依据是什么？

（2）教学目标相关：你觉得在此病例模拟过程中哪些目标实现了？哪些目标没有实现？原因是什么？

（3）开放性问题：你对此次模拟教学活动体验感觉怎么样？你觉得你哪些方面做得比较好？如果再做一次，哪些方面会做得不一样？通过此次模拟，最有收获的是什么？

十三、学习行为评价

学习行为具体参照表 5-99 来进行评价。

表 5-99　学习行为评价表

行为类别	学习行为项目	完成		
		是	否	不完整
实施前阶段	①洗手、介绍自己			
	②确认患者身份			

行为类别	学习行为项目	完 成		
		是	否	不完整
实施阶段	①做好自我防护			
	②正确实施心电监护			
	③正确肌注降温药物			
	④正确进行皮内注射			
	⑤进行静脉输液			
	⑥实施紧急处置			
	⑦有效实施吸氧			
	⑧正确实施静脉采血			
	⑨另建静脉通路			
	⑩正确实施输血			
	⑪有效安抚患者及家属			
团队合作	①任务分配合理			
	②指令清晰、职责明确			
	③闭环式沟通			
	④互相尊重、知识共享			

护士自我反思：

案例三　伤寒患者的护理

伤寒是由伤寒沙门菌引起的急性全身性细菌性传染病，主要通过消化道传播。临床特征有持续发热、相对缓脉、神经系统与消化道中毒症状，肝脾大、玫瑰疹及白细胞减少等。主要的严重并发症为肠出血、肠穿孔。饮食不当、腹泻等易诱发肠出血。大量出血时热度骤降、脉搏细速，体温与脉搏呈现交叉现象，并有头晕、烦躁、面色苍白、四肢厥冷、血压下降、尿量减少等休克症状。本情景模拟教学案例基于真实的临床情况，呈现的是一位伤寒并发肠出血的患者。护士必须快速识别伤寒并发肠出血的情况，并通过团队间的有效合作，及时、有效地采取隔离措施、给予正确的救治及护理措施。

一、适用对象

一年以内新入职护士。

二、模拟教学目标

1. 主要目标

（1）护士能识别伤寒的病因和临床表现。

（2）护士能识别伤寒并发肠出血休克的临床表现。

（3）护士能采取伤寒并发肠出血休克的紧急处置措施及隔离措施。

（4）正确实施操作：穿脱隔离衣、生命体征测量、冰敷、静脉输液、心电监护、静脉采血、氧气吸入、静脉注射等。

（5）展现职业素养和突发情况下的与患者、家属的沟通技巧。

2. 关键行为核查表

（1）正确穿脱隔离衣。

（2）正确使用冰袋、冰帽。

（3）摆放合适体位并呼叫医生，迅速建立静脉通路并快速补液。

（4）予以实施心电监护及氧气吸入。

（5）针对干扰项进行患者及家属的有效沟通。

三、模拟教学流程及时间

（1）模拟情景场景布置：10min。

（2）模拟情景场所、仪器设备、物品介绍：10min。

（3）知识回顾：15min。

（4）提供案例信息，角色分工：10min。

（5）参与者准备：5min。

（6）模拟案例运行：28min。

（7）复盘：60min。

四、模拟教学前准备

已完成情景模拟的前期课程"内科护理学""传染病护理学""急危重症护理学""护理学基础"相关知识及技能的教学。在案例运行前复习伤寒并发肠出血相关知识及技能。以提问结合思维导图的形式复习伤寒的病因及临床表现，肠出血的紧急救护措施。复习穿脱隔离衣、生命体征测量、冰敷、静脉输液、心电监护、静脉采血、氧气吸入及静脉注射等操作技能步骤要点。

五、模拟教学前介绍

（1）环境、设备、用物介绍：向护士介绍模拟情景场所，模拟相关设备及模拟人的功能，用物的放置位置、作用及替代方法。

（2）模拟概述介绍：介绍模拟案例相关信息主要包括患者信息、疾病状态和进一步的情景发展、角色分工、复盘及评价方式、时间安排。强调本次学习目标及关注重点。

（3）心理安全：向护士说明模拟的学习环境是安全的，使护士心理放松，并给予护士鼓励与肯定。

六、模拟情景及角色分工

（1）情景模拟场所：感染科病房。

（2）护士角色分工：护士 A、护士 B、护士 C，观察病情及初步判断，执行医嘱，与家属及患者沟通；观察员，其他护士观察，记录 3 名情景模拟护士的表现。

（3）教师角色分工：患者家属（必要时提醒病情变化）、医生。

七、模拟案例概述

患者，男性，32 岁，住院号×××××××。10 天前出现低热，乏力，以后体温逐日上升，近 1 周体温持续在 39～39.5℃水平，伴有明显腹胀、食欲不振，8 月 26 日门诊以伤寒收治感染科病区住院治疗。患者用力排便后出现面色苍白、头晕、体温突然下降、呼吸急促、脉搏细速等休克现象，家属见状万分焦急。护士需根据病情变化完成相应护理工作。

八、患者资料（表 5-100）

表 5-100　患者个人资料

姓名:赵某	性别:男
年龄:32 岁	住院号:××××××
语言:普通话	教育程度:高中
身高:170cm　　体重:60kg	职业:农民
饮食习惯:饮食无特殊	社会经济背景:一般
既往史:无	现病史:10 天前出现低热,乏力,以后体温逐日上升,近 1 周体温持续在 39～39.5℃水平,伴有明显腹胀、食欲不振,前胸部可见 3 个淡红色小斑丘疹,直径 2～4mm,压之褪色
家族史:否认家族性疾病史	过敏史:无

九、设备及物品清单（表 5-101）

表 5-101　设备及物品清单

项目名称	具体信息
设备信息	①普通预防设备：速干手消毒剂、手套、口罩、一次性医用帽 ②关键设备：隔离衣、心电监护仪、中心供氧装置或氧气筒
模拟人信息	SimMan 模拟人，男性装扮，右手系有手腕带
操作用物清单	穿脱隔离衣用物、生命体征测量用物、冰敷用物、静脉输液用物、心电监护用物、静脉采血用物、氧气吸入用物、静脉注射用物
药物清单	①左氧氟沙星氯化钠注射液 100mL ②复方氯化钠注射液 500mL ③0.9％氯化钠注射液 10mL ④聚明胶肽注射液 500mL ⑤蛇毒血凝酶 2U
文件清单	①患者信息卡 ②输液卡 ③分类执行单 ④瓶签贴 ⑤吸氧卡 ⑥记录单
医嘱单	①接触隔离 ②生命体征测量 ③冰敷 ④左氧氟沙星氯化钠注射液 100mL 静脉输液 ⑤复方氯化钠注射液 500mL 静脉输液 ⑥持续心电监护 ⑦抽血查血常规，合血 ⑧氧气吸入，2L/min ⑨聚明胶肽注射液 500mL 静脉输液 ⑩0.9％氯化钠注射液 10mL＋蛇毒血凝酶 2U，静脉注射 ⑪禁食 ⑫查大便常规 ⑬记 24h 出入水量
重要实验室检查结果或辅助检查资料	①血常规结果 2 份（门诊时和第一次呕血时） ②大便隐血试验结果

十、情景状态流程图

伤寒并发肠出血患者的病情发展可参照图 5-34 的模式进行模拟，左侧方框为伤寒并发肠出血患者的情景状态流程，中间对应方框为该患者相应情景下学生应呈现的反应及实施要点，右侧方框为此情景状态下完成相应处置时间。

情景状态流程	实施要点	时间分配
初始状况： 【参数设置】 　（在进行生命体征测量后显示） 　T:39.6℃ 　HR:80 次/分 　R:20 次/分 　BP:110/70mmHg 　SPO$_2$:98% 【模拟人反应】 　安静卧床、情绪稳定 【可提供实验室检查结果】 　WBC:4.8×10^9/L 　N:50% 　LYM%:48% 　ALT:100U/L 　抗-HBs(+) 　肥达反应 O 凝集反应:1∶160 　H 抗原凝集效价:1∶160	①采取正确的防护措施(穿隔离衣) ②确认患者身份 ③予以生命体征测量 ④综合运用各种方法全面评估患者,系统收集病情资料并分析 ⑤治疗性沟通:询问发病经过及既往史,询问实验室检查结果,予以入院宣教 ⑥遵医嘱予以冰敷 ⑦遵医嘱予左氧氟沙星氯化钠注射液100mL 静脉输液	10min

情景状态流程	实施要点	时间分配
改变/事件(1):患者用力排便后出现头晕及少量便血 【参数设置】 　T:36.8℃ 　HR:95 次/分 　R:22 次/分 　BP:102/60mmHg 　SPO$_2$:98% 【模拟人反应】 　诉头晕,口渴,情绪紧张	①观察病情,嘱患者绝对卧床休息 ②治疗性沟通:包括通知医生、汇报病情、获取医嘱(心电监护、静脉采血、绝对卧床休息等) ③遵医嘱予复方氯化钠注射液 500mL 静脉输液(已有静脉通路) ④遵医嘱予以心电监护 ⑤遵医嘱抽血查血常规、合血 ⑥查大便常规和大便隐血试验 ⑦人文关怀:情绪安抚	8min

情景状态流程	实施要点	时间分配
改变/事件(2):10min 后患者大量便血、面色苍白、嘴唇甲床发绀,皮肤湿冷,脉搏细速 【参数设置】 　T:36.8℃ 　HR:126 次/分 　R:26 次/分 　BP:72/47mmHg 　SPO$_2$:91% 【模拟人反应】 　脉搏细速、四肢无力,观察可见面色苍白、皮肤湿冷 【可提供实验室检查结果】 　①血常规 　WBC:4.2×10^9/L 　N:70.1% 　LYM%:29.1% 　RBC:3.5×10^{12}/L 　HGB:112g/L 　PLT:105×10^9/L 　MCV:80.2fl 　②大便常规:黑色,潜血阳性 【干扰项】 　家属见状十分焦急,不断询问护士病情情况	①抗休克体位:中凹卧位 ②休克的病情观察要点:意识、面色、心率、血压、尿量、末梢循环及进展判断 ③治疗性沟通:包括汇报病情、获取医嘱(氧气吸入、静脉输液、静脉注射) ④遵医嘱予以氧气吸入 ⑤加快输液速度 ⑥遵医嘱聚明胶肽注射液 500mL 另建一路静脉通路 ⑦0.9%氯化钠注射液 10mL＋蛇毒血凝酶 2U 静脉注射 ⑧记 24h 出入水量 ⑨解释性沟通:解释病情发展原因,处理情况,安抚家属及患者 ⑩正确脱隔离衣	10min

图 5-34　情景状态流程图

十一、导师笔记

1. 病因

（1）伤寒是由伤寒沙门菌引起的急性肠道传染病。

（2）并发症的诱因：常见诱因包括病程中过早、过多下床活动或随意用力起床、过量饮食、饮食中含固体及纤维渣滓较多、用力排便时、腹胀、腹泻、治疗性灌肠或用药不当等。

2. 临床表现

（1）持续发热。

（2）表情淡漠。

（3）相对缓脉。

（4）玫瑰疹。

（5）肝脾大和白细胞减少。

3. 治疗措施

（1）病原治疗：①第三代喹诺酮类药物，是目前治疗伤寒的首选药物，常用药物有诺氟沙星、氧氟沙星、环丙沙星、左旋氧氟沙星等。②第三代头孢菌素，第三代头孢菌素在体外有强大的抗伤寒杆菌作用，临床应用效果良好。可选用头孢他啶、头孢曲松等。

（2）对症治疗。

（3）慢性带菌者治疗。

（4）并发症治疗：①肠出血。禁食，绝对卧床休息，注射镇静药及止血药。大出血者酌情多次输新鲜血，注意水、电解质平衡。大出血经内科积极治疗无效时，可考虑手术处理。②肠穿孔。禁食，胃肠减压，加用对肠道菌敏感的抗菌药物，以加强腹膜炎的控制，视患者具体情况，尽快手术治疗。

4. 干扰项处理

本案例家属为干扰项，应针对家属及患者做好有效的解释沟通，取得理解与配合。

十二、复盘

预留大约 60min 时间，可围绕以下问题进行复盘。

（1）临床判断相关：该患者发生了什么？发生这种状况的原因是什么？你认为哪一个步骤是最关键的？该患者的护理诊断有哪些？诊断依据是什么？

（2）教学目标相关：你觉得在此病例模拟过程中哪些目标实现了？哪些目标没有实现？原因是什么？

（3）开放性问题：你对此次模拟教学活动体验感觉怎么样？你觉得你哪些方面做得比较好？如果再做一次，哪些方面会做得不一样？通过此次模拟，最有收获的是什么？

十三、学习行为评价

学习行为具体参照表 5-102 来进行评价。

表 5-102　学习行为评价表

行为类别	学习行为项目	完　成		
		是	否	不完整
实施前阶段	①洗手、介绍自己			
	②确认患者身份			
	③采取恰当的防护措施			
实施阶段	①正确实施生命体征测量			
	②正确收集资料,有效评估			
	③正确使用冰袋			
	④正确建立静脉通路			
	⑤及时呼叫医生			
	⑥实施紧急处置			
	⑦正确实施心电监护			
	⑧正确实施静脉采血			
	⑨有效实施氧气吸入			
	⑩另建静脉通路,快速补液			
	⑪正确应用止血药物			
	⑫有效安抚患者及家属			
团队合作	①任务分配合理			
	②指令清晰、职责明确			
	③闭环式沟通			
	④互相尊重、知识共享			

护士自我反思:

第六节　急危重症护理学案例

案例一　急性呼吸窘迫综合征患者的护理

急性呼吸窘迫综合征（ARDS）是指由各种肺内和肺外致病因素所致的急性弥漫性、炎症性肺损伤引起的急性呼吸衰竭。临床上以呼吸窘迫、顽固性低氧血症和呼吸衰竭为特征，肺部影像学表现为非均一性、渗出性病变。本情景模拟教学案例基于真实的临床情况，呈现的是一位慢性阻塞性肺疾病（COPD）继发感染并发急性呼吸窘迫综合征的患者，既往有糖尿病。护士必须快速识别急性呼吸窘迫综合征，并通过团队间的有效合作，及时、有效地给予正确的救治及护理措施。

一、适用对象

一年以内新入职护士。

二、模拟教学目标

1. 主要目标

（1）护士能识别急性呼吸窘迫综合征的病因。

（2）护士能识别急性呼吸窘迫综合征的临床表现。

（3）护士能采取急性呼吸窘迫综合征的紧急处置措施。

（4）正确实施操作：心电监护、氧气吸入、静脉采血、留置导尿、动脉采血、注射泵的使用、口腔护理、鼻饲、血糖监测。

（5）展现职业素养和突发情况下的与患者、家属的沟通技巧。

2. 关键行为核查

（1）摆放合适体位，予以生命体征测量。

（2）予以氧气吸入、心电监护、静脉采血及动脉采血、血糖监测。

（3）留置导尿时注意保护患者隐私。

（4）使用静脉注射泵进行静脉输液。

（5）根据患者病情选择合适的口腔护理液。

（6）为昏迷患者留置胃管并进行鼻饲。

三、模拟教学流程及时间

（1）模拟情景场景布置：10min。

（2）模拟情景场所、仪器设备、物品介绍：10min。

（3）知识回顾：15min。

（4）提供案例信息，角色分工：10min。

（5）参与者准备：5min。

（6）模拟案例运行：28min。

（7）复盘：60min。

四、模拟教学前准备

已完成情景模拟的前期课程"内科护理学""急危重症护理学""护理学基础"等相关知识及技能的教学。在案例运行前复习急性呼吸窘迫综合征的相关知识及技能。以思维导图形式复习急性呼吸窘迫综合征的病因及临床表现，急性呼吸窘迫综合征的紧急救护措施。复习心电监护、氧气吸入、静脉采血、留置导尿、动脉采血、注射泵的使用、口腔护理及鼻饲、血糖监测等操作技能步骤要点。

五、模拟教学前介绍

（1）环境、设备、用物介绍：向护士介绍模拟情景场所，模拟相关设备及模拟人的功能，用物的放置位置、作用及替代方法。

（2）模拟概述介绍：介绍模拟案例相关信息主要包括患者信息、疾病状态和进一步的情景发展、角色分工、复盘及评价方式、时间安排。强调本次学习目标及关注重点。

（3）心理安全：向护士说明模拟的学习环境是安全的，使护士心理放松，并给予护士鼓励与肯定。

六、模拟情景及角色分工

（1）情景模拟场所：呼吸内科病房、重症监护室。

（2）护士角色分工：护士 A、护士 B、护士 C，观察病情及初步判断，执行医嘱，与家属及患者沟通；观察员，其他护士观察，记录 3 名情景模拟护士的表现。

（3）教师角色分工：医生。

七、模拟案例概述

患者，男性，86 岁，住院号×××××××。反复咳嗽、咳痰 20 余年，因淋雨后出现胸闷气促再发伴加重 3 天入院，入住呼吸内科。入科生命体征测量为，T 37.8℃、HR 85 次/分、R 28 次/分、BP 123/75mmHg、SPO$_2$ 91%。患者痰液较黏稠，自主排痰能力较差。入院后 1 天患者突发意识障碍，血氧饱和度下降，经提高氧浓度后无改善，床旁动脉血气分析示 PO$_2$ 85mmHg（FiO$_2$ 45%）、PCO$_2$ 30mmHg、pH 7.52。X 线显示双侧肺部有浸润，初步诊断为急性呼吸窘迫综合征，麻醉科紧急气管插管后转入 ICU。护士需根据病情变化完成相应护理工作。

八、患者资料（表 5-103）

表 5-103　患者个人资料

姓名:刘飞	性别:男
年龄:86 岁	住院号:××××××
语言:普通话	教育程度:小学
身高:173cm　　体重:53kg	职业:农民
饮食习惯:饮食无特殊	社会经济背景:一般
既往史:COPD 20 余年,糖尿病 10 余年,未规律监测血糖及服用降糖药物,右侧鼻腔手术史	现病史:淋雨后胸闷气促再发伴加重 3 天
家族史:否认家族性疾病史	过敏史:无

九、设备及物品清单（表 5-104）

表 5-104　设备及物品清单

项目名称	具体信息
设备信息	①普通预防设备：速干手消毒剂、手套 ②关键设备：中心供氧装置或氧气筒、心电监护仪、静脉注射泵
模拟人信息	SimMan 模拟人，男性装扮，右手系有手腕带
操作用物清单	心电监护用物、氧气吸入用物、静脉采血用物、留置导尿用物、动脉采血用物、注射泵使用用物、鼻饲用物、气管插管口腔护理用物、血糖监测用物
药物清单	①0.9％氯化钠溶液 50mL ②西维来司他钠 0.3g ③0.9％氯化钠溶液 1 支/10mL ④口腔护理液：康复新液 ⑤肠内营养混悬液 200mL
文件清单	①患者信息卡 ②执行单 ③吸氧卡 ④输液卡 ⑤瓶签贴 ⑥记录单
医嘱单	①氧气吸入，2L/min ②抽血查血常规、电解质、肝肾功能及凝血功能 ③床旁紧急 X 线检查（已执行） ④经口气管插管（已执行） ⑤呼吸机辅助呼吸（已执行） ⑥持续心电监护 ⑦动脉血气分析 ⑧0.9％氯化钠溶液 50mL＋西维来司他钠 0.3g,持续微量泵泵入（4mL/h） ⑨留置导尿 ⑩血糖测定 Q4h ⑪记 24h 出入水量 ⑫留置胃管，鼻饲 ⑬口腔护理
重要实验室检查结果或辅助检查资料	X 线检查结果 1 份

十、情景状态流程图

急性呼吸窘迫综合征的病情发展可参照图 5-35 的模式进行模拟，左侧方框为急性呼吸窘迫综合征患者的情景状态流程及提示卡，中间对应方框为该患者相应情景下学生应呈现的反应及实施要点，右侧方框为此情景状态下完成相应处置时间。

情景状态流程	实施要点	时间分配
初始状况： 【参数设置】 　（在进行心电监护后显示） 　T:37.8℃ 　HR:85 次/分 　R:28 次/分 　BP:123/75mmHg 　SPO$_2$:91% 【模拟人反应】 　意识清楚,配合操作,呼吸困难,气促 【辅助检查结果】 　X 线检查:双侧肺浸润	①确认患者身份 ②综合运用各种方法全面评估患者,系统收集病情资料并分析 ③治疗性沟通:询问发病经过及既往史,予以入院宣教 ④通知医生、汇报病情、获取医嘱(心电监护、氧气吸入、静脉抽血) ⑤遵医嘱予以心电监护遵医嘱予以氧气吸入 2L/min ⑥遵医嘱抽血查血常规、电解质、肝肾功能及凝血功能	8min

情景状态流程	实施要点	时间分配
改变/事件(1):突发意识障碍,血氧饱和度下降,经提高氧浓度后血氧饱和度无改善,诊断为 ARDS,联系麻醉科紧急经口气管插管后转入重症监护室 【参数设置】 　T:37.5℃ 　HR:116 次/分 　R:26 次/分 　BP:147/93mmHg 　SPO$_2$:85% 【模拟人反应】 　患者意识障碍,无法沟通	①体位摆放:去枕仰卧,头偏一侧 ②观察病情 ③治疗性沟通:包括通知医生、汇报病情、获取医嘱(呼吸机辅助呼吸、动脉血气分析、西维来司他钠泵入、留置导尿等) ④实施有创呼吸机辅助呼吸(已执行) ⑤遵医嘱予以动脉血气分析 ⑥遵医嘱予 0.9%氯化钠溶液 50mL+西维来司他钠 0.3g,持续注射泵泵入(4mL/h) ⑦留置导尿 ⑧记 24h 出入水量 ⑨人文关怀:安慰患者家属,向患者家属解释病情	10min

情景状态流程	实施要点	时间分配
改变/事件(2):1 天后护士检查口腔后发现患者口腔黏膜破损,表面有白斑 【参数提示】 　T:36.8℃ 　HR:105 次/分 　R:22 次/分 　BP:112/64mmHg 　SPO$_2$:96% 【模拟人反应】 　镇静镇痛状态 【其他结果】 　FBS:4.8mmol/L(血糖测定后出示)	①病情观察要点:动态监测生命体征及动脉血气分析 ②治疗性沟通:包括通知医生、汇报病情、获取医嘱(鼻饲肠内营养、口腔护理、血糖监测) ③选择合适的口腔护理液进行口腔护理 ④遵医嘱予肠内营养混悬液 200mL 鼻饲(患者既往有右侧鼻腔手术,留置胃管应选择左侧鼻腔) ⑤遵医嘱予以血糖测定	10min

图 5-35　情景状态流程图

十一、导师笔记

1. 病因

（1）肺内因素:指对肺的直接损伤,包括以下因素。①化学性因素,如吸入胃内容物、毒气、烟尘及长时间吸入纯氧等;②物理性因素,如肺挫伤、淹溺;③生物性因素,如重症肺炎。

（2）肺外因素：包括各种类型的休克、败血症、严重的非胸部创伤、大量输血、急性重症胰腺炎、药物或麻醉品中毒等。

2. 临床表现

除原发病的表现外，常在受到发病因素攻击（严重创伤、休克、误吸胃内容物等）后72h内发生，表现为突然出现进行性呼吸困难、发绀，常伴有烦躁、焦虑、出汗，患者常感到胸廓紧束、严重憋气，即呼吸窘迫，不能被氧疗所改善，也不能用其他心肺疾病所解释。早期多无阳性体征或闻及少量细湿啰音，后期可闻及水泡音及管状呼吸音。

3. 治疗措施

急性呼吸窘迫综合征的治疗原则同一般急性呼吸衰竭，主要治疗措施包括：积极治疗原发病、氧疗、机械通气和调节液体平衡等。

（1）原发病治疗：是治疗急性呼吸窘迫综合征的首要原则和基础，应积极寻找原发病灶并予以彻底治疗。原因不明确时，应怀疑感染的可能，治疗上宜选择广谱抗生素。

（2）机械通气：一旦确定为急性呼吸窘迫综合征，应尽早进行机械通气，以提供充分的通气和氧合。

（3）液体管理：为了减轻肺水肿，需要以较低的循环容量来维持有效循环，保持双肺相对"干"的状态。在血压稳定的前提下，出入液量宜呈轻度负平衡。适当使用利尿剂可以促进肺水肿的消退。

（4）营养支持与监护：急性呼吸窘迫综合征时机体处于高代谢状态，应补充足够的营养。由于在禁食24～48h后即可以出现肠道菌群异位，且全静脉营养可引起感染和血栓形成等并发症，因此宜早期开始肠内营养。

十二、复盘

预留大约60min时间，可围绕以下问题进行复盘。

（1）临床判断相关：该患者发生了什么？发生这种状况的原因是什么？你认为哪一个步骤是最关键的？该患者的护理诊断有哪些？诊断依据是什么？

（2）教学目标相关：你觉得在此病例模拟过程中哪些目标实现了？哪些目标没有实现？原因是什么？

（3）开放性问题：你对此次模拟教学活动体验感觉怎么样？你觉得你哪些方面做得比较好？如果再做一次，哪些方面会做得不一样？通过此次模拟，最有收获的是什么？

十三、学习行为评价

学习行为具体参照表5-105来进行评价。

表5-105　学习行为评价表

行为类别	学习行为项目	完成		
		是	否	不完整
实施前阶段	①洗手、介绍自己			
	②确认患者身份			
实施阶段	①正确实施心电监护			
	②有效实施氧气吸入			
	③正确实施静脉采血			
	④正确收集资料,有效评估			

行为类别	学习行为项目	完成		
		是	否	不完整
实施阶段	⑤正确实施留置导尿			
	⑥正确实施动脉采血			
	⑦建立静脉通路,实施注射泵输液			
	⑧选择合适的体位及鼻腔留置胃管并进行鼻饲			
	⑨选择合适的口腔护理液进行口腔护理			
	⑩正确实施快速血糖测定			
	⑪正确实施健康教育			
	⑫有效安抚家属			
团队合作	①任务分配合理			
	②指令清晰、职责明确			
	③闭环式沟通			
	④互相尊重、知识共享			

护士自我反思:

案例二　脓毒症患者的护理

脓毒症是指因感染引起的宿主反应失调导致危及生命的器官功能障碍，可累及多个脏器，导致脏器官功能损害或衰竭。主要表现为发热、寒颤、呼吸急促、神志改变，部分重症患者可出现脓毒症休克等。脓毒症具有发病率高、死亡率高、治疗费用高等特点。本情景模拟教学案例基于真实的临床情况，呈现的是一位肝脓肿、脓毒症并发脓毒性休克的患者。护士必须快速识别脓毒性休克并采取 1h 集束化治疗，通过团队间的有效合作，及时、有效地给予正确的救治及护理措施。

一、适用对象

重症监护专科护士。

二、模拟教学目标

1. 主要目标

（1）护士能识别脓毒症的病因和临床表现，并对病情变化进行预判。

（2）护士能识别脓毒性休克的临床表现、实验室指标。

（3）护士能采取脓毒症及脓毒性休克时的紧急处置措施。

（4）正确实施操作：心电监护、氧气吸入、静脉采血、动脉采血、输液泵的使用、静脉输液、注射泵的使用、静脉输血。

（5）展现职业素养和突发情况下与患者及医生的沟通技巧。

2. 关键行为核查

（1）动脉采血、CVP 监测。

（2）抗生素使用之前留取病原学标本。

（3）合理安排采血顺序。

（4）1h 内使用抗生素。

（5）积极液体复苏。

（6）使用血管活性药物，维持 MAP＞65mmHg。

三、模拟教学流程及时间

（1）模拟情景场景布置：10min。

（2）模拟情景场所、仪器设备、物品介绍：10min。

（3）知识回顾：15min。

（4）提供案例信息，角色分工：10min。

（5）参与者准备：5min。

（6）模拟案例运行：30min。

（7）复盘：60min。

四、模拟教学前准备

已完成情景模拟的前期课程"内科护理学""外科护理学""急危重症护理学""护理学基础"等相关知识及技能的教学。在案例运行前复习脓毒症相关知识及技能。以思维导图形式复习脓毒性休克的诊断标准及 1h 集束化治疗相关内容。复习心电监护、氧气吸入、静脉采血、动脉采血、输液泵的使用、静脉输液、注射泵的使用、静脉输血等操作技能步骤要点。

五、模拟教学前介绍

（1）环境、设备、用物介绍：向护士介绍模拟情景场所，模拟相关设备及模拟人的功能，用物的放置位置、作用及替代方法。

（2）模拟概述介绍：介绍模拟案例相关信息主要包括患者信息、疾病状态和进一步的情景发展、角色分工、复盘及评价方式、时间安排。强调本次学习目标及关注重点。

（3）心理安全：向护士说明模拟的学习环境是安全的，使护士心理放松，并给予护士鼓励与肯定。

六、模拟情景及角色分工

（1）情景模拟场所：重症监护室。

（2）护士角色分工：护士 A、护士 B、护士 C，观察病情及初步判断，执行医嘱，与患者沟通；观察员，其他护士观察，记录 3 名情景模拟护士的表现。

（3）教师角色分工：医生。

七、模拟案例概述

患者，男性，55 岁，住院号×××××。因"脓毒症、肝脓肿、肝静脉血栓形成、肺部感染"转入 ICU。患者 5 天前起床后无明显诱因出现发热，最高体温 38.9℃，伴咳嗽、咳痰、呼吸急促、右上腹部疼痛，CT 示肝 S4/8 交界处斑片状异常密度影，考虑肝脓肿。入 ICU 半小时后，患者心电监护示血压突然降至 72/40mmHg，考虑脓毒性休克。危急值回报，血小板计数 $17×10^9$ g/L，予备机采血小板，输注血小板治疗。护士需根据病情变化完成相应护理工作。

八、患者资料（表 5-106）

表 5-106 患者个人资料

姓名：王某	性别：男
年龄：55 岁	住院号：××××××
语言：普通话	教育程度：高中
身高：169cm 体重：60kg	职业：农民
饮食习惯：饮食无特殊	社会经济背景：一般
既往史：无	现病史：5 天前起床后无明显诱因出现发热，最高体温 38.9℃，伴咳嗽、咳痰、呼吸急促、右上腹部疼痛
家族史：否认家族性疾病史	过敏史：无

九、设备及物品清单 (表 5-107)

表 5-107 设备及物品清单

项目名称	具体信息
设备信息	①普通预防设备:速干手消毒剂、手套 ②关键设备:中心供氧装置或氧气筒、心电监护仪、输液泵、注射泵
模拟人信息	普通模拟人,男性装扮,右手系有手腕带
操作用物清单	心电监护用物、氧气吸入用物、静脉采血用物、动脉采血用物、静脉输液用物、静脉注射用物、静脉输血用物、输液(注射)泵使用用物
药物清单	①复方氯化钠注射液 2 瓶/500mL ②美罗培南 4 支/0.5g ③重酒石酸去甲肾上腺素注射液 9 支/2mg ④0.9%氯化钠注射液 3 瓶/100mL ⑤0.9%氯化钠注射液 1 支/10mL ⑥血小板 1 个治疗量
文件清单	①患者信息卡 ②输液卡 ③注射卡 ④吸氧卡 ⑤瓶签贴 ⑥记录单 ⑦检验申请单 ⑧输血报告单 ⑨输血同意书
医嘱单	①持续心电监测 ②持续氧气吸入,3L/min ③抽血查血培养、血常规、电解质、肝肾功能、降钙素原、C反应蛋白、白介素6、凝血功能、合血 ④动脉血气分析 ⑤持续高流量湿化氧疗 ⑥动脉置管、持续有创血压监测 ⑦中心静脉置管、持续肺动脉压和右心房压力监测 ⑧0.9%氯化钠注射液 100mL＋美罗培南 2g,一半剂量 30min 内泵入,余量 2.5h 泵入 ⑨复方氯化钠注射液 1000mL 快速静脉输液 ⑩记录每小时尿量 ⑪0.9%氯化钠注射液 41mL＋去甲肾上腺素 18mg,持续微量泵泵入,维持 MAP＞65mmHg ⑫输血小板 1 个治疗量,0.9%氯化钠注射液 100mL 输血小板前后冲管
重要实验室检查结果或辅助检查资料	①静脉采血结果 ②血气分析结果

十、情景状态流程图

脓毒症患者的病情发展可参照图 5-36 的模式进行模拟,左侧方框为脓毒患者的情景状态流程,中间对应方框为该患者相应情景下学生应呈现的反应及实施要点,右侧方框为此情景状态下完成相应处置时间。

情景状态流程	实施要点	时间分配
初始状况: 【参数设置】 （在进行心电监护后显示） T:38.8℃ P:125 次/分 R:25 次/分 BP:120/75mmHg SPO_2:92% 【可提供检查结果】 ①血培养结果:肺炎克雷伯菌 （完成静脉采血后出示） ②炎性指标 降钙素原:16.4ng/mL 白介素 6:6162pg/mL C 反应蛋白:300.26mg/L	①入科确认患者身份,安慰患者并解释操作目的 ②治疗性沟通:通知医生、汇报病情、获取医嘱(心电监护、氧气吸入、静脉采血) ③遵医嘱予以心电监护 ④遵医嘱予以氧气吸入 3L/min ⑤在抗生素使用前行血培养采集 ⑥遵医嘱抽血查血常规、电解质、肝肾功能、降钙素原、C 反应蛋白、白介素 6、凝血功能、合血	8min

情景状态流程	实施要点	时间分配
改变/事件(1):半小时后心电监护示血压突然降至 72/40mmHg 【参数设置】 P:129 次/分 R:26 次/分 BP:72/40mmHg SPO_2:87% 【可提供实验室检查结果】 血气分析: pH:7.421 PaO_2:82mmHg $PaCO_2$:27.2mmHg cLac:4.2mmol/L cGlu:11.2mmol/L	①观察病情 ②治疗性沟通:包括通知医生、汇报病情、获取医嘱(血气分析、改高流量给氧、美罗培南静脉滴注、复方氯化钠注射液快速静脉滴注) ③立即动脉采血行血气分析 ④实施高流量湿化氧疗 ⑤美罗培南两步滴定法输注 ⑥实施复方氯化钠注射液快速补液 ⑦置入右侧颈内静脉置管,持续监测 CVP(医生执行) ⑧实施动脉置管,持续监测有创血压(医生执行) ⑨记每小时尿量,动态评估容量	12min

情景状态流程	实施要点	时间分配
改变/事件(2):危急值回报:血小板计数 17×10^9g/L 【参数设置】 T:38.0℃ P:135 次/分 R:25 次/分 BP:80/52mmHg SPO_2:95% 【可提供实验室检查结果】 血常规: WBC:2.45×10^9/L RBC:4.29×10^{12}/L PLT:17×10^9/L LYMPH#:0.83×10^9/L	①观察患者身上有无瘀点、瘀斑及其他活动性出血情况 ②遵医嘱备机采血小板 1 个治疗量 ③复测血压,汇报病情 ④加快复方氯化钠注射液输液速度 ⑤遵医嘱予 0.9%氯化钠注射液 41mL+去甲肾上腺素 18mg,持续注射泵泵入,维持 MAP>65mmHg ⑥遵医嘱输血小板 1 个治疗量,0.9%氯化钠注射液 100mL 冲管 ⑦解释性沟通:解释病情发展原因、处理情况,安抚患者	10 分钟

图 5-36　情景状态流程图

十一、导师笔记

1. 病因

（1）导致脓毒症的原因包括致病菌数量多、毒力强和机体免疫力低下等。它常继发于严重创伤后的感染和各种化脓性感染，如大面积烧伤后创面感染、开放性骨折合并感染、急性弥漫性腹膜炎、急性梗阻性化脓性胆管炎等。机体免疫力低下者，如糖尿病、尿毒症、长期或大量应用皮质激素或抗癌药的患者，一旦发生化脓性感染，也较易引发脓毒症。

（2）脓毒症的常见致病菌包括：革兰阴性菌，如大肠埃希菌、铜绿假单胞菌、变形杆菌、克雷伯菌、肠杆菌等；革兰阳性菌，如金黄色葡萄球菌、表皮葡萄球菌、肠球菌（粪链球菌、屎肠球菌）、化脓性链球菌等；厌氧菌，如脆弱拟杆菌、梭状杆菌、厌氧葡萄球菌。

2. 诊断标准

（1）《中国脓毒症/脓毒性休克急诊治疗指南（2018）》中指出，对于感染或疑似感染的患者，当脓毒症相关序贯器官衰竭（SOFA）评分较基线上升 2 分即可诊断为脓毒症。

（2）脓毒性休克的诊断标准为：在脓毒症的基础上，出现持续性低血压，且在充分容量复苏后仍需使用血管活性药才能维持平均动脉压（MAP）至 65mmHg，同时患者血乳酸浓度 >2 mmol/L。

（3）《拯救脓毒症运动：国际脓毒症和脓毒性休克管理指南（2021 版）》还建议对怀疑脓毒症的成年患者进行血乳酸测定。此外，对于怀疑脓毒症或脓毒性休克患者，在不显著延迟启动抗菌药物治疗的前提下，应常规进行微生物培养（至少包括两组血培养）。

3. 1h 集束化治疗

（1）测量乳酸，若初始乳酸水平 >2mmol/L 需监测乳酸变化。

（2）在抗生素使用之前获取血培养标本。

（3）使用广谱抗生素。

（4）对于低血压或乳酸 $\geqslant$4mmol/L 者快速给予 30mL/kg 晶体液复苏。

（5）若患者液体复苏期间或液体复苏后仍低血压，应用血管加压药物以维持 MAP $\geqslant$ 65mmHg。

十二、复盘

预留大约 60min 时间，可围绕以下问题进行复盘。

（1）临床判断相关：该患者发生了什么？发生这种状况的原因是什么？需要监测哪些实验室指标？你认为哪一个步骤是最关键的？该患者的护理诊断有哪些？诊断依据是什么？

（2）教学目标相关：你觉得在此病例模拟过程中哪些目标实现了？哪些目标没有实现？原因是什么？

（3）开放性问题：你对此次模拟教学活动体验感觉怎么样？你觉得你哪些方面做得比较好？如果再做一次，哪些方面会做得不一样？通过此次模拟，最有收获的是什么？

十三、学习行为评价

学习行为具体参照表 5-108 来进行评价。

表 5-108　学习行为评价表

行为类别	学习行为项目	完成		
		是	否	不完整
实施前阶段	①洗手、介绍自己			
	②确认患者身份			
实施阶段	①正确实施心电监护			
	②正确实施氧气吸入			
	③正确实施静脉采血			
	④及时呼叫医生			
	⑤实施紧急处置			
	⑥正确实施动脉采血,准确识别血气分析结果			
	⑦正确使用输液泵			
	⑧CVC 置管前选择大号留置针快速静脉输液			
	⑨正确使用注射泵			
	⑩正确实施静脉输血			
团队合作	①任务分配合理			
	②指令清晰、职责明确			
	③闭环式沟通			
	④互相尊重、知识共享			

护士自我反思:

案例三　急性心肌梗死并发心室颤动患者的护理

急性心肌梗死（AMI）即急性心肌缺血性坏死，是指在冠状动脉病变基础上出现血供急剧减少或中断，使相应心肌严重而持久地缺血导致心肌细胞死亡。临床表现为持久的胸骨后疼痛、发热，白细胞计数和血清心肌坏死标志物增高以及心电图进行性改变。急性心肌梗死发病急、病情重、变化快，可发生休克、心律失常，导致死亡。本情景模拟教学案例基于真实的临床情况，呈现的是一位急性心肌梗死并发心室颤动的患者，既往有高脂血症。护士必须快速识别急性心肌梗死、心室颤动，并通过团队间的有效合作，及时、有效地给予正确的救治及护理措施。

一、适用对象

一年以内新入职护士。

二、模拟教学目标

1. 主要目标

（1）护士能识别急性心肌梗死的病因和临床表现。

（2）护士能正确定义首要护理诊断及提供诊断依据。

（3）护士能识别心室颤动的临床表现。

（4）护士能掌握急性心肌梗死及心室颤动的紧急处置措施。

（5）正确实施操作：心电监护、肌内注射、静脉采血、氧气吸入、静脉注射、口服给药、心肺复苏、电除颤。

（6）展现职业素养和突发情况下与患者、家属的沟通技巧。

2. 关键行为核查

（1）摆放合适体位并呼叫医生。

（2）予以心电监护、氧气吸入。

（3）迅速肌内注射药物缓解疼痛。

（4）正确使用精神二类药品。

（5）建立静脉通路，正确应用药物。

（6）正确实施心肺复苏、电除颤。

（7）针对干扰项进行患者及家属的有效沟通。

三、模拟教学流程及时间

（1）模拟情景场景布置：10min。

（2）模拟情景场所、仪器设备、物品介绍：5min。

（3）知识回顾：12min。

（4）提供案例信息，角色分工：8min。

（5）参与者准备：5min。

（6）模拟案例运行：20min。

（7）复盘：40min。

四、模拟教学前准备

已完成情景模拟的前期课程"内科护理学""急危重症护理学""护理学基础"等相关知识及技能的教学。在案例运行前复习急性心肌梗死相关知识及技能。以提问结合思维导图的形式复习急性心肌梗死的病因及临床表现，心室颤动的紧急处理。复习心电监护、肌内注射、静脉采血、氧气吸入、静脉注射、口服给药、心肺复苏、电除颤等操作技能步骤要点。

五、模拟教学前介绍

（1）环境、设备、用物介绍：向护士介绍模拟情景场所，模拟相关设备及模拟人的功能，用物的放置位置、作用及替代方法。

（2）模拟概述介绍：介绍模拟案例相关信息主要包括患者信息、疾病状态和进一步的情景发展、角色分工、复盘及评价方式、时间安排。强调本次学习目标及关注重点。

（3）心理安全：向护士说明模拟的学习环境是安全的，使护士心理放松，并给予护士鼓励与肯定。

六、模拟情景及角色分工

（1）情景模拟场所：心内科病房。

（2）护士角色分工：护士A、护士B、护士C，观察病情及初步判断，执行医嘱，与家属及患者沟通；观察员，其他护士观察，记录3名情景模拟护士的表现。

（3）教师角色分工：患者家属（必要时提醒病情变化）、医生。

七、模拟案例概述

患者，男，69岁，住院号××××××。因胸痛2天，再发加重1h入院。患者1天前无明显诱因发作胸痛不适，休息可缓解，未予重视。既往有吸烟史、冠心病、高血脂病史。入院当天中午进食饱餐油腻食物后再发胸痛不适，呈持续性，伴胸闷、心慌、大汗，无黑矇、晕厥，行十八导联心电图示ST段抬高型正后壁心肌梗死。10min后患者突发意识丧失，心电监护示心室颤动。家属见状惊恐不已，情绪激动。护士需根据病情变化完成相应护理工作。

八、患者资料（表5-109）

表5-109 患者个人资料

姓名：朱某	性别：男
年龄：69岁	住院号：××××××
语言：普通话	教育程度：小学
身高：170cm　　体重：70kg	职业：农民
饮食习惯：饮食无特殊	社会经济背景：一般
既往史：吸烟史30余年，高脂血症20年，发现冠心病3年	现病史：胸痛2天，再发加重1h
家族史：否认家族性疾病史	过敏史：无

九、设备及物品清单（表 5-110）

表 5-110 设备及物品清单

项目名称	具体信息
设备信息	①普通预防设备:速干手消毒剂、手套 ②关键设备:中心供氧装置或氧气筒、氧气面罩、心电监护仪、除颤仪
模拟人信息	SimMan模拟人,男性装扮,右手系有手腕带
操作用物清单	心电监护用物、肌内注射用物、静脉采血用物、氧气吸入用物、静脉注射用物、心肺复苏用物、电除颤用物
药物清单	①盐酸哌替啶注射液 50mg ②吗啡注射液 2mg ③阿司匹林肠溶片 300mg
文件清单	①患者信息卡 ②输液卡 ③注射卡 ④吸氧卡 ⑤瓶签贴 ⑥记录单
医嘱单	①生命体征测量 ②持续心电监护 ③急查心电图 ④急抽血查血常规、心肌肌钙蛋白、肌红蛋白、肌酸激酶同工酶 ⑤盐酸哌替啶 50mg 肌内注射 ⑥面罩吸氧,8L/min ⑦吗啡注射液 2mg 静脉注射 ⑧阿司匹林肠溶片 300mg 口服给药 ⑨电除颤
重要实验室检查结果或辅助检查资料	①血常规、心肌肌钙蛋白、肌红蛋白、肌酸激酶同工酶 ②心电图

十、情景状态流程图

急性心肌梗死患者的病情发展可参照图 5-37 的模式进行模拟，左侧方框为急性心肌梗死患者的情景状态流程，中间对应方框为该患者相应情景下学生应呈现的反应及实施要点，右侧方框为此情景状态下完成相应处置时间。

情景状态流程	实施要点	时间分配
初始状况: 　患者诉胸痛 【参数设置】 　(在进行心电监护后显示) 　T:36.2℃ 　HR:82 次/分 　R:20 次/分 　BP:149/78mmHg 　SPO$_2$:98% 【模拟人反应】 　卧床、烦躁不安	①确认患者身份 ②综合运用各种方法全面评估患者,系统收集病情资料并分析 ③治疗性沟通:询问发病经过及既往史,予以入院宣教 ④通知医生、汇报病情、获取医嘱(心电监护、哌替啶肌内注射、静脉采血) ⑤遵医嘱予以心电监护 ⑥遵医嘱予盐酸哌替啶注射液 50mg 肌内注射 ⑦静脉采血查血常规、心肌肌钙蛋白、肌红蛋白、肌酸激酶同工酶	7min

情景状态流程	实施要点	时间分配
改变/事件(1)：患者心电图显示 ST 段明显抬高，弓背向上，血氧饱和度下降 【模拟人反应】 大汗、烦躁不安，诉胸痛较前加剧 【干扰项】 家属焦急万分，大声呼喊医务人员	①患者病情变化识别 ②通知医生、呼救 ③实施面罩吸氧 8L/min ④嘱患者绝对卧床休息，情绪安抚，营造安静环境 ⑤记录病情变化 ⑥遵医嘱予吗啡注射液 2mg 静脉注射 ⑦遵医嘱予阿司匹林肠溶片 300mg 口服给药 ⑧解释性沟通，解释病情发展原因，处理情况，安抚家属及患者	7min

情景状态流程	实施要点	时间分配
改变/事件(2)：患者意识丧失，心电图显示心室颤动 【模拟人反应】 意识丧失，生命体征无法测及 【干扰项】 家属惊恐万分，晃动患者肢体，大声呼喊患者名字	①患者病情变化识别 ②通知医生、呼救 ③体位摆放：头偏一侧，卧硬板床 ④心肺复苏、除颤 ⑤记录病情变化 ⑥解释性沟通，解释病情发展原因，处理情况，安抚家属及患者 ⑦准备行紧急 PCI 手术	6min

图 5-37 情景状态流程图

十一、导师笔记

1. 病因

（1）常见：冠状动脉粥样硬化。

（2）偶见：冠状动脉栓塞、痉挛、先天性畸形和冠状动脉口阻塞。

2. 临床表现

（1）疼痛。

（2）心律失常。

（3）全身症状和胃肠道症状。

（4）休克、心力衰竭。

3. 治疗措施

（1）一般治疗：卧床休息，吸氧，持续心电监护。

（2）解除疼痛：肌内注射哌替啶或静脉注射吗啡。

（3）抗栓治疗。

（4）发生心室颤动，立即行心肺复苏、电除颤。

（5）心肌再灌注：急诊 PCI、溶栓疗法。

4. 干扰项处理

本案例家属为干扰项，应针对家属及患者做好有效的解释沟通，取得理解与配合。

十二、复盘

预留大约 40min 时间，可围绕以下问题进行复盘。

（1）临床判断相关：该患者发生了什么？发生这种状况的原因是什么？这是属于哪种类型的心律失常？你认为哪一个步骤是最关键的？该患者的护理诊断有哪些？诊断依据是什么？

（2）教学目标相关：你觉得在此病例模拟过程中哪些目标实现了？哪些目标没有实现？原因是什么？

（3）开放性问题：你对此次模拟教学活动体验感觉怎么样？你觉得你哪些方面做得比较好？如果再做一次，哪些方面会做得不一样？通过此次模拟，最大的收获是什么？

十三、学习行为评价

学习行为具体参照表 5-111 来进行评价。

表 5-111 学习行为评价表

行为类别	学习行为项目	完成		
		是	否	不完整
实施前阶段	①洗手、介绍自己			
	②确认患者身份			
实施阶段	①正确实施心电监护			
	②正确实施肌内注射			
	③正确实施静脉采血			
	④有效实施面罩吸氧			
	⑤正确收集资料，有效评估			
	⑥正确建立静脉通道，实施静脉注射			
	⑦及时呼叫医生，实施紧急处置			
	⑧正确实施CPR、除颤			
	⑨有效安抚患者及家属			
	⑩实施PCI术前准备			
团队合作	①任务分配合理			
	②指令清晰、职责明确			
	③闭环式沟通			
	④互相尊重、知识共享			

护士自我反思：

案例四　急性左心衰竭患者的护理

急性左心衰竭是指急性左心功能异常所致的心肌收缩力下降、心脏负荷加重，造成急性心排血量骤降、肺循环压力突然增高、周围循环阻力增加，导致急性肺淤血、肺水肿以及心源性休克（伴组织器官灌注不足）的一组临床综合征，它是严重的急危重症，抢救是否及时、合理与预后密切相关。本情景模拟教学案例基于真实的临床情况，呈现的是一位心梗并发急性左心衰竭的患者，既往有高血压、冠心病病史。学生必须快速识别急性左心衰竭，并通过团队间的有效合作，及时、有效地给予正确的救治及护理措施。

一、适用对象

护理本科实习阶段学生或一年以内新入职护士。

二、模拟教学目标

1. 主要目标

（1）学生能识别急性左心衰竭的病因和临床表现。

（2）学生能正确判读急性心肌梗死的心电图。

（3）学生能采取急性左心衰竭的紧急处置措施。

（4）正确实施操作：氧气吸入、心电监护、静脉采血、静脉注射、静脉输液、注射泵的使用。

（5）展现职业素养和突发情况下的与患者、家属的沟通技巧。

2. 关键行为核查

（1）摆放合适体位并呼叫医生。

（2）正确实施氧气吸入。

（3）正确判读心电图结果。

（4）迅速建立两条静脉通路，遵医嘱正确用药。

（5）严密病情监测，严格交接班。

（6）针对干扰项进行患者及家属的有效沟通。

三、模拟教学流程及时间

（1）模拟情景场景布置：10min。

（2）模拟情景场所、仪器设备、物品介绍：10min。

（3）知识回顾：15min。

（4）提供案例信息，角色分工：10min。

（5）参与者准备：5min。

（6）模拟案例运行：25min。

（7）复盘：60min。

四、模拟教学前准备

已完成情景模拟的前期课程"内科护理学""危急重症护理学""护理学基础"等相关知识及技能的教学。在案例运行前复习急性左心衰竭相关知识及技能。以提问结合思维导图的形式复习急性左心衰竭的病因、临床表现及紧急救护措施，考核心电图的判读。复习氧气吸入、心电监护、静脉采血、静脉注射、静脉输液、注射泵的使用等操作技能步骤要点。

五、模拟教学前介绍

（1）环境、设备、用物介绍：向学生介绍模拟情景场所，模拟相关设备及模拟人的功能，用物的放置位置、作用及替代方法。

（2）模拟概述介绍：介绍模拟案例相关信息主要包括患者信息、疾病状态和进一步的情景发展、角色分工、复盘及评价方式、时间安排。强调本次学习目标及关注重点。

（3）心理安全：向学生说明模拟的学习环境是安全的，使学生心理放松，并给予学生鼓励与肯定。

六、模拟情景及角色分工

（1）情景模拟场所：急诊科。

（2）学生角色分工：护士 A、护士 B、护士 C，观察病情及初步判断，执行医嘱，与家属及患者沟通；观察员，其他同学观察，记录 3 名情景模拟同学的表现。

（3）教师角色分工：患者家属（必要时提醒病情变化）、医生。

七、模拟案例概述

患者，男性，56 岁，住院号××××××。因突发胸痛 2h，加重伴呼吸困难 20min 急诊入院。患者自诉清晨起床后无明显诱因突然出现胸痛，以心前区为主，呈逐渐加重，伴呼吸困难、恶心、呕吐、全身大汗，含服硝酸甘油无缓解。既往有高血压、冠心病病史。入院完善心电图等检查，显示为急性前壁心肌梗死，决定行溶栓治疗。溶栓 10min 后患者突发严重呼吸困难、面色发绀、大汗、用力咳出粉红色泡沫痰，双肺布满湿啰音，家属见状嚎啕大哭。护士需根据病情变化完成相应护理工作。

八、患者资料（表 5-112）

表 5-112　患者个人资料

姓名:刘某	性别:男
年龄:56 岁	住院号:××××××
语言:普通话	教育程度:高中
身高:174cm　体重:66kg	职业:工人
饮食习惯:饮食无特殊	社会经济背景:一般
既往史:高血压病史 10 年,间断服用降压药,血压控制不佳,最高 190/110mmHg;冠心病史 1 年	现病史:突发胸痛 2h,加重伴呼吸困难 20min
家族史:否认家族性疾病史	过敏史:无
个人史:吸烟 20 余年,已戒烟 10 年;饮酒 20 余年	

九、设备及物品清单 (表 5-113)

表 5-113 设备及物品清单

项目名称	具体信息
设备信息	①普通预防设备:速干手消毒剂、手套 ②关键设备:中心供氧装置或氧气筒、心电监护仪、注射泵
模拟人信息	SimMan 模拟人,男性装扮,右手系有手腕带
操作用物清单	氧气吸入用物、心电监护用物、静脉采血用物、静脉注射用物、静脉输液用物、注射泵使用用物
药物清单	①尿激酶 4 支/50 万 U ②0.9%氯化钠溶液 100mL ③盐酸吗啡注射液 10mg ④呋塞米 20mg ⑤硝普钠 50mg ⑥5%葡萄糖溶液 50mL ⑦0.9%氯化钠溶液 1 支/10mL
文件清单	①患者信息卡 ②输液卡 ③注射卡 ④吸氧卡 ⑤瓶签贴 ⑥记录单
医嘱单	①氧气吸入,2L/min(初始状态时) ②持续心电监护 ③急抽血查心肌损伤标志物、血常规、电解质、肝肾功能、凝血功能 ④心电图检查 ⑤吗啡 4mg 静脉注射 ⑥0.9%氯化钠溶液 100mL+尿激酶 200 万 U 静脉滴注 ⑦氧气吸入 6L/min ⑧呋塞米 20mg 静脉注射 ⑨5%葡萄糖溶液 50mL+硝普钠 50mg,以 4mL/h 持续微量泵泵入,维持收缩压在90mmHg 以上 ⑩记 24h 出入水量
重要实验室检查结果或辅助检查资料	①心电图 1 份(急性前壁心肌梗死) ②心肌损伤标志物、血常规、肝肾功能、电解质、凝血功能抽血检查结果

十、情景状态流程图

急性左心衰患者的病情发展可参照图 5-38 的模式进行模拟,左侧方框为急性左心衰患者的情景状态流程,中间对应方框为该患者相应情景下学生应呈现的反应及实施要点,右侧方框为此情景状态下完成相应处置时间。

情景状态流程	实施要点	时间分配
初始状况： **【参数设置】** （在进行心电监护后显示） HR：90 次/分 R：25 次/分 BP：127/76mmHg SPO₂：94% **【模拟人反应】** 气促、呼吸困难、诉胸痛	①确认患者身份，予以安慰 ②综合运用各种方法全面评估患者，系统收集病情资料并分析 ③治疗性沟通：通知医生、汇报病情、获取医嘱（氧气吸入、心电监护、静脉采血） ④遵医嘱予以氧气吸入，维持 SPO₂>95% ⑤遵医嘱予以心电监护，正确调节报警参数 ⑥急抽血查心肌损伤标志物、血常规、肝肾功能、电解质、凝血功能	8min

情景状态流程	实施要点	时间分配
改变/事件(1)：患者胸痛较前加剧，心电图结果为急性前壁心肌梗死 **【参数设置】** P：100 次/分 R：28 次/分 BP：120/68mmHg SPO₂：95% **【模拟人反应】** 胸痛加剧，情绪紧张、恐惧 **【可提供实验室检查结果】** 肌钙蛋白：0.124ng/mL 肌红蛋白：73.5ng/mL 肌酸激酶同工酶：20.2 ng/mL 血常规、肝肾功能、电解质、凝血功能结果均正常（省略） 心电图结果：急性前壁心肌梗死	①治疗性沟通：包括通知医生、汇报病情、获取医嘱（吗啡静注、尿激酶溶栓） ②遵医嘱予吗啡 4mg 静脉注射 ③进行溶栓前的评估 ④建立留置针静脉通路 ⑤遵医嘱予 0.9%氯化钠溶液 100mL＋尿激酶 200 万 U 静脉滴注 ⑥病情观察：注意有无溶栓不良反应的发生，随时观察溶栓疗效，动态进行患者疼痛评估，密切监测呼吸、血压等情况 ⑦解释性沟通：解释病情发展原因，处理情况，安抚家属及患者	8min

情景状态流程	实施要点	时间分配
改变/事件(2)：溶栓 10min 后，患者突发严重呼吸困难、面色发绀、大汗、用力咳出粉红色泡沫痰，双肺布满湿啰音 **【参数设置】** P：130 次/分 R：38 次/分 BP：168/87mmHg SPO₂：90% **【模拟人反应】** 突发严重呼吸困难、面色发绀、大汗、用力咳出粉红色泡沫痰，极度烦躁不安 **【干扰项】** 家属见状趴在患者身上嚎啕大哭，边哭边说："这是怎么了啊？为什么会吐血啊，医生护士，你们快救救他！"	①正确判断病情 ②体位：协助取端坐位，双腿下垂，注意防坠床、保暖 ③治疗性沟通：包括汇报病情、获取医嘱（酒精湿化给氧、呋塞米静脉注射、硝普钠注射泵泵入） ④氧疗：遵医嘱调高氧流量，酒精湿化给氧 ⑤遵医嘱予呋塞米 20mg 静脉注射 ⑥遵医嘱予 5%葡萄糖溶液 50mL＋硝普钠 50mg，以 4mL/h 持续微量泵泵入，维持收缩压在 90mmHg 以上 ⑦观察病情：注意患者感受、生命体征有无改善 ⑧记 24h 出入水量 ⑨解释性沟通：解释病情发展原因，处理情况，安抚家属及患者	9min

图 5-38　情景状态流程图

十一、导师笔记

1. 病因

（1）慢性心力衰竭急性加重。

（2）急性心肌坏死或损伤，如广泛心肌梗死、重症心肌炎。

（3）急性血流动力学障碍。

2. 临床表现

（1）突发严重呼吸困难，呼吸频率可达 30～50 次/分，端坐呼吸，频繁咳嗽，咳粉红色泡沫痰。

（2）有窒息感而极度烦躁不安、恐惧。

（3）面色灰白或发绀，大汗，皮肤湿冷，尿量显著减少。

（4）肺水肿早期血压可一过性升高，如不能及时纠正，血压可持续下降，直至休克。

（5）听诊双肺布满湿啰音和哮鸣音，心率快，心尖部可闻及舒张期奔马律，肺动脉瓣区第二心音亢进。

3. 治疗措施

（1）体位：协助患者取端坐位，双腿下垂，注意防坠床，注意保暖。

（2）氧疗：给予高流量吸氧，一般氧流量 6～8L/min，湿化瓶内加入 20％～30％的乙醇溶液，以降低肺泡内泡沫表面张力。

（3）迅速开放两条静脉通路，遵医嘱正确使用药物：静脉注射吗啡，镇静，减轻恐惧感，同时亦可降低心率，减轻心脏负荷；应用氨茶碱，解除支气管痉挛，缓解呼吸困难；给予洋地黄制剂，增加心肌收缩力和心输出量，但急性心肌梗死 24h 内不宜使用洋地黄制剂；应用硝酸甘油、硝普钠等血管扩张剂，可扩张周围血管，减少静脉回心血量；给予呋塞米静脉注射，利尿，减少循环血量。

（4）必要时四肢轮扎、静脉放血。

（5）病情观察：严密监测血压、呼吸、血氧饱和度、心率、心电图，检查电解质、血气分析等；观察患者意识、精神状态；记录出入水量；严格交接班。

4. 干扰项处理

本案例家属为干扰项，应针对家属及患者做好有效的解释沟通，取得理解与配合。

十二、复盘

预留大约 60min 时间，可围绕以下问题进行复盘。

（1）临床判断相关：该患者发生了什么？发生这种状况的原因是什么？还有哪些常见的情况可以引起急性左心衰竭？你认为哪一个步骤是最关键的？该患者的护理诊断有哪些？诊断依据是什么？

（2）教学目标相关：你觉得在此病例模拟过程中哪些目标实现了？哪些目标没有实现？原因是什么？

（3）开放性问题：你对此次模拟教学活动体验感觉怎么样？你觉得你哪些方面做得比较好？如果再做一次，哪些方面会做得不一样？通过此次模拟，最有收获的是什么？

十三、学习行为评价

学习行为具体参照表 5-114 来进行评价。

表 5-114　学习行为评价表

行为类别	学习行为项目	完 成		
		是	否	不完整
实施前阶段	①洗手、介绍自己			
	②确认患者身份			
实施阶段	①正确收集资料,有效评估			
	②正确实施氧气吸入			
	③正确实施心电监护			
	④正确实施静脉采血			
	⑤正确判断心电图结果			
	⑥正确实施静脉注射			
	⑦完整进行溶栓前的评估			
	⑧正确建立静脉通路			
	⑨实施紧急处置			
	⑩及时呼叫医生			
	⑪正确使用注射泵			
	⑫有效安抚患者及家属			
团队合作	①任务分配合理			
	②指令清晰、职责明确			
	③闭环式沟通			
	④互相尊重、知识共享			

学生自我反思:

案例五　蛛网膜下腔出血急性期患者的护理

蛛网膜下腔出血是由于各种原因引起颅内和椎管内血管突然破裂，血液流至蛛网膜下隙出现的一种症状，分为自发性和外伤性两类。其临床表现主要包括出血、神经功能的损伤导致的偏瘫、癫痫、视力视野障碍等。其病因多种多样，病理生理学复杂，病情进展迅速，预后差，总死亡率约为 25%，幸存者的致残率接近 50%。本情景模拟教学案例基于真实的临床情况，呈现的是一位自发性蛛网膜下腔出血急性期的患者，既往有高血压病 3 级（极高危）。护士必须快速识别蛛网膜下腔出血的临床症状，并通过团队之间的紧密、有效合作，给予患者及时且合理的救治及护理措施。

一、适用对象

一年以内新入职护士。

二、模拟教学目标

1. 主要目标

（1）护士能识别蛛网膜下腔出血的病因和临床表现。

（2）护士能正确采取蛛网膜下腔出血患者颅内高压时的紧急处置措施。

（3）正确实施操作：心电监护、氧气吸入、神经系统功能检查和评估、静脉输液、静脉注射、静脉采血（合血）、皮内注射、肌内注射。

（4）展现职业素养和突发情况下与患者的沟通技巧。

2. 关键行为核查

（1）摆放合适体位并呼叫医生。

（2）正确进行神经系统的功能检查和评估（神志、瞳孔、GCS 评分、肌力）。

（3）正确推注降血压药物以及镇痛药物。

（4）予以实施心电监护、氧气吸入、静脉采血（合血）、皮内注射、肌内注射。

（5）针对干扰项与患者进行有效沟通。

三、模拟教学流程及时间

（1）模拟情景场景布置：15min。

（2）模拟情景场所、仪器设备、物品介绍：8min。

（3）知识回顾：15min。

（4）提供案例信息，角色分工：8min。

（5）参与者准备：5min。

（6）模拟案例运行：24min。

（7）复盘：60min。

四、模拟教学前准备

已完成情景模拟的前期课程"外科护理学""危急重症护理学""护理学基础"等相关知

识及技能的教学。在案例运行前复习蛛网膜下腔出血相关知识及技能。以思维导图形式复习蛛网膜下腔出血的病因、临床表现以及蛛网膜下腔出血急性期的术前准备。复习心电监护、氧气吸入、神经系统功能检查和评估、静脉输液、静脉注射、静脉采血（合血）、皮内注射、肌内注射等操作技能步骤要点。

五、模拟教学前介绍

（1）环境、设备、用物介绍：向护士介绍模拟情景场所，模拟相关设备及标准化患者，用物的放置位置、作用及替代方法。

（2）模拟概述介绍：介绍模拟案例相关信息，主要包括患者信息、疾病状态和进一步的情景发展、角色分工、复盘及评价方式、时间安排。强调本次学习目标及关注重点。

（3）心理安全：向护士说明模拟的学习环境是安全的，使护士心理放松，并给予护士鼓励与肯定。

六、模拟情景及角色分工

（1）情景模拟场所：神经外科重症监护室。

（2）护士角色分工：护士 A、护士 B、护士 C，观察病情及初步判断，执行医嘱，与家属及患者沟通；观察员，其他护士观察，记录 3 名情景模拟护士的表现。

（3）教师角色分工：标准化患者、患者家属、医生。

七、模拟案例概述

患者，男性，65 岁，住院号×××××××。因与人争执情绪激动出现头痛难忍，呈持续性胀痛，伴非喷射性呕吐 3 次，呕吐物为胃内容物，休息后症状无明显好转。急诊 CT 示自发性蛛网膜下腔出血，蛛网膜下隙高密度影，全脑数字减影血管造影检查示基底动脉瘤破裂，急诊以"蛛网膜下腔出血"收治入神经外科重症监护室，在急诊就诊时已建立外周静脉通路。入院 20min 后患者诉头痛欲裂，伴喷射性呕吐。10min 后患者神志昏迷，GCS 评分为 E1V1M3，双侧瞳孔示对光反射迟钝，直径约 4mm。护士需根据病情变化完成相应护理工作。

八、患者资料（表 5-115）

表 5-115 患者个人资料

姓名:连某华	性别:男
年龄:65 岁	住院号:××××××
语言:普通话	教育程度:初中
身高:170cm 体重:72kg	职业:农民
饮食习惯:喜食腌咸菜	社会经济背景:一般
既往史:高血压病 3 级(极高危),平常未规律服药	现病史:基底节动脉瘤破裂致蛛网膜下腔出血
家族史:家族有高血压病史	过敏史:无

九、设备及物品清单（表 5-116）

表 5-116　设备及物品清单

项目名称	具体信息
设备信息	①普通预防设备：速干手消毒剂、手套 ②关键设备：中心供氧装置或氧气筒、心电监护仪
模拟人信息	头部已备皮的标准化患者，男性装扮，右手系有手腕带
操作用物清单	心电监护用物、氧气吸入用物、静脉输液用物、静脉注射用物、静脉采血（合血）用物、皮内注射用物、肌内注射药物
药物清单	①甘露醇注射液 250mL ②乌拉地尔注射液 25mg ③地佐辛注射液 5mg ④头孢曲松钠 1g ⑤硫酸阿托品注射液 0.5mg ⑥0.9%氯化钠注射液 1 支/10mL
文件清单	①患者信息卡 ②吸氧卡 ③采血条码 ④检验申请单 ⑤注射卡 ⑥输液卡 ⑦记录单 ⑧瓶签贴
医嘱单	①病危 ②禁食禁饮 ③心电监护 ④氧气吸入，2L/min ⑤甘露醇注射液 125mL 静脉输液 ⑥乌拉地尔注射液 12.5mg 静脉注射 ⑦地佐辛注射液 5mg 静脉注射 ⑧急抽血（合血） ⑨头孢曲松钠皮试 ⑩硫酸阿托品注射液 0.5mg 肌内注射
重要实验室检查结果或辅助检查资料	①急诊 CT 示：基底节高密度影（急诊时） ②全脑 DSA：基底节动脉瘤破裂

十、情景状态流程图

蛛网膜下腔出血患者的病情发展可参照图 5-39 的模式进行模拟，左侧方框为蛛网膜下腔出血患者的情景状态流程，中间对应方框为该患者相应情景下学生应呈现的反应及实施要点，右侧方框为此情景状态下完成相应处置时间。

情景状态流程	实施要点	时间分配
初始状况： 【参数设置】 （在进行心电监护后显示） 　T：37.5℃ 　HR：103 次/分 　R：22 次/分 　BP：152/79mmHg 　SPO_2：96% 神经功能状况：神志嗜睡，双侧瞳孔对光反应灵敏，等大等圆，直径约 3mm，四肢肌力正常 【标准化患者反应】 头痛，烦躁不安	①确认患者身份 ②综合运用各种方法全面评估患者，系统收集病情资料并分析 ③治疗性沟通：询问发病经过及既往史，予以入院宣教 ④通知医生、汇报病情、获取医嘱（心电监护、氧气吸入、神经系统体格检查） ⑤遵医嘱予以心电监护 ⑥遵医嘱予以氧气吸入 ⑦神经系统功能的检测和评估（神志、瞳孔、GCS评分、肌力） ⑧人文关怀：安抚患者	8min

情景状态流程	实施要点	时间分配
改变/事件(1)：20min 后患者头痛加剧，喷射性呕吐一次 【参数设置】 　T：37.7℃ 　HR：112 次/分 　R：23 次/分 　BP：175/93mmHg 　SPO_2：98% 【标准化患者反应】 　主诉头痛欲裂，喷射性呕出胃内容物，患者情绪紧张	①体位摆放：抬高床头 30°，头偏向一侧 ②观察病情变化 ③治疗性沟通：包括通知医生、汇报病情、获取医嘱 （甘露醇静脉滴注、乌拉地尔静脉推注、地佐辛静脉推注） ④遵医嘱予甘露醇 125mL 静脉滴注 ⑤遵医嘱予乌拉地尔注射液 12.5mg 静脉推注 ⑥遵医嘱予地佐辛注射液 5mg 静脉推注 ⑦嘱咐患者禁食禁饮 ⑧人文关怀：擦拭嘴角、安抚患者情绪	8min

情景状态流程	实施要点	时间分配
改变/事件(2):10min后,患者神志昏迷,GCS评分E1V1M3,双侧瞳孔变化为对光反射迟钝,直径约4mm,右侧肢体肌力为2级 **【参数设置】** T:37.7℃ HR:120次/分 R:24次/分 BP:165/90mmHg SPO_2:95% **【标准化患者反应】** 鼾式呼吸,颈项强直	①病情变化观察的要点:意识、心率、血压,呼吸、体温、氧饱和度 ②遵医嘱予调高氧流量至3L/min ③正确实施术前准备 ④遵医嘱予头孢曲松钠皮内注射 ⑤遵医嘱予以静脉采血行合血 ⑥遵医嘱予硫酸阿托品注射液0.5mg肌内注射 ⑦解释性沟通:解释病情发展原因,处理情况,安抚家属及患者	8min

图5-39 情景状态流程图

十一、导师笔记

1. 病因

(1) 颅内动脉瘤和脑(脊髓)血管畸形破裂。

(2) 动脉硬化、烟雾病、颅内肿瘤卒中、血液病、动脉炎、脑炎、脑膜炎及抗凝治疗的并发症。

(3) 多数患者动脉瘤破裂前,有剧烈运动、情绪激动、咳嗽、用力排便、性生活等诱因。

(4) 吸烟、酗酒也是常见的危险因素。

2. 临床表现

(1) 出血症状。

(2) 神经功能损伤。

(3) 部分蛛网膜下隙出血发病后数日会有低热。

3. 治疗措施

(1) 出血急性期,绝对卧床休息,抬高床头15°～30°以利于静脉回流,保持环境安静和患者情绪稳定。

(2) 头痛剧烈者给予镇痛、镇静等药物。

(3) 控制颅内压,伴颅内压增高应用甘露醇溶液脱水治疗。

(4) 控制血压。

(5) 尽早病因治疗,如开颅动脉瘤夹闭,动静脉畸形或脑肿瘤切除等。

(6) 嘱患者生活规律,避免剧烈运动、情绪激动、暴饮暴食、吸烟、酗酒,保持大便通畅,以防颅内出血。

(7) 预防静脉血栓、压力性损伤、坠积性肺炎等并发症的发生。

十二、复盘

预留大约 60min 时间，可围绕以下问题进行复盘。

（1）临床判断相关：该患者发生了什么病情变化？当发生此疾病病情变化时最关键的处理步骤是什么？引起此疾病的危险因素有哪些？

（2）教学目标相关：你觉得在此病例模拟过程中哪些目标实现了？哪些目标没有实现？原因是什么？

（3）开放性问题：你对此次模拟教学活动体验感觉怎么样？你觉得你哪些方面做得比较好？如果再做一次，哪些方面会做得不一样？通过此次模拟，最有收获的是什么？

十三、学习行为评价

学习行为具体参照表 5-117 来进行评价。

表 5-117　学习行为评价表

行为类别	学习行为项目	完成		
		是	否	不完整
实施前阶段	①洗手、介绍自己			
	②确认患者身份			
实施阶段	①正确实施心电监护			
	②有效实施吸氧			
	③神经系统功能检查和评估			
	④及时呼叫医生			
	⑤实施紧急处置			
	⑥正确实施静脉注射			
	⑦正确实施静脉输液			
	⑧正确实施抽血（合血）			
	⑨正确实施皮内注射			
	⑩正确实施肌内注射			
	⑪正确实施术前注意事项及沟通方式			
	⑫有效安抚患者			
团队合作	①任务分配合理			
	②指令清晰、职责明确			
	③闭环式沟通			
	④互相尊重、知识共享			

护士自我反思：

案例六　脑梗死进展期患者的护理

脑梗死又称缺血性脑卒中，中医学称为"中风"。它是指各种原因引起的脑部血液供应障碍，使局部脑组织发生不可逆性损害，导致脑组织缺血、缺氧性坏死。临床上表现为突发局灶或弥散性的神经功能缺损，近年来脑梗死的发生率有逐年增高的趋势，因此，针对脑梗死的综合防治是控制脑血管病发生率、患病率不断增高的关键因素。本情景模拟教学案例基于真实的临床情况，呈现的是一位脑梗死疾病进展期的患者，既往有高血压、糖尿病史。护士必须快速识别脑梗死，并通过团队间的高效合作，及时、有效地给予正确的救治及护理措施。

一、适用对象

一年以内新入职护士。

二、模拟教学目标

1. 主要目标

（1）护士能识别脑梗死的临床表现。

（2）护士能实施脑梗死患者急性期的护理。

（3）护士能实施神经系统功能检查和评估。

（4）正确实施操作：心电监护、氧气吸入、血糖监测、静脉输液、留置胃管、肌内注射、留置口咽通气道、吸痰、动脉采血、安全转运。

（5）展现职业素养和突发情况下的与患者、家属的沟通技巧。

2. 关键行为核查

（1）及时发现患者病情变化。

（2）摆放合适体位并呼叫医生。

（3）迅速建立静脉通路。

（4）持续心电监护、氧气吸入。

（5）迅速正确留置口咽通气道，吸痰。

（6）正确进行肌内注射。

（7）妥善留置胃管并固定。

（8）正确实施安全转运（三人搬运法）。

三、模拟教学流程及时间

（1）模拟情景场景布置：10min。

（2）模拟情景场所、仪器设备、物品介绍：10min。

（3）知识回顾：15min。

（4）提供案例信息，角色分工：10min。

（5）参与者准备：5min。

（6）模拟案例运行：28min。

（7）复盘：60min。

四、模拟教学前准备

已完成情景模拟的前期课程"内科护理学""危急重症护理学""护理学基础"等相关知识及技能的教学。在案例运行前复习脑梗死相关知识及技能。以提问结合思维导图的形式复习脑梗死的病因及临床表现，脑梗死病情进展，血氧饱和度下降、闻及有痰鸣音时的紧急救护措施。复习心电监护、氧气吸入、血糖监测、静脉输液、留置胃管、肌内注射、留置口咽通气道、吸痰、动脉采血、安全转运（三人搬运法）等操作技能步骤要点。

五、模拟教学前介绍

（1）环境、设备、用物介绍：向护士介绍模拟情景场所，模拟相关设备及模拟人的功能，用物的放置位置、作用及替代方法。

（2）模拟概述介绍：介绍模拟案例相关信息主要包括患者信息、疾病状态和进一步的情景发展、角色分工、复盘及评价方式、时间安排。强调本次学习目标及关注重点。

（3）心理安全：向护士说明模拟的学习环境是安全的，使护士心理放松，并给予护士鼓励与肯定。

六、模拟情景及角色分工

（1）情景模拟场所：神经病学科监护室。

（2）护士角色分工：护士 A、护士 B、护士 C，观察病情及初步判断，执行医嘱，与患者沟通；观察员，其他护士观察，记录 3 名情景模拟护士的表现。

（3）教师角色分工：医生。

七、模拟案例概述

患者，女性，58 岁，住院号×××××××。12h 前突发右侧肢体乏力伴站立困难，摔倒在地，出现无意识障碍、声音嘶哑和吞咽困难。家属将患者送至我院急诊，完善头部 CT 示左侧放射冠区及侧脑室旁片状稍低密度影，急诊遂以"脑梗死"收入神经病学科监护室。在医生查看患者时，发现患者口角向左偏斜，伴声音嘶哑、饮水呛咳和吞咽困难，可闻及有痰鸣音，心电监护示血氧饱和度 88％。护士需根据病情变化完成相应护理工作。

八、患者资料（表 5-118）

表 5-118　患者个人资料

姓名:谭某英	性别:女
年龄:58 岁	住院号:××××××
语言:普通话	教育程度:高中
身高:160cm　体重:55kg	职业:农民
饮食习惯:饮食无特殊	社会经济背景:一般
既往史:高血压病史 6 年余,血压最高 190/100mmHg,规律用药;2 型糖尿病病史,规律用药	现病史:脑梗死
家族史:否认家族性疾病史	过敏史:无

九、设备及物品清单（表 5-119）

表 5-119　设备及物品清单

项目名称	具体信息
设备信息	①普通预防设备:速干手消毒剂、手套 ②关键设备:中心供氧装置、心电监护仪、负压吸引装置
模拟人信息	Sim Man 模拟人,女性装扮,右手系有手腕带
操作用物清单	心电监护用物、氧气吸入用物、血糖监测用物、静脉输液用物、留置胃管用物、肌内注射用物、口咽通气道、吸痰用物、动脉采血用物
药物清单	①丁苯酞氯化钠注射液 100mL ②甲钴胺注射液 0.5mg
文件清单	①患者信息卡 ②输液卡 ③吸氧卡 ④血糖记录单 ⑤瓶签贴 ⑥记录单
医嘱单	①病危 ②持续心电监护 ③氧气吸入,2L/min ④神经系统功能检查和评估(含意识、瞳孔) ⑤丁苯酞氯化钠注射液 100mL 静脉输液 ⑥甲钴胺注射液 0.5mg 肌内注射 ⑦监测血糖,q4h ⑧留置口咽通气道 ⑨吸痰 ⑩急抽血查动脉血气分析 ⑪安全转运(三人搬运法)
重要实验室检查结果或辅助检查资料	①血糖值 ②CT 影像学检查结果

十、情景状态流程图

脑梗死患者的病情发展可参照图 5-40 的模式进行模拟，左侧方框为脑梗死患者的情景状态流程，中间对应方框为该患者相应情景下学生应呈现的反应及实施要点，右侧方框为此情景状态下完成相应处置时间。

情景状态流程	实施要点	时间分配
初始状况:患者已由平车转移到床上,并予以床栏保护 **【参数设置】** (在进行心电监护后显示) 　T:36.8℃ 　HR:85 次/分 　R:20 次/分 　BP:140/70mmHg 　SPO$_2$:98% 　神志:清醒 　瞳孔:等大等圆,直径 2.5mm **【辅助检查结果】** 　CT 示:左侧放射冠区及侧脑室旁片状稍低密度影 **【模拟人反应】** 　安静卧床、情绪尚稳定	①确认患者身份 ②神经系统功能检查和评估,判断患者神志、瞳孔等,系统收集病情资料并分析 ③治疗性沟通:询问发病经过及既往史,予以入院宣教 ④通知医生、汇报病情、获取医嘱(心电监护、氧气吸入、静脉输液) ⑤遵医嘱予以心电监护 ⑥遵医嘱予以氧气吸入 2L/min ⑦遵医嘱予丁苯酞氯化钠注射液 100mL 静脉输液	10min

情景状态流程	实施要点	时间分配
改变/事件(1):患者口角向左偏斜,伴声音嘶哑、饮水呛咳和吞咽困难 **【模拟人反应】** 　口角歪斜、表情紧张 **【其他结果】** 　血糖:7.8mmol/L(完成血糖测定后出示)	①体位摆放:抬高床头 30°,头偏一侧 ②保持呼吸道通畅 ③观察病情 ④治疗性沟通:包括通知医生、汇报病情(留置胃管、甲钴胺肌内注射、血糖测定) ⑤遵医嘱予以留置胃管 ⑥甲钴胺注射液 0.5mg 肌内注射 ⑦遵医嘱监测血糖 ⑧人文关怀:擦拭嘴角、情绪安抚	8min

情景状态流程	实施要点	时间分配
改变/事件(2):5min 后,患者心电监护示血氧饱和度 88%。双肺可闻及有痰鸣音 **【参数设置】** 　T:36.8℃ 　HR:100 次/分 　R:24 次/分 　BP:150/96mmHg 　SPO$_2$:88% **【模拟人反应】** 　闻及有痰鸣音、呼吸急促	①密切观察生命体征 ②治疗性沟通:包括通知医生、汇报病情、获取医嘱(留置口咽通气道、吸痰、动脉采血) ③留置口咽通气道 ④实施吸痰 ⑤急抽动脉血行血气分析 ⑥人文关怀:情绪安抚 ⑦安全转运(三人搬运法):病情稳定后外出行急查 CT	10min

图 5-40　情景状态流程图

十一、导师笔记

1. 病因

按照 TOAST（Trial of Org 10172 in Acute Stroke Treatment）病因分型，脑梗死的病因分为 5 大类，包括大动脉粥样硬化型、心源性栓塞型、小血管闭塞型、其他明确病因型、不明原因型。

2. 临床表现

（1）病史：起病突然；常伴有血管疾病危险因素及病因；劳累、腹泻、寒冷、熬夜是脑梗死常见的诱因；头晕、头痛是脑梗死常见的先兆，也可以无诱因或无先兆。

（2）症状

① 高级皮层功能受损：可出现昏迷、言语不流利和认知功能障碍等症状。

② 运动功能受损：可出现视物成双、口角歪斜、饮水呛咳、肢体无力、行走不稳等症状。

3. 治疗要点

（1）对于脑梗死急性期治疗，尽早恢复脑缺血区的血液供应。防治缺血性脑水肿，预防和治疗并发症，早期给予系统化和个体化的康复治疗。

（2）一般处理：吸氧、体温控制、血压控制、血糖监测及营养支持等。其中血压、血糖控制遵循个体化、慎重、适度原则。

（3）特异性治疗：改善脑血液循环（静脉溶栓、血管内治疗、抗血小板治疗、抗凝治疗、扩容、改善脑血液循环等）、他汀类药物、脑保护治疗等。

十二、复盘

预留大约 60min 的时间，可围绕以下问题进行复盘。

（1）临床判断相关：该患者发生了什么？你认为哪一个步骤是最关键的？该患者的护理问题有哪些？依据是什么？

（2）教学目标相关：你觉得在此病例模拟过程中哪些目标实现了？哪些目标没有实现？原因是什么？

（3）开放性问题：你对此次模拟教学活动体验感觉怎么样？你觉得你哪些方面做得比较好？如果再做一次，哪些方面会做得不一样？通过此次模拟，最有收获的是什么？

十三、学习行为评价

学习行为具体参照表 5-120 来进行评价。

表 5-120　学习行为评价表

行为类别	学习行为项目	完成		
		是	否	不完整
实施前阶段	①洗手、介绍自己			
	②确认患者身份			
实施阶段	①正确实施心电监护			
	②有效实施氧气吸入			
	③正确神经系统功能检查和评估			

行为类别	学习行为项目	完成		
		是	否	不完整
实施阶段	④及时呼叫医生			
	⑤实施紧急处置			
	⑥正确建立静脉通路			
	⑦正确留置胃管			
	⑧正确进行血糖监测			
	⑨正确留置口咽通气道			
	⑩正确实施吸痰			
	⑪正确实施动脉采血			
	⑫正确实施安全转运(外出 CT 检查)			
	⑬有效安抚患者及家属			
团队合作	①任务分配合理			
	②指令清晰、职责明确			
	③闭环式沟通			
	④互相尊重、知识共享			

护士自我反思:

案例七　急性重症胰腺炎患者的护理

急性胰腺炎指胰腺分泌的胰酶在胰腺内被异常激活，对胰腺自身及周围脏器产生消化作用而引起的炎症性疾病，是一种常见的急腹症。急性胰腺炎严重程度不一，轻型易于治疗，预后好；重症病情险恶，病死率高。急性胰腺炎的主要症状是突然发作的持续性上腹部疼痛，可伴有恶心、呕吐、腹胀及发热等，急性重症胰腺炎可伴有低血压或休克，合并多脏器功能障碍，死亡率较高。本情景模拟教学案例基于真实的临床情况，呈现的是一位因过量饮酒导致急性重症胰腺炎的患者。既往有乙肝、浅表性胃炎病史。护士必须熟练掌握急性胰腺炎的护理措施及各项护理操作，并通过团队间的有效合作，及时、有效地给予正确的护理措施。

一、适用对象

一年以内新入职护士。

二、模拟教学目标

1. 主要目标

（1）护士能识别急性重症胰腺炎的病因和临床表现。

（2）护士能判读急性重症胰腺炎的实验室检查结果。

（3）护士能熟练掌握急性重症胰腺炎的处理措施。

（4）正确实施操作：静脉输液、心电监护、氧气吸入、吸痰、胃肠减压、静脉采血、肌内注射、注射泵的使用。

（5）展现护士职业素养及与患者的沟通技巧。

2. 关键行为核查

（1）协助患者取休克体位，头偏向一侧。

（2）休克状态缓解后，可协助患者取减轻疼痛的体位（膝盖弯曲，靠近胸部；按摩背部，增加舒适感）。呕吐时头偏向一侧，防误吸。

（3）准确快速识别患者窒息状态、告知医生并立即予以负压吸痰，保持呼吸道通畅。

（4）正确设置心电监护报警参数。

（5）静脉采血时采集顺序正确。

（6）患者既往有乙肝，应进行血液、体液隔离，做好标准预防（佩戴好手套）。

三、模拟教学流程及时间

（1）模拟情景场景布置：10min。

（2）模拟情景场所、仪器设备、物品介绍：10min。

（3）知识回顾：15min。

（4）提供案例信息，角色分工：10min。

（5）参与者准备：5min。

（6）模拟案例运行：25min。

（7）复盘：60min。

四、模拟教学前准备

已完成情景模拟的前期课程"外科护理学""急危重症护理学""护理学基础"等相关知识及技能的教学。在案例运行前复习急性重症胰腺炎的相关知识及技能。以提问结合思维导图的形式复习急性重症胰腺炎的病因、临床表现及护理措施。复习静脉输液、心电监护、氧气吸入、吸痰、胃肠减压、静脉采血、肌内注射、皮内注射、注射泵的使用等操作技能步骤要点。

五、模拟教学前介绍

（1）环境、设备、用物介绍：向护士介绍模拟情景场所，模拟相关设备及模拟人的功能，用物的放置位置、作用及替代方法。

（2）模拟概述介绍：介绍模拟案例相关信息主要包括患者信息、疾病状态和进一步的情景发展、角色分工、复盘及评价方式、时间安排。强调本次学习目标及关注重点。

（3）心理安全：向护士说明模拟的学习环境是安全的，使护士心理放松，并给予护士鼓励与肯定。

六、模拟情景及角色分工

（1）情景模拟场所：重症监护室

（2）护士角色分工：护士 A、护士 B、护士 C，观察病情及初步判断，执行医嘱，与患者沟通；观察员，其他护士观察，记录 3 名情景模拟护士的表现。

（3）教师角色分工：医生。

七、模拟案例概述

患者，男性，38 岁，住院号×××××××。2 天前因大量饮酒后出现严重腹痛及腹胀，并向腰背部放射。自诉疼痛呈持续性刀割样，伴有明显恶心、呕吐及发热等不适，呕吐物为墨绿色胃内容物。当地医院就诊查白细胞 $16.08×10^9/L$，血清淀粉酶 937.1U/L。上腹部 CT 示急性水肿型胰腺炎、胆囊结石伴胆囊炎。入住当地医院 1 天后患者腹痛加重、呼吸急促，血氧饱和度下降，四肢末梢凉，考虑急性重症胰腺炎伴低血容量性休克。家属强烈要求转入上级医院继续治疗，现急诊收入我院 ICU。既往有乙肝、浅表性胃炎病史。转运途中，胃管不慎脱出。护士需根据病情变化完成相应护理工作。

八、患者资料（表 5-121）

表 5-121　患者个人资料

姓名:赵某	性别:男
年龄:38 岁	住院号:××××××
语言:普通话	教育程度:高中
身高:170cm　体重:80kg	职业:自由职业
饮食习惯:喜饮酒	社会经济背景:一般
既往史:发现乙肝 5 年,浅表性胃炎 2 年,未予以治疗	现病史:2 天前大量饮酒后出现严重持续性刀割样腹痛及腹胀,并向腰背部放射
家族史:否认家族性疾病史	过敏史:无

九、设备及物品清单（表 5-122）

表 5-122　设备及物品清单

项目名称	具体信息
设备信息	①普通预防设备:速干手消毒剂、手套 ②关键设备:中心负压吸痰装置/电动吸痰器、中心供氧装置或氧气筒、心电监护仪、注射泵
模拟人信息	SimMan 模拟人,男性装扮,右手系有手腕带
操作用物清单	静脉输液用物、心电监护用物、氧气吸入用物、吸痰用物、胃肠减压用物、静脉采血用物、皮内注射用物、肌内注射用物、注射泵的使用用物
药物清单	①复方氯化钠注射液 500mL ②注射用生长抑素 3mg ③0.9%氯化钠注射液 50mL ④盐酸甲氧氯普胺注射液 10mg(1mL∶10mg) ⑤注射用硫酸头孢匹罗 1g
文件清单	①患者信息卡 ②输液卡 ③吸氧卡 ④执行卡 ⑤瓶签贴 ⑥记录单 ⑦采血管、条码及检验申请单
医嘱单	①心电监护 ②氧气吸入,2L/min ③复方氯化钠注射液 500mL 静脉输液 ④负压吸痰 ⑤静脉采血:血常规、电解质、肝肾功能、输血前检查、凝血功能、血清淀粉酶 ⑥胃肠减压 ⑦注射用硫酸头孢匹罗皮试 ⑧0.9%氯化钠注射液 50mL＋生长抑素 3mg,持续微量泵泵入(4.1mL/h) ⑨甲氧氯普胺注射液 10mg 肌内注射 ⑩记 24h 出入水量
重要实验室检查结果或辅助检查资料	①血清淀粉酶结果 1 份 ②血常规结果 1 份 ③头孢匹罗皮试结果

十、情景状态流程图

急性重症胰腺炎患者的病情发展可参照图 5-41 的模式进行模拟，左侧方框为急性重症胰腺炎患者的情景状态流程，中间对应方框为该患者相应情景下护士应呈现的反应及实施要点，右侧方框为此情景状态下完成相应处置时间。

情景状态流程	实施要点	时间分配
初始状况： （在进行心电监护后显示） T：38.5℃ HR：120 次/分 R：29 次/分 BP：85/45mmHg SPO$_2$：95％ 【模拟人反应】 痛苦表情，意识淡漠 【可提供实验室检查结果】 WBC：16.08×10^9/L 血清淀粉酶：937.1U/L	①确认患者身份 ②综合运用各种方法全面评估患者，系统收集病情资料并分析 ③休克的病情观察要点：意识、面色、心率、血压、尿量、末梢循环及进展判断 ④抗休克体位：中凹卧位 ⑤通知医生、汇报病情、获取医嘱（氧气吸入、心电监护、复方氯化钠注射液静脉输液） ⑥遵医嘱予以氧气吸入 ⑦遵医嘱予以心电监护 ⑧遵医嘱予复方氯化钠注射液 500mL 快速静脉输液 ⑨人文关怀：情绪安抚	8min

情景状态流程	实施要点	时间分配
改变/事件（1）：突发呛咳，心电监护仪报警，SPO$_2$88％ 【参数设置】 T：38.5℃ HR：108 次/分 R：25 次/分 BP：100/59mmHg SPO$_2$：88％ 【模拟人反应】 表情惊恐，双手乱抓，面色发紫	①继续观察患者生命体征 ②立即通知医生，协助患者头偏向一侧，清理呼吸道分泌物，立即予以负压吸痰 ③治疗性沟通：包括通知医生、汇报病情、获取医嘱（静脉采血、胃肠减压并告知患者禁食禁饮等） ④遵医嘱予以胃肠减压 ⑤遵医嘱予以静脉采血 ⑥心理护理：患者惊恐，担忧生命安全，医护人员应予以陪伴及有效的沟通，关注患者心理状况	8min

情景状态流程	实施要点	时间分配
改变/事件(2)：诉腹痛,胃部持续不适,欲呕 **【参数设置】** 　T:38.5℃ 　HR:105 次/分 　R:22 次/分 　BP:107/63mmHg 　SPO$_2$:96% **【模拟人反应】** 　情绪紧张,态度消极,要求家属陪伴 **【可提供实验室检查结果】** 　血常规: 　WBC:17.5×10^9/L 　血清淀粉酶值:930U/L **【其他结果】** 　头孢匹罗皮试阴性(查看皮试结果后出示)	①腹痛的病情观察要点:腹痛的部位、性质、伴随症状及疼痛评分(镇痛管理) ②必要时协助患者头偏向一侧,防止再次误吸 ③治疗性沟通:包括汇报病情、获取医嘱(肌内注射、皮内注射、生长抑素微量泵入) ④遵医嘱予以甲氧氯普胺注射液 10mg 肌内注射 ⑤遵医嘱予以头孢匹罗皮内注射 ⑥遵医嘱予以 0.9%氯化钠注射液 50mL＋生长抑素 3mg,持续微量泵泵入(4mL/h) ⑦记 24h 出入水量 ⑧解释性沟通:解释病情发展原因,处理情况,安抚患者,告知监护室环境特殊性,家属无法进行陪伴并且做好心理护理	9min

图 5-41　情景状态流程图

十一、导师笔记

1. 病因

（1）胆道疾病：胆总管结石阻塞，急、慢性胆囊炎和胆管炎。

（2）过量饮酒。

（3）十二指肠液反流。

（4）高脂血症。

（5）创伤等：上腹部钝器伤、贯通伤或者手术都可能直接或者间接损伤胰腺组织。

2. 临床表现

（1）腹痛、腹胀、恶心、呕吐：腹痛常于饱餐和饮酒后突然发作，腹痛剧烈，呈持续性、刀割样疼痛。位于上腹正中偏左，严重时两侧腰背部有放射痛，以左侧为主；恶心呕吐发作早且频繁，呕吐物为胃、十二指肠内容物，呕吐后腹痛不缓解。

（2）发热：早期可有中度发热，38℃左右，胰腺坏死伴感染时，持续高热为主要症状之一，合并胆道感染时常伴寒战、高热。

（3）休克和脏器功能障碍：早期以低血容量性休克为主，后期合并感染性休克。伴急性肺功能衰竭时可出现呼吸困难和发绀；有胰性脑病者可引起中枢神经系统症状，如感觉迟钝、意识模糊甚至昏迷；病情严重者甚至出现 DIC 表现。

3. 治疗措施（非手术治疗）

（1）一般急救：卧床休息，有呕吐者指导患者头偏一侧，保持呼吸道通畅，予以胃肠减压，禁食禁饮。

（2）补液、防治休克：快速建立静脉通路，遵医嘱予以液体复苏。

（3）镇痛、解痉。

（4）抑制胰腺分泌。

（5）营养支持。

（6）抗生素治疗。

4. 干扰项处理

本案例患者为干扰项，应针对患者做好有效的解释沟通，取得理解与配合。

十二、复盘

预留大约 60min 时间，可围绕以下问题进行复盘。

（1）临床判断相关：该患者发生了什么？发生这种状况的原因是什么？这是属于哪种类型的胰腺炎？遇到急性胰腺炎的患者需要如何进行护理？你认为哪一个步骤是最关键的？该患者的护理诊断有哪些？诊断依据是什么？

（2）教学目标相关：你觉得在此病例模拟过程中哪些目标实现了？哪些目标没有实现？原因是什么？

（3）开放性问题：你对此次模拟教学活动体验感觉怎么样？你觉得你哪些方面做得比较好？如果再做一次，哪些方面会做得不一样？通过此次模拟，最有收获的是什么？

十三、学习行为评价

学习行为具体参照表 5-123 来进行评价。

表 5-123　学习行为评价表

行为类别	学习行为项目	完成		
		是	否	不完整
实施前阶段	①洗手、介绍自己			
	②确认患者身份			
实施阶段	①做好有效防护			
	②正确收集资料,有效评估			
	③正确实施静脉输液			
	④正确实施心电监护			
	⑤有效实施氧气吸入			
	⑥识别病情变化、快速通知医生,做出紧急处理(吸痰)			
	⑦心理护理,安慰患者			
	⑧正确实施胃肠减压			
	⑨正确实施静脉采血			
	⑩正确实施肌内注射			
	⑪正确实施皮内注射			
	⑫正确使用注射泵			
	⑬有效安抚患者及家属			

行为类别	学习行为项目	完成		
		是	否	不完整
团队合作	①任务分配合理			
	②指令清晰、职责明确			
	③闭环式沟通			
	④互相尊重、知识共享			

护士自我反思：

◆ 参考文献 ◆

[1] 李瑛，杨一峰．临床医学情境模拟教案集锦．北京：人民卫生出版社，2022．

[2] Pamela R. J. 护理模拟教育——从概念到评价．3版．尚少梅，金晓燕，译．北京：北京大学医学出版社，2022．

[3] 罗阳，周昔红．妇产科护理学情景模拟教学案例．长沙：中南大学出版社，2021．

[4] 李瑛，杨一峰．急重症医学情境模拟案例训练手册．北京：科学出版社，2020．

[5] 梁涛，郭爱敏．临床护理情景模拟教学应用指南及典型病例荟萃．北京：人民卫生出版社，2014．

[6] 尤黎明，吴瑛．内科护理学．7版．北京：人民卫生出版社，2022．

[7] 李乐之，路潜．外科护理学．7版．北京：人民卫生出版社，2021．

[8] 安力彬，陆虹．妇产科护理学．7版．北京：人民卫生出版社，2022．

[9] 崔焱，张玉侠．儿科护理学．7版．北京：人民卫生出版社，2021．

[10] 李葆华，赵志新．传染病护理学．北京：人民卫生出版社，2022．

[11] 熊际群，王凌云，陈莉．老年原发免疫性血小板减少症的临床研究进展．老年医学与保健，2023，29（6）：1385-1390．

[12] 中国医师协会急诊医师分会，中国研究型医院学会休克与脓毒症专业委员会．中国脓毒症/脓毒性休克急诊治疗指南（2018）．感染、炎症、修复，2019，20（1）：3-22．

[13] 罗文雯，崔红利，陈东风．急性肠梗阻的临床诊治思路．内科急危重症杂志，2024，30（1）：1-3．

[14] 李昕雨，何杨，阮长耿．原发免疫性血小板减少症的治疗进展．中国实验血液学杂志，2021，29（3）：983-987．

[15] 中国抗癌协会乳腺癌专业委员会，中华医学会肿瘤学分会乳腺肿瘤学组．中国抗癌协会乳腺癌诊治指南与规范（2024年版）．中国癌症杂志，2023，33（12）：1092-1187．

[16] 中华医学会外科学分会胰腺外科学组．中国急性胰腺炎诊治指南（2021）．浙江实用医学，2021，26（6）：511-519＋535．

[17] 侯顺欣，姜海明．肺栓塞的诊断与治疗研究进展．中国医药指南，2023，21（1）：62-65．